难治性癌痛
典型病例评析

主　编　黄　诚　王　昆

人民卫生出版社
·北　京·

版权所有，侵权必究！

图书在版编目（CIP）数据

难治性癌痛典型病例评析 / 黄诚，王昆主编.

北京：人民卫生出版社，2025. 1. -- ISBN 978-7-117-36808-7

Ⅰ. R730. 5

中国国家版本馆 CIP 数据核字第 20241NU520 号

人卫智网	www.ipmph.com	医学教育、学术、考试、健康，购书智慧智能综合服务平台
人卫官网	www.pmph.com	人卫官方资讯发布平台

难治性癌痛典型病例评析

Nanzhixing Aitong Dianxing Bingli Pingxi

主　　编：黄　诚　王　昆
出版发行：人民卫生出版社（中继线 010-59780011）
地　　址：北京市朝阳区潘家园南里 19 号
邮　　编：100021
E - mail：pmph @ pmph.com
购书热线：010-59787592　010-59787584　010-65264830
印　　刷：人卫印务（北京）有限公司
经　　销：新华书店
开　　本：787 × 1092　1/16　印张：13
字　　数：316 千字
版　　次：2025 年 1 月第 1 版
印　　次：2025 年 2 月第 1 次印刷
标准书号：ISBN 978-7-117-36808-7
定　　价：88.00 元

打击盗版举报电话：010-59787491　E-mail：WQ @ pmph.com
质量问题联系电话：010-59787234　E-mail：zhiliang @ pmph.com
数字融合服务电话：4001118166　E-mail：zengzhi @ pmph.com

编委会名单

名誉主编 刘端祺 王杰军 张 力

主 编 黄 诚 王 昆

副 主 编 罗素霞 陈 元 余慧青 庄 莉

学术秘书 丁 园 刘维帅 宋婷婷 杨列军 陈小倩

编 者 (以姓氏笔画为序)

丁 园 厦门弘爱医院

于 洋 徐州市中心医院

习诗良 宜昌市中心人民医院

马丽丽 新疆维吾尔自治区人民医院

王 昆 天津医科大学肿瘤医院

王 娴 普洱市人民医院

王 静 厦门弘爱医院

王 箩 海南省肿瘤医院

王丹丹 辽宁省肿瘤医院

王亚平 中南大学湘雅二医院

王思雄 重庆大学附属肿瘤医院

尤 戈 宁夏回族自治区人民医院

牛杰杰 北京清华长庚医院

代俊竹 哈尔滨医科大学附属肿瘤医院

冯雪松 宜昌市中心人民医院

冯智英 浙江大学医学院附属第一医院

边文玉 上海交通大学医学院附属仁济医院

吕 霞 厦门弘爱医院

任 涛 成都医学院第一附属医院

庄 莉 云南省肿瘤医院

刘 畅 河南省肿瘤医院

刘　娟　成都医学院第一附属医院

刘　彬　成都市青白江区人民医院

刘红军　中国人民解放军东部战区总医院

刘俊莉　邢台市人民医院

刘梦婷　浙江省肿瘤医院

刘雪娇　哈尔滨医科大学附属肿瘤医院

刘维帅　天津医科大学肿瘤医院

汤和青　宜昌市中心人民医院

严明芳　福建省肿瘤医院

李　缙　海南省肿瘤医院

李　蕊　新疆医科大学附属肿瘤医院

李欣宁　中南大学湘雅二医院

李思锦　国药北方医院

李雅茂　成都中医药大学附属第五人民医院

杨　蕾　德宏州人民医院

杨代和　福建中医药大学附属第二人民医院

杨列军　重庆大学附属肿瘤医院

肖晓光　华中科技大学同济医学院附属同济医院

吴官鸿　河南省肿瘤医院

吴雅婷　福建中医药大学附属第二人民医院

邱　钧　厦门弘爱医院

邱　宾　海南省肿瘤医院

何　昕　江西省人民医院

何　朗　成都中医药大学附属第五人民医院

余慧青　重庆大学附属肿瘤医院

狄　涛　辽宁省肿瘤医院

邹慧超　哈尔滨医科大学附属肿瘤医院

张　杰　成都医学院第一附属医院

张均辉　重庆大学附属肿瘤医院

张志春　海南省肿瘤医院

张诗雨　成都中医药大学附属第五人民医院

张建依　普洱市人民医院

张晓城　保山市人民医院

张赛男　浙江省台州医院

陈　元　华中科技大学同济医学院附属同济医院

陈　妍　辽宁省肿瘤医院

陈俊名　浙江省台州医院

陈雪丹　红河州第三人民医院

邵月娟　天津医科大学肿瘤医院

邵洪雪　哈尔滨医科大学附属肿瘤医院

范颖晖　上海交通大学医学院附属仁济医院

林孙枝　宁德市闽东医院

林振孟　福建省肿瘤医院

林福清　上海市第十人民医院

林榕波　福建省肿瘤医院

罗素霞　河南省肿瘤医院

帕孜热·赛福丁　新疆医科大学附属肿瘤医院

金　童　上海市第十人民医院

金　毅　中国人民解放军东部战区总医院

周　炫　厦门弘爱医院

周　鑫　辽宁省肿瘤医院

周东奎　宜昌市中心人民医院

郑志华　福建省肿瘤医院

郑佳文　福建省肿瘤医院

郑辉哲　福建省肿瘤医院

孟又胜　成都中医药大学附属第五人民医院

赵　珅　福建省肿瘤医院

赵灵峰　台州市肿瘤医院

郝建磊　天津医科大学肿瘤医院

柳　江　新疆维吾尔自治区人民医院

钟　敏　长安医院

施　敏　江西省肿瘤医院

施美钦　福建省肿瘤医院

姚伟荣　江西省人民医院

袁铭阳　成都医学院第一附属医院

贾宏彬　中国人民解放军东部战区总医院

徐　可　成都医学院第一附属医院

徐永冰　邢台市人民医院

郭　妮　江西省人民医院

郭艳汝　沧州市人民医院

郭潇阳　国药北方医院

黄　诚　厦门弘爱医院

黄万银　宜昌市中心人民医院

黄华清　福建省肿瘤医院

黄雅莉　厦门弘爱医院

曹　磊　成都市青白江区人民医院

龚黎燕　浙江省肿瘤医院

崔文瑶　辽宁省肿瘤医院

维　拉　新疆医科大学附属肿瘤医院

彭志友　浙江大学医学院附属第一医院

蒋长青　上海交通大学医学院附属仁济医院

鲁明骞　宜昌市中心人民医院

曾永芬　中国人民解放军东部战区总医院

路桂军　北京清华长庚医院

蔡昀方　浙江省肿瘤医院

滕　蕾　哈尔滨医科大学附属肿瘤医院

魏　星　北京大学国际医院

主 编 简 介

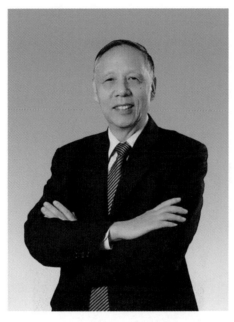

黄 诚

  福建医科大学附属福建省肿瘤医院首席专家、二级主任医师、教授。任厦门弘爱医院肿瘤中心主任,国家肿瘤质控中心肺癌质控专家委员会委员。兼任中国抗癌协会肿瘤临床化疗专业委员会副主任委员、中国抗癌协会癌症康复与姑息治疗专业委员会副主任委员、中国临床肿瘤学会(Chinese Society of Clinical Oncology, CSCO)常务理事、CSCO 小细胞肺癌专业委员会副主任委员、吴阶平医学基金会肿瘤多学科专业委员会副主任委员、中国南方肿瘤临床研究协会(Chinese Southwest Oncology Group, CSWOG)肺癌专业委员会主任委员、福建省精准医学科技协会会长、福建省抗癌协会肿瘤免疫治疗专业委员会主任委员、福建省抗癌协会肿瘤内科专业委员会名誉主任委员;《中国肺癌杂志》常务编委,《临床肿瘤学杂志》《国际肿瘤学杂志》《中国肿瘤临床与康复》等编委。参加 60 多项国内外多中心临床研究项目,承担多项省部级课题,获省级科技成果奖 3 项,在核心期刊发表论文 70 多篇,其中以第一作者或通讯作者在 SCI 收录期刊发表文章 10 多篇。2019 年、2020 年及 2022 年作为资深作者或通讯作者在 *Annals of Oncology*、JNCCN 等杂志发表论著。于 2020 年获得第四届"国之名医·卓越建树"荣誉称号。

主 编 简 介

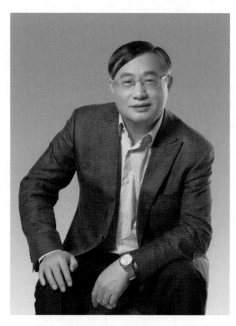

王 昆

天津医科大学肿瘤医院疼痛治疗科、营养科主任医师。兼任中华医学会疼痛学分会常务委员、癌痛学组组长，中国抗癌协会癌症康复与姑息治疗专业委员会副主任委员、难治性癌痛学组组长，中国医促会肿瘤舒缓治疗专业委员会副主任委员，中国抗癌协会肿瘤心理专业委员会常务委员，中国医师学会疼痛学分会常务委员，中国抗癌协会肿瘤麻醉与镇痛专业委员会常务委员，中国抗癌协会肿瘤营养专业委员会委员，天津市抗癌协会肿瘤麻醉与镇痛专业委员会主任委员，《中国疼痛医学杂志》编委，《中华疼痛学杂志》编委。

于 2017 年牵头制订国内首部《难治性癌痛专家共识》，2019 年牵头制订《癌性爆发痛专家共识》。2017 年医院启动"无痛医院"项目，作为主体责任科室疼痛科协助医院形成了完整的系统化的疼痛管理规范。作为主编出版学术著作《临床癌症疼痛治疗学》《疼痛病学诊疗手册——癌性疼痛分册》《难治性癌痛诊断与治疗》，作为副主编出版中华医学会继续教育培训教材《癌痛规范化诊断和治疗》。2019 年荣获第三届"国之名医·卓越建树"荣誉称号，2020 年获得首届"天津名医"称号。

序

难治性癌痛常使肿瘤临床医生感到棘手,使癌症患者痛不欲生,应该被视为肿瘤治疗过程中的一种临床危机现象。

2017 年,黄诚、王昆、金毅、王杰军等在止痛领域颇有贡献的几位知名教授,集中全国肿瘤、疼痛等领域的数十位专家的智慧,在国外资料很少、国内资料贫乏的情况下,在中国抗癌协会主办的《中国肿瘤临床》杂志上率先发表了《难治性癌痛专家共识(2017 年版)》,提出了难治性癌痛的定义和治疗建议,强调除了已比较熟知的口服、无创用药外,肿瘤专业工作者还应掌握自控注射镇痛、鞘内给药、微创给药、药物轮替等技术,全面、精准、充分地系统解决难治性癌痛问题,并将之视为基本功,使癌痛治疗的手段更为丰富、有效,把更多的癌痛患者从疼痛中解救出来。

《难治性癌痛专家共识(2017 年版)》发布 7 年来,为了使难治性癌痛患者能得到及时充分的治疗,众多肿瘤专业工作者们采取不同方式交流,用心积累病例,在实践中不断丰富和完善治疗难治性癌痛的经验。现在呈现在读者面前的这本《难治性癌痛典型病例评析》就是近阶段全国数十位一线肿瘤专业工作者的镇痛成果集萃。

本书的实用性很强,读者们既可将其作为《难治性癌痛专家共识(2017 年版)》的解读文本学习,又可将其作为指导临床工作的工具书使用。

护理人员是癌痛治疗的主力军,本书中收录的每一个病例中都可以看到护理人员发挥的重大作用,这也是本书的一大特色。

本书还有一个特色是,许多病例体现了多学科协作机制在难治性癌痛治疗中的重要作用,初步展示了整合理念在肿瘤治疗中的实施成果。

在我看来,本书的内容是独一无二的,理应受到同道们的欢迎;同时关心癌症患者的亲友们也会在阅读后,有一种开卷有益的获得感。

刘端祺

2024 年 6 月

前　言

疼痛被称为人类的第五大生命体征,控制疼痛是患者的基本权益,也是医务人员的职责义务。疼痛是癌症患者最常见和难以忍受的症状之一,严重影响癌症患者的生活质量。初诊癌症患者的疼痛发生率约为 25%,而晚期癌症患者的疼痛发生率可达 60%~80%,其中1/3 的患者为重度疼痛,部分为难治性癌痛。

如果癌症疼痛(以下简称癌痛)不能得到及时有效的控制,患者往往感到极度不适,可能会引起或加重其焦虑、抑郁、乏力、失眠以及食欲减退等症状,显著影响患者的日常活动、自理能力、社会交往和整体生活质量。因此,在癌症治疗过程中,镇痛具有重要作用。对于癌痛患者,应当进行常规筛查、规范评估并有效控制疼痛,强调全方位和全程管理。同时,医护人员还应当做好患者及其家属的宣教。

20 世纪 90 年代初,中国引进世界卫生组织(World Health Organization,WHO)三阶梯癌痛治疗方案,提出口服给药、按时给药、按阶梯给药、个体化给药及注意具体细节 5 个基本原则。通过这一方案的临床应用,80%~85% 癌痛患者的疼痛可以得到很好的控制,但是还有 15%~20% 癌痛患者无法有效控制疼痛。为了解决这 15%~20% 患者的疼痛问题,中国抗癌协会癌症康复与姑息治疗专业委员会在王杰军教授的带领下与疼痛科专家王昆教授多次讨论,参考大量的文献,把这部分患者的癌痛定为难治性癌痛,并于 2017 年成立难治性癌痛学组进行攻关,发表了《难治性癌痛专家共识(2017 年版)》(以下简称"共识"),提出了难治性癌痛的定义和治疗建议,并强调临床医护人员不仅要掌握口服阿片类药物的治疗,还应掌握自控注射镇痛、鞘内给药、微创给药、药物轮替等技术,全面、精准、充分地系统性解决难治性癌痛问题,真正让难治性癌痛患者得到个体化治疗,使疼痛得到有效的控制。通过"共识"的推广,临床医护人员得到了很大的启示,也让患者获益颇多。

我们组织编写这本书是受启于刘端祺老师的一句话。2023 年 6 月我和刘端祺老师在合肥一起主持了全国癌症康复与姑息医学大会难治性癌痛分会场的演讲比赛,参加比赛的国内青年医护人员们分享的病例都是关于难治性癌痛的典型病例,非常有代表性,非常有价值,治疗的效果也特别好,当时会场座无虚席,国内专家们给予了高度重视。会议总结时刘端祺老师说:"希望能够把这些典型病例编成一本书,提供给基层医护人员学习应用,这样可以让更多患者获益。"所以我和王昆教授商量组织国内专家一起编写这本书。我们从演讲比赛及国内多家医疗机构征集到 160 多份难治性癌痛典型病例,经过编委会的多次讨论和评审,从中挑选出近 100 例典型病例,再经打磨,终于在全体编委的共同努力下,使这本《难治性癌痛典型病例评析》得以诞生。

本书可视为对"共识"的解读,对基层医护工作者大有助益。书中通过大量病例将"共识"涉及的理论具体化、形象化,帮助读者加深对"共识"的理解,找到临床上对于类似病例的治疗方案。

人类的认知总是在不断修正以往错误的过程中逐渐深化的。本书提供的病例或许还存在一些不足和瑕疵,希望广大读者朋友们不吝指正。

黄　诚

2024 年 6 月

目　录

第一篇
难治性癌痛概述

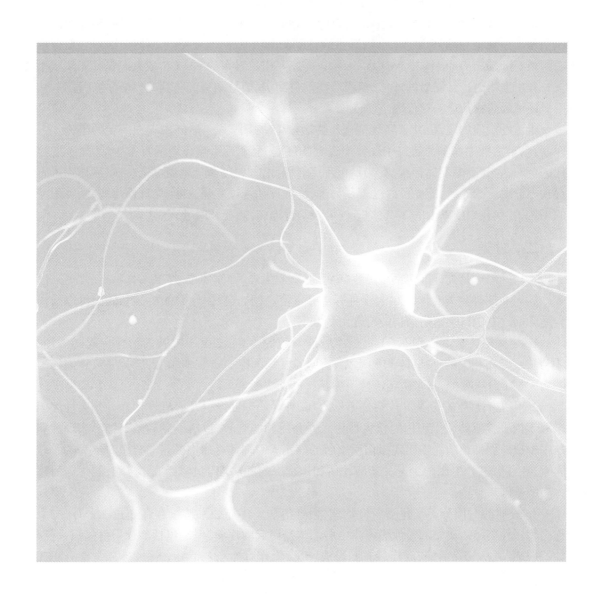

第一章　难治性癌痛定义、分类与机制

一、定义

《难治性癌痛专家共识（2017 年版）》将难治性癌痛定义为：肿瘤本身或肿瘤治疗相关因素导致的中、重度疼痛，经过规范化药物治疗 1～2 周患者疼痛缓解仍不满意和/或出现不可耐受的药物不良反应。此定义体现了以下特点：

1. 定义明确了难治性癌痛的病因、疼痛程度（中、重度疼痛）及相关不良反应（不能耐受）。

2. 将"规范化药物治疗"定义为 WHO 三阶梯（全身给药）药物治疗。三阶梯药物治疗原则是通过规范化癌痛诊治培训后医生应达到的基线水平，包括熟练掌握美国国立综合癌症网络（National Comprehensive Cancer Network，NCCN）发布的《NCCN 成人癌痛临床实践指南》，并根据指南进行癌痛的评估、镇痛药物剂量滴定、剂量调整、药物联合和药物轮替等，从而保证镇痛药物治疗的规范性。

难治性癌痛的定义中，"经规范化药物治疗 1～2 周"这一时间段存在一定的争论。一般而言，难治性癌痛多为超过中度疼痛以上的疼痛，会严重影响患者的日常生活，属于亚急症的范畴，尤其有爆发痛存在，常为严重疼痛。因此，"1～2 周"是相对概念，重度疼痛患者存在不能耐受的疼痛，需要及时处理。另外，疼痛评估为爆发痛、神经病理性疼痛、阿片耐受的患者，若存在中度以上的疼痛，均应视为难治性癌痛，需要及时处理。

二、分类

常用的癌痛分类标准包括根据疼痛病因、病理生理、疼痛部位、疼痛发作特点、疼痛强度等。癌痛的准确分类对诊断和治疗具有重要价值。例如，根据疼痛的机制和病因可以选择合适的治疗方法以及镇痛药物的合理给药顺序。

1. 癌痛病因分类　包括：①直接由肿瘤导致的疼痛；②由于抗肿瘤治疗引起的疼痛；③与持续虚弱相关的疼痛；④与肿瘤无关、同时发病的疼痛。在临床上，区分导致疼痛的不同病因是十分重要的，其是决定治疗方案选择的前提要素。

2. 癌痛病理生理分类　包括伤害性疼痛、神经病理性疼痛以及心理性疼痛。伤害性疼痛来源于内脏或躯体软组织内的伤害性传入通路受到的刺激，包括炎症刺激。神经病理性痛是中枢或外周神经功能障碍或损伤所引起的疼痛。心理性疼痛主要是来自患者本身的心理因素，在肿瘤患者中比较少见。准确评估和识别癌痛的病理生理类型是选择有效疼痛治疗方法的基础。

3. 癌痛的时间分类　包括急性疼痛、慢性疼痛。疼痛如果持续存在超过 3 个月，一般称之为慢性疼痛。典型的慢性癌痛指由肿瘤本身引起的疼痛，但也包括治疗后疼痛综合征，如幻肢痛、乳房切除后痛、放疗后直肠炎或肠炎、化疗后神经末梢炎。慢性疼痛常伴有心理或身体功能障碍。急性癌痛的重要类型是爆发痛,是指在通过定时给药背景痛控制良好的基础上,患者出现突发的不适(疼痛)。癌痛患者爆发痛的发生率较高,并且未能有效控制的爆发痛会伴随明显的不适和身体功能障碍。

4. 癌痛按疼痛程度分类　包括轻度疼痛、中度疼痛和重度疼痛。疼痛的程度分类是三阶梯镇痛治疗的基础。常用的量化疼痛强度评估工具包括视觉模拟评分法(visual analogue scale,VAS)、数字化疼痛评估(numerical rating scales,NRS)、疼痛程度描述法及脸谱法等。癌痛常受患者病情和所给予治疗效果的影响,是动态变化的。因此,必须反复评价和确定疼痛的程度,并作为治疗的基础。

三、机制

疼痛按痛觉冲动的发生部位分为躯体痛、内脏痛和神经病理性疼痛;按肿瘤对机体的影响分为躯体痛、内脏痛、神经病理性痛、骨转移痛、爆发痛等。

恶性肿瘤患者可出现很多并发症并引起疼痛,常见的并发症有:肿瘤导致机体免疫力下降诱发的带状疱疹;肿瘤骨转移引起的病理性骨折;肿瘤侵犯脉管系统,压迫、堵塞或浸润动脉、静脉、淋巴管;肿瘤患者血液高凝状态引起静脉血栓;一些内分泌系统的肿瘤和肿瘤异位内分泌综合征可引起人体内环境紊乱,进而形成疼痛性并发症,如高钙血症所致结石、痛风等。

肿瘤治疗所致的疼痛常见有以下几种情况。①外科手术后疼痛:外科手术以及一些创伤性操作,损伤神经以及术后瘢痕形成微小神经瘤可引起疼痛,术后瘢痕的挛缩牵拉、肿瘤复发牵拉组织也可产生疼痛。②放射治疗后疼痛:放射治疗可使组织发生纤维化,压迫或牵拉神经和疼痛敏感组织而产生疼痛。常见的放射治疗后疼痛综合征包括放射性神经丛病和放射性脊髓病、黏膜炎、皮炎、肠炎、肺炎等。③化学治疗后疼痛:肝动脉灌注化疗和腹腔内化疗引起的弥漫性腹痛,化疗引起的静脉炎、黏膜炎、肠炎、出血性膀胱炎、多发性神经炎等。④其他一些肿瘤治疗药物也可引起疼痛,例如干扰素引起的急性疼痛,表现为发热、寒战、肌痛、关节痛和头痛。

(王　昆　刘维帅)

第二章 难治性癌痛治疗体系

疼痛及伴随的其他不适症状严重影响着肿瘤患者的生活质量。按 WHO 癌痛治疗原则使用止痛药物后,大部分癌痛患者的疼痛可得到有效控制,然而仍有一部分患者不能获得满意的疼痛缓解。为了帮助这后一部分患者,WHO 于 1996 年在癌痛指南中首次加入"有创性治疗"这一概念。目前,临床实践证实,微创介入治疗技术作为癌痛多学科治疗的重要部分,其联合药物治疗可明显改善患者疼痛,降低癌痛治疗不良反应。

从临床角度分析,微创介入治疗是通过如下几个途径来减小疼痛程度的:①减少肿瘤对组织、脏器、神经损伤的方式,如粒子植入术;②阻断神经传导回路,减少伤害性冲动向中枢神经系统传导,如肋间神经损毁术、腹腔神经丛损毁术;③改善组织结构功能,提升组织结构的稳定性,减少事件性爆发痛的发生,如经皮椎体成形术;④通过给药途径或方式改变,提升镇痛药物治疗效果和加快起效时间,如患者自控镇痛术。

在肿瘤临床治疗中,任何治疗技术都应在循证医学的指导下进行,并且应尽量采用使患者获益的技术。遗憾的是,目前在癌痛微创介入治疗中常用的技术往往循证证据级别较低,这可能与肿瘤本身的复杂性及其对组织、器官、神经系统的复杂影响有关。需要注意的是,某些在非癌性慢性疼痛治疗中有效的技术,用于癌痛却不一定有效,需要从肿瘤的角度考虑治疗方法的选择和获益的预期。

对于多数难治性癌痛患者,往往药物治疗效果欠佳或者出现不能耐受的不良反应。近年来,各种微创介入治疗技术的开展为难治性癌痛的治疗提供了一种有效的解决方案。常用技术包括患者自控镇痛技术、神经毁损术、经皮椎体成形术、放射性粒子植入术和鞘内药物输注系统植入术等。

患者自控镇痛(patient controlled analgesia,PCA)技术作为传统药物镇痛的补充措施,用于癌痛患者阿片类药物剂量滴定,频繁爆发痛控制,吞咽困难、胃肠道功能障碍以及临终患者的持续镇痛治疗。PCA 技术通过皮下和静脉给药途径,采用持续给药的模式治疗难治性癌痛,而且可以混合不同类型的药物,治疗癌性神经病理性疼痛。临终患者的镇痛治疗方案中通常需要联合镇静药物。

神经毁损术是较常用的微创介入技术,根据毁损的方法不同分为物理性毁损和化学性毁损,按照毁损的部位不同分为躯体神经毁损和内脏神经毁损。需要指出的是,对于癌痛通常采用毁损技术,神经阻滞只适用于诊断性治疗,不建议长期、反复使用。

鞘内输注吗啡可以缓解伤害性疼痛和神经病理性疼痛。有学者研究发现,鞘内输注吗啡缓解癌痛具有安全、有效、不良反应小等特点,控制伤害性疼痛的有效率为 77.8%,神经病理性疼痛为 61.1%。镇痛维持时间:伤害性疼痛平均 5 个月,神经病理性疼痛为 25 个月。从临床观察资料分析,鞘内输注吗啡可以有效缓解癌痛,该技术对伤害性疼痛的效果好于神经病理性疼痛。

癌痛微创介入技术是一项能够体现疼痛专科价值的工作,需要从肿瘤学科的角度来制订癌痛治疗方案。在选择治疗方案的过程中,需要本着控制疼痛和改善身体生理功能的原则,应避免微创介入治疗给患者带来新的生理功能损伤。采用微创介入前需要与患者沟通好所有治疗存在的风险和获益,明确治疗的目的和目标。获得患者的配合是安全有效治疗的基本条件。

（王　昆　刘维帅）

第二篇
自控镇痛治疗难治性癌痛

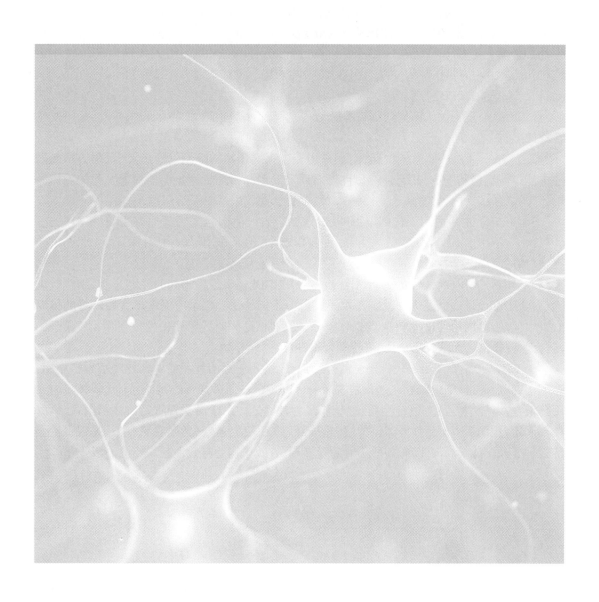

第一章　自控镇痛治疗方法

　　研究表明,疼痛的缓解存在个体差异,而这种差异可能基于疼痛阈值现象,即一个人对疼痛的耐受情况。由于无法准确预测个体的镇痛需求,自我给药系统可能是实现镇痛效果的最有效手段。1968年有人第一次尝试患者自控镇痛,1976年第一个商业用患者自控镇痛泵(PCA泵)上市,至今PCA技术不断发展。

　　PCA技术是一种由患者根据自身疼痛的剧烈程度自己控制给予预设剂量镇痛药物的镇痛方法。PCA按照药物给药途径分为患者皮下静脉自控镇痛(patient controlled subcutaneous analgesia,PCSA)、患者静脉自控镇痛(patient controlled intravenous analgesia,PCIA)、患者硬膜外腔静脉自控镇痛(patient controlled epidural analgesia,PCEA)、植入式鞘内药物输注系统(intrathecal drug delivery system,IDDS)以及患者局部神经阻滞自控镇痛(patient controlled regional analgesia,PCRA)等。

　　1. PCSA　皮下注入镇痛药物较静脉给药途径较为简便,并发症少,可操作性强、不受血管条件限制。

　　2. PCIA　通过静脉系统给药,广泛适用于生存期较短的晚期癌痛患者、胃肠道功能紊乱不能口服止痛药物的患者、伴有急性疼痛而需要静脉给药快速止痛的患者。此法操作简单,起效快,效果可靠。如果是单一PCA模式给药,建议采用皮下给药模式。

　　3. PCEA　主要适用于胸部以下的区域性难治性癌痛,且采用其他方法效果欠佳的患者。PCEA药物用量小,镇痛效果可靠,全身影响小,但其作用局限,操作复杂,无菌要求较高,临床适应证选择性高。

　　4. IDDS　鞘内置管后实施PCA目前多采用IDDS。该途径给药时用药量小,镇痛效果确切,对于难治性癌痛及因阿片类药物不良反应不能耐受大剂量应用的患者有较好的镇痛效果。但是,鞘内给药途径PCA的操作复杂,专业性强,同时要求严格的护理和相对昂贵的注药设备,操作的无菌要求更高,需特别警惕细菌感染的风险。

　　5. PCRA　主要用于浅表神经丛的连续给药,适用于难治性癌痛中的神经病理性癌痛,多用于四肢部位疼痛的治疗。通常将置入神经鞘内的硬膜外导管连接PCA泵,将神经阻滞用药液注入臂丛神经鞘、股神经鞘、腰丛或坐骨神经处。由于需要置管持续注药模式,所以局部固定(预防脱落)、穿刺局部保护(防止局部感染)、管路通畅(预防管路弯折)是保证治疗的管理要求。持续局部注药,一般不能超过2周,有效镇痛的时效性还需要进一步研究。

(余慧青　杨列军)

第二章 自控镇痛治疗病例评析

第一节 自控镇痛治疗头颈部肿瘤

病例 1 下咽鳞癌多程放化疗后复发伴面颈部痛

【基本病史】

患者,男性,62 岁。因"确诊下咽鳞癌 1 年余,左面颈部痛 5 个月余"于 2023 年 8 月入院。1 年余前,患者发现左上颈部肿物,进行性增大,伴吞咽疼痛及进食梗阻感,于外院行左颈部肿块穿刺活检病理示(左颈部淋巴结)鳞癌。患者于我院就诊,完善病理会诊等检查后明确诊断为下咽鳞癌 $cT_2N_1M_0$ Ⅲ 期,先后予以放化疗、免疫治疗、抗血管生成治疗等综合治疗。2023 年 3 月,患者出现左面颈部疼痛进行性加重,合并中度疼痛,予以口服氨酚羟考酮片镇痛处理,疼痛控制欠佳。1 周前,调整镇痛方案为芬太尼透皮贴剂 4.2mg q.72h. 联合氨酚羟考酮片 330mg p.r.n.,自诉镇痛效果仍不明显,NRS 评分>4 分,并出现间断性头痛,NRS 评分最高达 8 分,为求进一步治疗入院。

入院情况:体力状况(performance status,PS)评分 2 分,NRS 评分 8 分。急性疼痛面容。左面颈部疼痛,咀嚼时疼痛症状加重。

影像表现:颈部计算机断层成像(computed tomography,CT)示双侧杓会厌皱襞及邻近梨状隐窝壁不均匀增厚;左侧颈血管旁及胸锁乳突肌间隙不规则结节影(图 2-2-1)。

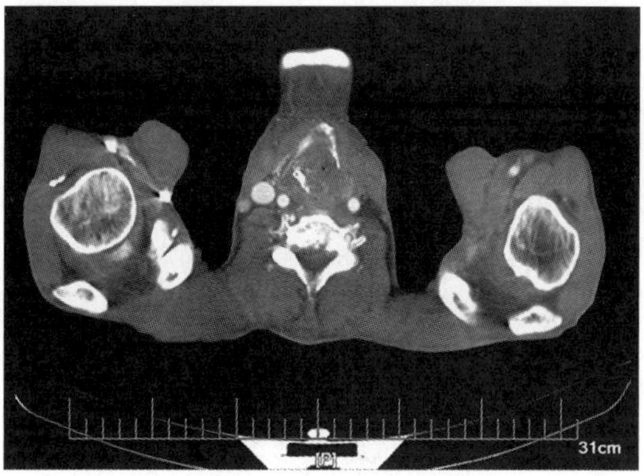

图 2-2-1 颈部 CT

【诊断】

下咽鳞癌 $cT_2N_1M_0$ Ⅲ 期;难治性癌痛。

【疼痛评估】

患者左侧面颈部持续性疼痛,向头部放射,考虑疼痛原因为下咽恶性肿瘤浸润周围组织。目前应用芬太尼透皮贴剂 4.2mg q.72h.+氨酚羟考酮片 330mg p.r.n. 镇痛治疗,患者存在吞咽困难,拒绝再次口服药物,NRS 评分 8 分,需要快速缓解患者疼痛症状。

【治疗】

患者本次住院 PS 评分 2 分,伴有吞咽困难,一般情况差,目前暂不考虑行抗肿瘤治疗,待疼痛症状控制后给予 X 线透视引导下经皮穿刺胃造瘘术解决患者进食问题。

　　患者入院时使用芬太尼透皮贴剂 4.2mg q.72h.+ 氨酚羟考酮片 330mg p.r.n. 镇痛治疗,每日碾碎口服氨酚羟考酮片 3 片,持续疼痛 8 分。根据《难治性癌痛专家共识(2017年版)》及《癌痛患者静脉自控镇痛中国专家共识》,对于难治性癌痛可使用自控镇痛重新滴定阿片类药物剂量及快速控制癌痛,故停用芬太尼透皮贴剂及氨酚羟考酮片,应用盐酸氢吗啡酮注射液进行 PCA 治疗。换算过程如下:24h 盐酸氢吗啡酮注射液总量 = 芬太尼透皮贴剂 4.2mg+ 氨酚羟考酮片(330mg/ 片,1 片含羟考酮 5mg,按羟考酮量换算 5mg×3 粒 ≈3.75mg)盐酸氢吗啡酮注射液。因患者合并重度疼痛,增加 50% 剂量,故 24h 盐酸氢吗啡酮注射液剂量 =3.75mg×150%=5.625mg。PCIA 参数设置:100mL 储液袋 = 盐酸氢吗啡酮注射液 20mg+0.9% 氯化钠注射液 80mL;背景量为 1.0mL/h;单次给药剂量(bolus)为 2.0mL/ 次。用药 24h 后评估,NRS 评分 2 分,爆发痛 1 次,自控按压次数 1 次,镇痛效果尚可。

　　在患者疼痛症状控制稳定的情况下,请微创介入科会诊,给予 X 线透视引导下经皮穿刺胃造瘘术,解决患者进食问题。

【疗效评价】

　　患者疼痛控制在 3 分以下,爆发痛每日 0~1 次。

【病例小结】

　　对于无法口服或拒绝口服镇痛药物的患者,尤其是头颈部恶性肿瘤患者,自控镇痛技术能够迅速达到控制癌痛症状的目的,改善生活质量。患者经自控镇痛技术有效控制癌痛后,能够更好地配合后续对症支持治疗及抗肿瘤治疗。

(吴官鸿)

病例评析

　　该病例为下咽癌多线治疗后伴重度癌痛,根据现有影像学、症状、体征等临床表现以及镇痛治疗轨迹,疼痛类型以伤害感受性疼痛为主,合并神经病理性疼痛可能,芬太尼透皮贴剂外用镇痛治疗效果不佳,已属于难治性癌痛。头颈部恶性肿瘤易因肿瘤本身或放化疗等因素导致吞咽障碍,此时口服给药途径无法实施,即使予以芬太尼透皮贴剂镇痛治疗,也容易因长期吞咽障碍所引起的营养不良乃至恶病质状态使之无法充分吸收达到有效镇痛血药浓度,进而影响镇痛整体效果。针对此类患者,PCA 是一种临床上行之有效的镇痛方法,临床上常用 PCSA 及 PCIA。该病例也证实了 PCA 的临床效果:提高了患者生活质量及治疗依从性,为后续其他干预性治疗的实施提供了保障,值得临床推广。需要注意的是,该病例中,芬太尼贴剂联合氨酚羟考酮属小剂量,转换 PCA 氢吗啡酮可以增量给药,如果基础剂量较大,虽然镇痛效果欠佳,转换后仍需要注意转换剂量增量可能带来的风险,一般需要从减量或同等剂量开始重新滴定,以策安全。此外,该患者合并头部放射性头痛,可能存在局部神经侵犯伴癌性神经病理性疼痛。对于此类患者,还需要综合考虑是否需要实施神经阻滞等微创介入手段及联合辅助用药治疗,需要特别关注后续患者的全程管理,如居家镇痛。

(杨列军)

病例2　鼻窦腺样囊性癌术后多程治疗后伴右侧胸背痛

【基本病史】

患者,女性,45岁。2006年因右侧鼻窦癌行手术治疗,术后病理示腺样囊性癌,予以右侧鼻窦及右侧眼眶区域术后放疗。2018年10月,患者病情复发,行经影像导航鼻内镜下右侧鼻窦肿瘤、右侧眶上肿瘤切除术及右侧鼻窦开放术,术行行TP紫杉醇联合顺铂方案化疗。2019年8月,患者出现右侧视力进行性下降,并右背部疼痛不适,完善正电子发射计算机体层显像(positron emission tomography and computed tomography,PET/CT)提示肿瘤再次复发,予以右侧鼻窦、眼眶、右侧胸膜转移灶放疗,患者右背部疼痛缓解。2020年9月,患者再次出现右背部疼痛,完善复查PET/CT提示右侧胸膜下及膈顶多发转移灶,先后予以局部放疗、化疗、靶向治疗、免疫治疗等综合治疗,复查提示上述转移病灶较前增大增多,病情持续进展,疼痛进行性加重,合并中重度疼痛,NRS评分最高7分。患者既往曾交替口服"盐酸羟考酮缓释片""硫酸吗啡缓释片",辅以口服"普瑞巴林胶囊""盐酸度洛西汀肠溶胶囊""醋酸泼尼松片",同时联合神经阻滞治疗,疼痛控制不理想,目前"硫酸吗啡缓释片"剂量逐渐加量至450mg q.12h.,疼痛控制差,于2022年10月就诊。

入院情况:PS评分2分,NRS评分7分。右胸背部压痛阳性,右肺呼吸音低,未闻及干湿性啰音。

影像表现:胸部CT示右侧胸膜多发转移,右肺多发转移。(图2-2-2)。

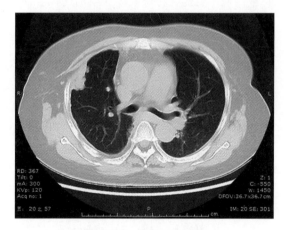

图2-2-2　胸部CT平扫

【诊断】

鼻窦腺样囊性癌 $cT_4N_1M_1$ Ⅳ期;难治性癌痛。

【疼痛评估】

患者右侧胸背部持续性钝痛,属于伤害感受性疼痛合并神经病理性疼痛。目前口服硫酸吗啡缓释片联合普瑞巴林止痛治疗,NRS评分7分,阿片耐受,疼痛控制不佳。当前患者已经历多线治疗,肿瘤控制差,病情持续进展,暂无抗肿瘤治疗,按癌痛治疗处理。

【治疗】

入院时患者口服硫酸吗啡缓释片450mg q.12h.,NRS评分4~6分,遂将药物加量至510mg q.12h.,NRS评分3~4分,伴有严重便秘。目前患者背景药物剂量大,疼痛控制欠佳,伴有严重便秘不良反应,故治疗上予以PCA静脉镇痛模式尽快缓解患者疼痛症状。首先,患者停用硫酸吗啡缓释片,选用盐酸氢吗啡酮注射液进行PCIA治疗。换算过程如下:24h盐酸氢吗啡酮注射液总量=硫酸吗啡缓释片510mg×2≈51mg盐酸氢吗啡酮注射液。患者虽为中度疼痛,考虑阿片类药物背景量过大,且阿片类药物存在不完全交叉耐药情况,故未予以增加背景剂量。PCIA参数设置:200mL储液袋=盐酸氢吗啡酮注射液200mg;背景量为2.1mL/h;bolus为3mL/次。用药24h后评估,NRS评分2分,爆发痛1次,镇痛效果可。

患者疼痛缓解后,行胸膜转移灶局部放疗联合深部热疗,治疗后期疼痛逐渐减轻,PCIA背景剂量逐渐下调,疼痛症状趋于稳定。患者选择口服药物居家镇痛治疗,等量转换为硫酸吗啡缓释片 480mg q.12h.,辅以普瑞巴林胶囊 150mg q.12h. 联合镇痛治疗,同时口服乳果糖、番泻叶通便。观察 1 周,患者疼痛控制稳定,NRS 评分 0～3 分,大便每日 1 次,无恶心呕吐、尿潴留、呼吸抑制、嗜睡等不良反应,予以出院居家镇痛治疗。

【疗效评价】

患者 NRS 评分控制在 3 分以下,爆发痛每日 0～1 次。

【病例小结】

患者经规范的阿片类药物治疗,疼痛缓解仍不满意,属于难治性癌痛。根据《难治性癌痛专家共识(2017 版)》,当出现增加剂量未达到满意镇痛效果但不良反应增加的情况时,需要进行阿片类药物转换或改变给药途径。该例患者选用盐酸氢吗啡酮注射液进行药物轮替。PCA 静脉镇痛模式能满足患者镇痛不断变化的需求,减少镇痛延迟,更好地实现疼痛缓解最大化和药物过量风险最小化,使疼痛得到满意控制,再联合减症放疗等抗肿瘤治疗可以达到降低阿片类药物剂量以及减少不良反应的目的。

(钟　敏)

病例评析

该例患者为鼻窦腺样囊性癌术后复发转移多线治疗后,合并胸膜转移,已属于晚期癌症患者,其疼痛部位主要在右侧胸背部,为伤害感受性疼痛伴神经病理性疼痛所导致的混合型疼痛类型,多线、多阶梯镇痛治疗效果不理想,最终演变为难治性癌痛。回顾患者镇痛治疗史,既往曾行肋间神经阻滞术但效果亦不满意,此次就诊时已日口服大剂量硫酸吗啡缓释片,且伴有严重便秘等不良反应。就该病例来讲,对于胸膜多发转移所致混合型疼痛,口服大剂量强阿片类药物联合局部神经阻滞等综合治疗效果不理想,此时予以疼痛介入治疗进行多学科联合诊疗可以起到较好镇痛效果。除 IDDS 外,PCA 技术是可以实现尽早快速镇痛,减轻患者痛苦的简单易行且有效的措施。该病例证实了这一观点。该病例选择盐酸氢吗啡酮注射液作为 PCA 轮替药物,其作为高选择性 μ 受体激动剂,相较吗啡不良反应更少,患者耐受性更好,便秘等不良反应相对较轻,是临床作为PCA 用药的理想药物之一。经过 PCA 滴定,该患者最后再次转换为硫酸吗啡缓释片居家镇痛治疗,联合通便药物,获得了有效的镇痛,便秘情况也得到改善。但是,随着吗啡剂量的增加,其导致的便秘仍可能是后续困扰患者生活质量的问题之一,PCA 居家镇痛模式应该更适合此类患者。此外,该病例中,医生在有效缓解癌痛之后未止步,而是给予了疼痛病因治疗,使患者的疼痛进一步缓解,减少了阿片类药物的用量及其带来的相关不良反应。病例诠释了"抗癌未动、镇痛先行",镇痛与抗癌同等重要的姑息治疗理念,值得临床推广。

(杨列军)

第二节 自控镇痛治疗胸部肿瘤

病例 1 食管鳞癌多程治疗后胸椎转移

【基本病史】

患者,男性,57 岁。因"诊断食管鳞癌 2 个月,伴胸背痛 2 个月"入院。2 个月前,患者完善相关检查明确诊断为食管鳞癌 $T_{4b}N_1M_1$ ⅣB 期,行化疗+免疫治疗 2 周期。患者初诊时即伴有胸背痛,胀痛为主,现感觉疼痛较强并进行性加重,影响日常生活,目前口服盐酸羟考酮缓释片 10mg q.12h. 止痛治疗,疼痛缓解仍不满意,NRS 评分 4～5 分,遂于 2023 年 2 月入院。

入院情况:PS 评分 1 分,NRS 评分 4 分。胸背部疼痛,四肢肌力 V 级。

影像表现:胸椎磁共振成像(magnetic resonance imaging,MRI)示胸 3 椎体骨质破坏,考虑转移瘤。食管胸中上段占位(图 2-2-3)。

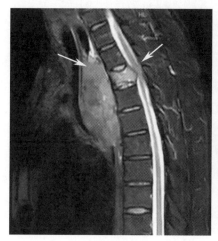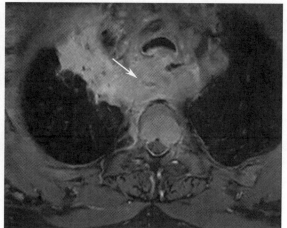

图 2-2-3 胸椎 MRI

【诊断】

食管鳞状细胞癌 $cT_{4b}N_1M_1$ ⅣB 期;难治性癌痛。

【疼痛评估】

患者胸背部持续性钝痛,结合影像学表现及临床症状,判断癌痛属于伤害感受性疼痛伴神经病理性疼痛。患者目前采用盐酸羟考酮缓释片 10mg q.12h. 止痛治疗,NRS 评分 4～5 分,合并中度癌痛,疼痛控制不满意,非阿片耐受患者。治疗上予以癌痛处理症状管理,积极进行病因治疗(抗肿瘤治疗)。

【治疗】

病因治疗:拟行食管原发病灶及胸椎转移病灶放疗抗肿瘤治疗。

癌痛治疗:患者院外口服盐酸羟考酮缓释片 10mg q.12h.,止痛效果不佳,且拟行食管病灶放疗,进食受限,故更换给药途径,调整为芬太尼透皮贴剂止痛治疗,剂量逐渐增加至芬太尼透皮贴剂 16.8mg q.72h.,疼痛控制仍不佳,NRS 评分 6～8 分。为保障抗肿瘤治疗的顺利实施,根据《难治性癌痛专家共识(2017年版)》,更换为枸橼酸舒芬太尼注射液 PCIA 治疗。计算如下:24h 枸橼酸舒芬太尼注射液剂量 = 芬太尼透皮贴剂 16.8mg= 盐酸吗啡注射液 80mg= 枸橼酸舒芬太尼注射液 80μg。因重度疼痛,增加 50% 剂量,故估算的 24h 枸橼酸舒芬太尼注射液总量 =120μg。PCIA 参数设置:300mL 储液袋 = 枸橼酸舒芬太尼注射液 500μg+0.9% 氯化钠注射液 290mL,背景量为 3mL/h;bolus 为 3mL/次,用药 24h 后评估,NRS 评分 4~5 分,爆发痛 4 次,按压 4 次,调整背景量为 3.5mL/h;bolus 为 7mL/次,48h 后评估,NRS 评分 2 分,爆发痛 1 次,疼痛控制尚可。患者使用 PCIA 10 日后,监测肝功能指标进行性升高[丙氨酸转氨酶(alanine aminotransferase,ALT)224U/L,天冬氨酸转氨酶(aspartate transaminase,AST)52U/L],不排除外枸橼酸舒芬太尼注射液药物所致,为保障癌痛有效控制,故改用盐酸氢吗啡酮注射液 PCIA。计算如下:24h 盐酸氢吗啡酮注射液剂量 = 枸橼酸舒芬太尼注射液 1.67μg/mL×3.5mL/h×24h ≈ 140μg 枸橼酸舒芬太尼注射液 ≈ 盐酸氢吗啡酮注射液 21mg。因患者肝功能受损,调整为常规剂量的 1/4~1/2,故选用 24h 盐酸氢吗啡酮注射液 10.5mg 进行 PCIA 治疗。PCIA 参数设置:200mL 储液袋 = 盐酸氢吗啡酮注射液 100mg+0.9% 氯化钠注射液 100mL,背景量为 0.8mL/h,bolus 为 2mL/次,用药 24h 后评估,NRS 评分 2 分,爆发痛 1 次,疼痛控制尚可,监测肝功能逐渐恢复,顺利完成全程放射治疗计划。

【病例小结】

患者使用枸橼酸舒芬太尼注射液 PCIA 后出现肝功能指标进行性升高,改用盐酸氢吗啡酮注射液 PCIA 后肝功能明显好转。由此推测,患者肝功能损害可能与枸橼酸舒芬太尼注射液有关。就该患者而言,应用盐酸氢吗啡酮注射液比枸橼酸舒芬太尼注射液对肝功能损害影响小。但目前无法就肝功能不全患者的首选阿片类药物提出建议,可参考美国临床肿瘤学会(American Society of Clinical Oncology,ASCO)指南建议,对于接受阿片类药物治疗的肾功能或肝功能损害患者,应进行更频繁的临床观察和阿片类药物剂量调整。

(陈俊名 张赛男)

病例评析

该病例为食管癌伴骨转移并发难治性癌痛,癌痛病因为肿瘤的局部扩散以及骨转移所致,疼痛性质及特点是伤害感受性疼痛合并神经病理性疼痛、骨痛,涉及多种疼痛机制,属复杂性癌痛。治疗原则是病因治疗联合镇痛治疗。患者诊断为晚期食管癌已失去手术指征,治疗以药物治疗联合放疗为主。针对癌痛的特点、复杂性予以介入镇痛技术 PCIA,既可以解救爆发痛,又可以精细滴定,获得最低有效剂量,达到有效镇痛的同时,减少不良反应。患者在镇痛用药以及病因治疗过程中出现药物性肝损伤(drug-induced liver injury,DILI),从病史资料来看镇痛药物导致肝功能损害的可能性较大,更换镇痛药物后患者的 DILI 得以痊愈。以往的文献显示,舒芬太尼代谢产物有药效,但很少出现阿片代谢产物导致的不良反应,常出现药物性肝损伤,用于麻醉或术后镇痛。该病例出现肝功能异常,转换药物后肝功能恢复正常,提示晚期癌症患者的镇痛用药仍需要全面评估,尤其注意评估患者肝肾功能及心功能,尽可能个体化给药、动态评估、实时调整用药方案。

(曹 磊)

病例 2　乳腺癌内分泌治疗后骨转移

【基本病史】

患者,女性,61 岁。以"乳腺癌术后 2 年,右肩关节疼痛 2 个月"就诊。患者于 2021 年发现左乳肿物,完善彩超及穿刺活检病理明确诊断为左乳腺浸润性导管癌,后先后行新辅助化疗、左乳癌根治术以及术后辅助化疗联合靶向治疗。2022 年 12 月,患者出现右肩关节疼痛,胀痛为主,中重度疼痛,完善骨发射计算机断层显像(emission computed tomography,ECT)及 CT,提示多处骨转移并骨质破坏。口服盐酸羟考酮缓释片 80mg q.12h.,止痛效果欠佳,NRS 评分 6 分,于 2023 年 1 月入院。

入院情况:PS 评分 3 分,NRS 评分 6 分。右肩部饱满,局部压痛,右上肢外展、背伸活动受限。

影像表现:肩关节 CT 平扫显示多处骨转移并骨质破坏(图 2-2-4)。

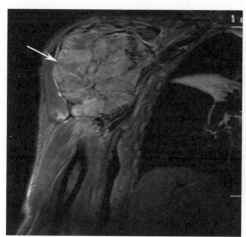 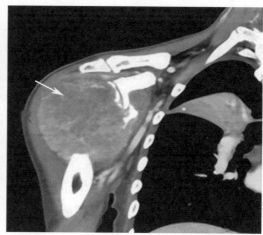

图 2-2-4　肩关节 CT 平扫

【诊断】

左乳腺浸润性导管癌 $ypT_2N_2M_1$ Ⅳ 期 HER-2 阳性;肺转移癌;骨转移癌;难治性癌痛。

【疼痛评估】

患者右肩部持续性钝痛,属于骨转移性癌痛合并神经病理性疼痛。目前采用口服盐酸羟考酮缓释片联合普瑞巴林止痛治疗,NRS 评分 6 分,考虑阿片耐受,疼痛控制不佳。评估当前患者体能差,暂无抗肿瘤治疗,按癌痛治疗处理。

【治疗】

患者入院后口服盐酸羟考酮缓释片 80mg q.12h.,NRS 评分 6～7 分。根据《难治性癌痛专家共识(2017 年版)》及《癌性爆发痛专家共识(2019 年版)》,对于难治性癌痛可使用患者自控镇痛技术重新滴定阿片类药物剂量及快速控制癌痛。因此,停用盐酸羟考酮缓释片口服镇痛治疗,拟行盐酸氢吗啡酮注射液 PCIA 止痛治疗。剂量计算如下:24h 盐酸氢吗啡酮注射液总量 = 盐酸羟考酮缓释片 80mg×2≈16mg 盐酸氢吗啡酮注射液。PCIA 参数设置为100mL 储液袋:盐酸氢吗啡酮注射液 40mg+0.9% 氯化钠注射液 60mL,背景量为 1.6mL/h;

bolus 为 4mL/ 次。用药 24h 后评估,NRS 评分 2 分,爆发痛 0 次,镇痛效果尚可。患者疼痛控制稳定后顺利完成肩关节转移瘤病灶减症放疗,放疗后疼痛明显缓解,逐渐停用镇痛药物,疼痛无反复。出院后随访,患者无明显疼痛反复。

【疗效评价】

患者疼痛控制在 1～2 分,无爆发痛。

【病例小结】

自控镇痛技术应用于癌痛治疗,与传统的肌内注射镇痛药相比,PCA 有明显的优点:①在镇痛治疗期间,镇痛药物的血药峰浓度较低,血药浓度波动小,呼吸抑制发生率低,减少镇痛治疗时过度镇静的不良反应;②镇痛效果好;③PCA 能克服镇痛药的药代动力学和药效动力学的个体差异,做到按需给药;④减少患者疼痛时等待医护人员处理的时间;⑤减少术后并发症的发生率;⑥提高患者及其家属对医疗品质的满意度;⑦减轻医护人员的工作负担。此外,盐酸氢吗啡酮注射液,相较吗啡镇痛作用更强,更易透过血脑屏障,起效后血浆浓度稳定,安全性更优。

(马丽丽)

病例评析

骨转移是乳腺癌晚期患者常见转移部位之一,随之而来的疼痛,特别是难治性癌痛给患者造成巨大痛苦。该例骨破坏严重,骨结构损伤,存在活动性爆发痛的风险。PCA 技术的早期介入能快速安全有效缓解患者疼痛,同时临床上最常用 PCSA/PCIA 技术,操作简单方便、不良反应低,值得各级医院推广使用。该例患者的疼痛为骨转移瘤合并神经病理性疼痛,曾给予大剂量盐酸羟考酮缓释片止痛,效果不佳,适合 PCIA 个体化镇痛治疗,达到快速止痛的目的,使用的强阿片类镇痛药物盐酸氢吗啡酮注射液是 PCA 一线推荐药物。针对骨转移疼痛,药物治疗 + 癌痛介入治疗 + 局部放疗等多学科整合诊疗模式可让患者受益最大化,提高生活质量,延长生存期。

(何　朗)

病例 3　晚期肺腺癌靶向治疗后多发骨转移

【基本病史】

患者,男性,66 岁。因"诊断左肺癌 2 年余,骶尾部疼痛半年"就诊。2 年余前,患者因"咳嗽、咳痰 3 个月"行胸部 CT,见左肺下叶占位,其后完善纤维支气管镜活检、肺癌驱动基因检测,明确诊断为左肺腺癌 *EGFR19del+*,先后口服吉非替尼、奥希替尼靶向治疗。2021 年 3 月患者出现骶尾椎钝痛,骨盆 MRI 提示骶椎转移瘤并周围软组织肿胀。行骶椎转移灶局部放疗,结束后疼痛缓解不明显。目前患者口服盐酸羟考酮缓释片、普瑞巴林胶囊止痛,镇痛效果欠佳,NRS 评分 6～7 分,于 2021 年 9 月入院。

入院情况:PS 评分 3 分,NRS 评分 7 分。腰骶部见一边界不清巨大肿块隆起,表面无破溃,可见色素沉着,约 8cm×7cm,质硬,压痛阳性。

影像表现:骨盆 MRI 显示骶尾椎转移瘤伴双侧臀大肌肿胀(图 2-2-5)。

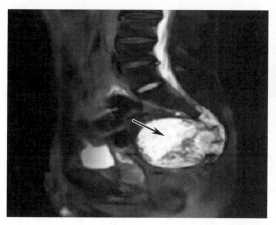 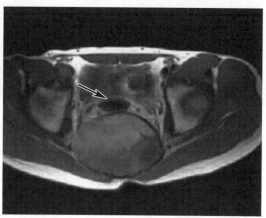

图 2-2-5 骨盆 MRI 平扫

【诊断】

左肺腺癌,$cT_4N_2M_1$ Ⅳ期 *EGFR 19del+*、*T790M+*;双肺转移癌;骨转移癌;难治性癌痛。

【疼痛评估】

患者腰骶部持续性钝痛,属于骨转移性癌痛合并神经病理性疼痛。目前口服盐酸羟考酮缓释片联合普瑞巴林止痛治疗,NRS 评分 7 分,考虑阿片耐受,疼痛控制不佳。治疗当前患者体能差,暂无抗肿瘤治疗,按癌痛治疗处理。

【治疗】

患者入院后口服盐酸羟考酮缓释片 80mg q.12h.,使用吗啡注射液 10mg 皮下注射 1～2 次/d,持续痛 6～7 分。根据《难治性癌痛专家共识(2017 年版)》及《癌性爆发痛专家共识(2019 年版)》,对于难治性癌痛可使用患者自控镇痛技术重新滴定阿片类药物的剂量及快速控制癌痛。因此,临床上停用盐酸羟考酮缓释片口服镇痛治疗,拟行盐酸氢吗啡酮注射液 PCIA 止痛治疗。剂量计算如下:24h 盐酸氢吗啡酮注射液总量 = 盐酸羟考酮缓释片 80mg×2+ 盐酸吗啡注射液 10mg×2 ≈19mg 盐酸氢吗啡酮注射液。因患者合并重度疼痛,增加 50% 剂量。故 24h 盐酸氢吗啡酮注射液剂量 =19mg×150% ≈28mg。PCIA 参数设置为 270mL 储液袋:盐酸氢吗啡酮注射液 240mg+0.9% 氯化钠注射液 30mL,背景量为 1.3mL/h;bolus 为 3mL/ 次。用药 24h 后评估,NRS 评分 2 分,爆发痛 1 次,镇痛效果尚可。

【疗效评价】

患者 NRS 评分 3 分以下,爆发痛每日 0～1 次。

【病例小结】

自控镇痛技术应用于癌痛治疗,让癌痛患者口服药物的剂量减小,有效减轻了癌痛,并降低了不良反应的发生率。随着对癌痛治疗的不断探索,各类癌痛患者将获得更好的诊疗服务。该病例是肺癌椎管内转移引起的疼痛,给予大剂量的盐酸羟考酮缓释片止痛,效果不佳,诊断为难治性癌痛,改用 PCA 治疗后,患者疼痛明显缓解,达到了快速止痛的目的。PCA 治疗临床使用方便、操作简单、不良反应低,值得推广使用。

(马丽丽)

病例评析

PCA 技术适用于难治性癌症、胃肠道功能受损或口服阿片不良反应不能耐受的患者,可行皮下、静脉或鞘内给药等模式,盐酸氢吗啡酮注射液是 PCA 一线推荐药物。该病例是肺癌椎管内转移引起的疼痛,属于骨转移痛合并神经病理性疼痛,给予大剂量的盐酸羟考酮缓释片止痛,效果不佳,诊断为难治性癌痛。镇痛治疗强阿片类药物给药方式改为 PCA 技术,以达到快速止痛的目的。恶性肿瘤低位椎管内转移性疼痛往往合并炎性疼痛,实施全身药物治疗联合局部治疗的整合治疗模式更利于精准镇痛。辅助镇痛药物,如非甾体抗炎药、双膦酸盐、地舒单抗、类固醇激素等,可以更有效镇痛。癌痛介入手术较多,其中 PCA 技术临床最常用。PCA 最常用的是 PCIA、PCSA、IDDS 等,可以根据患者综合评估情况酌情选择镇痛药物的给药途径。此类晚期肺癌患者,除了合并难治性癌痛外,多合并有焦虑抑郁等心理障碍,需要行心理评估,有针对性地使用抗焦虑抑郁并给予心理疏导可以减少阿片类药物使用,增强止痛效果,改善晚期癌痛患者的生活质量。

(何　朗)

病例 4　乳腺癌术后多程治疗后骶骨转移

【基本病史】

患者,女性,56 岁。因"诊断左乳腺癌 10 个月,腰骶部疼痛 2 个月"就诊。2011 年 6 月患者因"左侧乳腺肿物"行"左侧乳腺癌根治术",术后诊断为左乳腺浸润性导管癌(分期及受体情况不详),辅以化放疗。2022 年 2 月患者出现左侧腰骶部疼痛,疼痛呈胀痛,进行性加重,NRS 评分最高 8 分,完善 CT 提示骶骨左侧不规则骨质破坏并软组织密度肿块形成,考虑骨转移瘤,予以局部病损切除活检,并先后予以氨酚双氢可待因片、盐酸羟考酮缓释片镇痛治疗,疼痛控制不佳。目前患者口服盐酸羟考酮缓释片 30mg q.12h.,24h 爆发痛 5～6 次,口服盐酸吗啡片 5mg 解救治疗,NRS 评分 7 分,同时伴有便秘,为求后续治疗于 2022 年 4 月入院。

入院情况:PS 评分 3 分,NRS 评分 7 分。查体:被动体位,左侧腰骶部压痛(+),左下肢间断抽痛,肌力 IV 级。骶尾部可见一肿物,大小约 5cm×5cm,质韧,活动度差,压痛(+)。

影像表现:MRI 示骶骨转移瘤切除术＋内固定术后改变,骶骨左缘骨质破坏并软组织肿块形成,累及骶孔、骶髂关节、左侧髂骨、左侧臀肌(图 2-2-6)。

【诊断】

左乳腺浸润性导管癌术后 $rT_0N_0M_1$ IV 期;骶骨转移癌;难治性癌痛。

【疼痛评估】

患者腰骶部持续性疼痛,疼痛呈胀痛,NRS 评分 7 分,爆发痛频繁,同时伴有便秘。患者初期为伤害感受性疼痛,现已演变成难治性癌痛(骨转移性癌痛、癌性爆发痛混合类型),长时间口服盐酸羟考酮缓释片,阿片耐受,癌痛控制差。治疗当前患者体能差,暂无抗肿瘤治疗,按癌痛对症治疗。

【治疗】

患者入院前口服盐酸羟考酮缓释片 30mg q.12h.,爆发痛 5～6 次/24h,口服盐酸吗啡

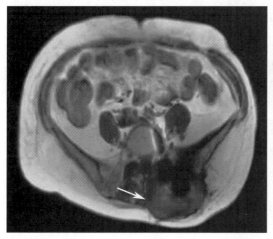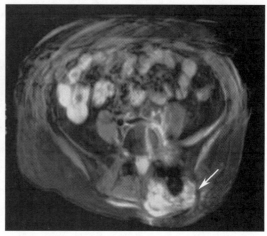

图 2-2-6 MRI

片 5mg 解救爆发痛,NRS 评分 7 分。根据《NCCN 成人癌痛临床实践指南》《难治性癌痛专家共识(2017 年版)》及《癌性爆发痛专家共识(2019 年版)》,可使用自控镇痛重新滴定阿片类药物的剂量及快速控制癌痛,故使用盐酸氢吗啡酮注射液 PCIA。计算如下:24h 盐酸氢吗啡酮注射液剂量 = 盐酸羟考酮缓释片 30mg×2+ 盐酸吗啡片 5mg×6≈7.5mg 盐酸氢吗啡酮注射液。因患者合并重度疼痛,增加 50% 剂量,估算的 24h 盐酸氢吗啡酮注射液剂量 =7.5mg×150%≈11mg。PCIA 参数设置为 200mL 储液袋:盐酸氢吗啡酮注射液注射 60mg+0.9% 氯化钠注射液 140mL,背景量 1.5mL/h;bolus3.5mL/ 次。用药 24h 后评估,NRS 评分 5 分,按压 PCA 泵 8 次,每次爆发痛控制可,故调整盐酸氢吗啡酮注射液:背景量 2.2mL/h,其余参数不变,经过 3 日剂量调整,最终调整为背景量 2.2mL/h,其余参数不变,全天爆发痛 <2 次,疼痛缓解。患者疼痛缓解稳定后,再次将阿片类药物轮替为盐酸羟考酮缓释片 160mg p.o. q.12h. 联合普瑞巴林胶囊 75mg b.i.d. 镇痛治疗,同期顺利完成局部骨转移灶减症放疗。

【疗效评价】

患者 NRS 评分 3 分以下,爆发痛每日 0~1 次。

【病例小结】

该病例为晚期乳腺恶性肿瘤伴骨转移,出现重度癌症疼痛,给予盐酸氢吗啡酮注射液 PCIA 治疗,并通过剂量调整获得满意的镇痛效果,帮助患者耐受后期骨转移灶放疗。PCA 技术可实现快速、有效的镇痛治疗,亦能更直观地解救频繁爆发痛,实现按需镇痛。同时,在临床工作中,需要重点关注镇痛药物治疗引起的不良反应,及时对症处理,这有助于改善患者睡眠及身心状态,提高生存质量。

(帕孜热·赛福丁)

病例评析

该病例是晚期乳腺癌骨转移引起的疼痛,PS 评分高。进入安宁疗护阶段,患者的症状管理非常重要,其中疼痛是安宁疗护患者中最常见的症状之一。该患者诊断难治性癌痛明确。患者骶骨转移,存在频发爆发痛,初期镇痛方案是给予大剂量盐酸羟考酮缓释片口服,但效果不佳,不能有效控制爆发痛,且不良反应不能耐受,改用 PCIA 治疗后,及时、有效地控制了爆发痛,同时通过 PCIA 反复滴定增加阿片类药物剂量,获得了有效的镇痛效果,明显改善了晚期癌痛患者的生活质量。该病例的治疗过程提示,PCA 效果可靠、操作简单、不良反应低,值得推广使用。该病例还联合使用了辅助镇痛药物,疼痛缓解较好,给骨转移病灶的放疗提供了机会,后续癌痛全程管理十分重要,如居家镇痛的管理,可根据患者疼痛动态评估情况酌情进行药物、给药途径的轮替,如 PCSA、IDDS 等给药途径均适合居家镇痛,有助于减轻患者及其家庭照顾者的社会及经济负担。

(何　朗)

病例 5　肺癌靶向治疗后右侧肩胛骨转移

【基本病史】

患者,男性,48 岁。因"诊断肺腺癌 3 年余,右侧肩胛骨疼痛 3 个月余"就诊。2020 年,患者因"咳嗽、咳痰"就医,完善影像学、活检及肺癌驱动基因检测等检查,明确诊断为右肺腺癌伴脑转移 EGFR 敏感突变型,口服奥希替尼治疗。7 个月余前,患者发现右肩背部进行性增大肿物,未及时诊治。3 个月前,患者因右肩背部增大肿物出现右侧肩胛区疼痛,胀痛,伴右侧肢体麻木感,NRS 评分 7~8 分,再次复查评估提示病情进展伴肺内及多发骨转移,目前予以芬太尼透皮贴剂 4.2mg q.12h. 镇痛治疗,效果不佳。为求进一步诊治,患者于 2023 年 5 月入院。

入院情况:PS 评分 2 分,NRS 评分 7 分;右颈部可扪及肿大融合的淋巴结,大小约 3cm×2cm,右腋窝可扪及肿大融合的淋巴结,大小约 3cm×3cm,右侧肩胛区及右上肢肿胀,右肩胛区可见少许瘀斑。

影像表现:颈部胸部增强 CT 示右侧肩胛骨骨质破坏,见巨大软组织肿块密度影,较大截面 18.0cm×13.6cm,呈不均匀强化,邻近右侧腋窝多发肿大淋巴结影,较大者直径约 3.0cm(图 2-2-7)。

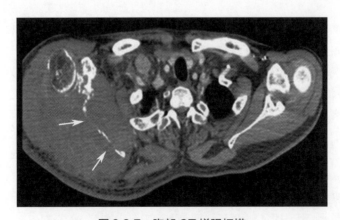

图 2-2-7　胸部 CT 增强扫描

【诊断】

右肺腺癌 $cT_4N_3M_{1c}$ ⅣB 期 *EGFR* 敏感基因突变；双肺转移癌；骨转移癌；难治性癌痛。

【疼痛评估】

患者右肩部持续性胀痛伴右侧肢体麻木感，结合影像学表现、临床表现及镇痛轨迹，考虑为躯体痛伴神经病理性疼痛。患者在院外长期使用芬太尼透皮贴剂，止痛效果不佳，合并重度疼痛，且为阿片类药物耐受，属于难治性癌痛范畴（骨转移性癌痛伴癌性神经病理性痛），严重影响生活质量。暂时按照癌痛处理，待疼痛缓解后酌情考虑抗肿瘤治疗。

【治疗】

患者入院后，逐渐调整镇痛药物为盐酸羟考酮缓释片 80mg 口服 q.12h.，辅以盐酸吗啡注射液 10mg 皮下注射 1~2 次/d 控制爆发痛，NRS 评分仍波动在 4~6 分。根据《难治性癌痛专家共识（2017 年版）》及《癌性爆发痛专家共识（2019 年版）》，对于难治性癌痛可使用患者自控镇痛技术重新滴定阿片类药物的剂量及快速控制癌痛。因此，停用盐酸羟考酮缓释片口服镇痛治疗，拟行盐酸氢吗啡酮注射液 PCIA 止痛治疗。剂量计算如下：24h 盐酸氢吗啡酮注射液总量 = 盐酸羟考酮缓释片 80mg×2+ 盐酸吗啡注射液 10mg×2 ≈ 19mg 盐酸氢吗啡酮注射液。因患者合并重度疼痛，增加 50% 剂量。故 24h 盐酸氢吗啡酮注射液剂量 =19mg×150%=28.5mg（实际取 28mg）。PCIA 参数设置：48mL 输液泵 = 盐酸氢吗啡酮注射液 28mg+0.9% 氯化钠注射液 20mL，背景量为 2mL/h；bolus 为 3mL/ 次。用药 24h 后评估 NRS 评分降至 4 分，爆发痛 9 次，调整背景量为 2.5mL/h；bolus 为 5mL/ 次。24h 后评估，NRS 评分降至 2 分，爆发痛 1 次，疼痛控制良好。

患者疼痛缓解后，顺利完成了右侧肩胛骨转移灶减症放疗，放疗后疼痛逐渐减轻，下调 PCIA 参数，后续再次将阿片类药物轮替为盐酸羟考酮缓释片 10mg q.12h. 居家镇痛治疗，NRS 评分波动在 0~2 分，无明显不良反应。

【疗效评价】

患者 NRS 评分＜3 分，爆发痛每日 0~1 次。

【病例小结】

自控镇痛技术用于该患者最大的优势是能迅速响应患者镇痛的需求，减少镇痛延迟，更好地达到疼痛缓解最大化和过量风险最小化。该患者活动受限，长期无家属陪伴，特别需要高效、低毒的镇痛药物的支持。相较吗啡，盐酸氢吗啡酮注射液的镇痛作用更强，更易透过血脑屏障，起效后血浆浓度稳定，安全性更优。在患者整体治疗过程中未出现镇痛药物相关严重不良反应。此外，采取迅速有效的癌痛控制手段可增强患者的治疗信心，明显改善患者的生活质量，从而为终末期癌症患者提供更多的人文关怀。

（张　杰　刘　娟）

病例评析

该患者癌痛诊断明确，肩胛骨破坏严重，丧失了肩关节的基本功能和活动能力，疼痛剧烈，爆发痛严重。以往的药物治疗中，虽然逐渐加大口服阿片类药物联合吗啡注射治疗，但疼痛控制依然不满意，存在剂量不足、爆发痛处理不及时的问题。改用 PCA 处理后，由患者自己控制爆发痛治疗，逐步增加镇痛药物的剂量，患者疼痛有效缓解。联合局部姑息放疗后,患者的疼痛得到了很好的控制,未出现镇痛相关并发症。该病例说明,对于骨转移导致功能损伤、爆发痛控制困难的患者,通过 PCA 静脉镇痛治疗联合局部放疗可以获得持续的疼痛缓解,且安全性良好。此外,患者自控镇痛技术可由患者自己进行操作,减少医护人员的工作量,值得临床推广应用。驱动基因阳性晚期肺癌患者,已发生远处转移,其中骨转移是最常见转移部位之一。该患者的疼痛部位在右侧肩部,神经病理性疼痛,高负荷瘤状态,镇痛治疗策略为药物联合介入治疗为主,同时积极病因治疗,这为患者赢得生存机会,有较好的社会效益。后续居家镇痛需要积极关注。

(柳 江)

病例 6 晚期肺腺癌椎体转移

【基本病史】

患者,女性,68 岁。因"诊断左肺癌 1 年,颈部伴左上肢疼痛 2 个月余"就诊。2022 年 4 月患者于外院完善相关检查,明确诊断为左肺腺癌 $cT_4N_3M_{1c}$ ⅣB 期,脑转移 *EGFR* 19del 突变;口服奥希替尼靶向治疗。2023 年 1 月,患者出现颈部及左上肢疼痛,完善胸椎 MRI 提示 $T_1 \sim T_3$ 椎体及附件转移骨质破坏,颈髓受压移位;胸部 CT 示左肺上叶占位较前稍增大,并侵犯 T_1 及第 1、2 肋骨。患者曾于当地行支气管动脉 + 甲状颈干灌注化疗,疼痛缓解不明显。现患者左上肢疼痛持续存在,针刺样、蚂蚁爬样感,口服硫酸吗啡缓释片 90mg q.12h. 镇痛治疗,NRS 评分 5~6 分,爆发痛每日 2~3 次,伴便秘,为行后续诊治于 2023 年 3 月就诊。

入院情况:PS 评分 2 分,NRS 评分 6 分。左侧颈肩部压痛阳性,左上肢活动受限,左上肢肌力 4 级,脊椎叩击痛阳性。

影像表现:椎体 MRI 示 $T_1 \sim T_3$ 椎体及附件转移骨质破坏,部分突入椎管并狭窄,颈髓受压移位(图 2-2-8)。

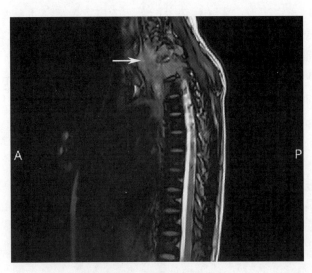

图 2-2-8 胸腰椎 MRI 平扫

【诊断】

肺上叶腺癌 $cT_4N_3M_{1c}$ ⅣB 期，*EGFR* 19del 突变；脑转移癌；骨转移癌；难治性癌痛。

【疼痛评估】

患者颈肩部及左上肢持续性疼痛，伴有针刺样、蚂蚁爬样感，无加重、减轻因素，影响睡眠，考虑伤害感受性疼痛合并神经病理性疼痛，属于难治性癌痛中的骨转移性癌痛伴癌性神经病理性疼痛。患者长时间口服硫酸吗啡缓释片 90mg q.12h. 镇痛治疗，效果欠佳，合并中重度疼痛，爆发痛每日 2～3 次，阿片耐受，且伴随便秘不良反应，拟予以快速镇痛，后续骨转移灶减症放疗。

【治疗】

该患者符合难治性癌痛的诊断标准，根据《难治性癌痛专家共识（2017 版）》，采用盐酸氢吗啡酮注射液 PCIA 方式快速滴定镇痛治疗，并进行疼痛评估。首先，停用硫酸吗啡缓释片，计数盐酸氢吗啡酮注射液 24h 总量及设置相关 PCA 参数。计算如下：24h 盐酸氢吗啡酮注射液总量 = 硫酸吗啡缓释片 90mg×2= 盐酸吗啡注射液 60mg≈盐酸氢吗啡酮注射液 9mg，因考虑阿片类药物不完全交叉耐药因素，暂不增加背景剂量。PCIA 参数设置：100mL 储液泵 = 盐酸氢吗啡酮注射液 20mg+0.9% 氯化钠注射液 80mL；背景量为 1.9mL/h；bolus 为 3.8mL/ 次；锁定时间 15min。用药 24h 后再次评估，NRS 评分 2 分，爆发痛 1 次，追加 1 次，镇痛效果可。患者疼痛控制良好，持续盐酸氢吗啡酮注射液 PCIA 治疗，后续给予骨转移灶放疗。

【疗效评价】

患者疼痛控制良好，NRS 评分＜3 分，爆发痛每日 1 次。

【病例小结】

根据《难治性癌痛专家共识（2017 版）》，对于难治性癌痛，可通过药物轮替或改变给药途径有效镇痛。为快速缓解疼痛，采用 PCIA 的方式，推荐选择盐酸氢吗啡酮注射液（为吗啡半合成衍生物，具有镇痛强度高、起效速度快等优点）。该患者通过盐酸氢吗啡酮注射液 PCIA 快速滴定，后续使用盐酸氢吗啡酮注射液 PCIA 维持治疗，疼痛控制较好，未出现不能耐受的阿片相关不良反应。

（何　昕）

病例评析

该患者诊断为经典驱动基因阳性肺癌晚期并发难治性癌痛。患者在抗肿瘤治疗过程中出现疼痛且日趋严重，主要为发生在颈肩部及左上肢的骨转移痛合并神经病理性疼痛，止痛药物控制疼痛效果不理想。根据《难治性癌痛专家共识（2017 版）》，推荐给予 PCIA 治疗，通过快速盐酸氢吗啡酮注射液滴定，迅速缓解疼痛，让患者有机会和心情接受后续抗肿瘤治疗及局部放疗。患者发生肿瘤侵及臂丛神经导致的神经病理性疼痛，在使用阿片镇痛药物的同时，可以考虑使用抗惊厥（如普瑞巴林）缓解神经病理性疼痛。患者住院期间的规范个体化镇痛治疗是快速、安全、有效的镇痛治疗策略，后续需要对患者进行全程管理、毒副作用防治、宣教等，使患者及其家庭获益更多。

（柳　江）

病例 7　肺食管胃三原发肿瘤骨转移

【基本病史】

患者,男性,83 岁。2022 年 8 月因"进食梗阻感进行性加重 4 个月"就诊。入院后完善胃镜及活检示(食管中段)浸润性中分化腺癌;(胃底)浸润性中分化腺癌,进一步完善 PET/CT 示右肺下叶背段高代谢肿块,考虑肺恶性肿瘤(肺癌可能),累及邻近胸膜、右侧第 7 后肋及 T_7 椎体右侧附件;食管中段、贲门及胃小弯侧壁不均匀增厚,符合食管 - 贲门 - 胃癌影像学表现,伴纵隔食管旁、贲门及胃小弯侧多发淋巴结转移。遂进一步行右肺占位穿刺活检病理示(右下肺占位穿刺)低分化鳞状细胞癌,故诊断为:①右下肺鳞癌 $cT_4N_0M_0$ ⅢA 期;②食管腺癌胸中段 $cT_3N_xM_0$ ⅢB 期;③食管胃结合部腺癌 $cT_3N_1M_0$ ⅢB 期。鉴于患者高龄等因素,予以病灶放疗后疗效部分缓解。2023 年 4 月,患者病情进展(新发肺转移灶),予以盐酸安罗替尼治疗后病情未控,并逐渐出现右侧胸背部疼痛加重,目前服用盐酸羟考酮缓释片 30mg 口服 q.12h. 止痛,疼痛控制欠佳,NRS 评分 5～7 分,为行后续治疗于 2023 年 7 月院。

入院情况:PS 评分 2 分,NRS 评分 5 分。神志清楚,浅表淋巴结未触及肿大,右侧胸部及背部无压痛,未触及明显包块。

影像表现:胸部 CT 平扫示右下肺恶性肿瘤放疗后,病灶累及胸膜、右侧第 7～8 肋骨及第 7～8 胸椎右侧附件,范围较前增大(图 2-2-9)。

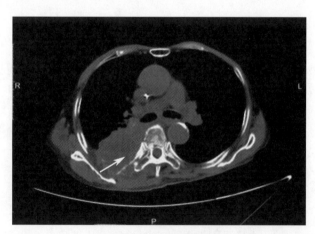

图 2-2-9　胸部 CT 平扫

【诊断】

右下肺鳞癌 $cT_4N_0M_0$ ⅢA 期;食管腺癌胸中段 $cT_3N_xM_0$ ⅢB 期;食管胃结合部腺癌 $cT_3N_1M_0$ ⅢB 期;难治性癌痛。

【疼痛评估】

患者胸背部持续性胀痛,结合症状、CT 影像学表现及镇痛治疗轨迹,考虑肿瘤相关性疼痛,属于躯体痛伴神经病理性疼痛。目前行盐酸羟考酮缓释片止痛治疗,NRS 评分最高达 7 分,考虑阿片耐受,疼痛控制不佳。患者目前高龄、体能差,暂无抗肿瘤治疗指征,按癌痛治疗处理。

【治疗】

患者院外长时间服用盐酸羟考酮缓释片 30mg q.12h.,持续痛 NRS 评分 4～5 分,爆发痛 NRS 评分 7 分,病变侵及脊髓,疼痛控制不佳,属于难治性癌痛中的骨转移性癌痛伴癌性神经病理性疼痛类型。参考《NCCN 成人癌痛临床实践指南》《氢吗啡酮 PCA 对比非 PCA 静脉滴定治疗重度癌痛的 III 期随机对照临床研究》,难治性癌痛可选择 PCA 静脉自控镇痛技术,拟行盐酸氢吗啡酮注射液 PCIA 治疗。计算如下:24h 盐酸氢吗啡酮注射液总量 = 盐酸羟考酮缓释片 30mg×2= 盐酸吗啡注射液 40mg≈ 盐酸氢吗啡酮注射液 6mg。因患者合并中重度癌痛,剂量增加 50%,故 24h 盐酸氢吗啡酮注射液剂量 =6mg×150%=9mg。PCIA 溶液配制:100mL 储液泵 = 盐酸氢吗啡酮注射液 40mg+0.9% 氯化钠注射液 60mL。PCA 参数设置:背景量为 1mL/h;bolus 为 2mL/ 次,锁定时间设置为 10min。24h 后评估:爆发痛 8 次。后续调整 PCA 参数,每日仍有爆发痛 5～10 次,疼痛控制不佳。2023 年 8 月 2 日麻醉科会诊后建议行椎管内镇痛(罗哌卡因 + 盐酸吗啡注射液 + 右美托咪定),并针对右侧第 6～7 肋间神经行经超声引导下亚甲蓝神经毁损术。当日行上述镇痛治疗,将罗哌卡因 400mg、吗啡注射液 50mg 及右美托咪定 100μg 配成 250mL 液体注入自控静脉泵中,并使用罗哌卡因组 2mL 为背景剂量,每次追加 6mL,锁定时间 20min。24h 后评估:爆发痛 3 次。

【疗效评价】

患者 NRS 平均评分 2～3 分,爆发痛次数每日 2～3 次,曾出现嗜睡。

【病例小结】

骨转移所致的疼痛与患者的活动及姿势有很大的关系。自控镇痛技术最大的特色是让患者自己参与控制自身的疼痛,客观满足了患者对止痛药的要求,克服了传统用药不及时、起效慢及镇痛不全的缺点。PCA 技术可以改善患者因疼痛引起的恐惧和焦虑,改善患者的生活和生存质量。

(王 静)

病例评析

该例为原发肿瘤晚期并发难治性癌痛,属于典型的癌性神经病理性疼痛,由于肿瘤控制不佳,肿瘤已经包裹神经,加之神经敏化,虽然经放疗、口服药物镇痛,疼痛控制不理想。后针对癌痛的特点采取了 PCA 泵、相应的神经毁损术、椎管内镇痛等多种镇痛方法,实现及早、持续、有效地消除疼痛。该例疼痛的机制的肿瘤持续损伤神经,可以考虑采用放射粒子植入术,可以获得有效镇痛的效果。高龄局部晚期及晚期多原发恶性肿瘤患者合并难治性癌痛及其他伴发症,无论抗癌治疗还是镇痛治疗、营养治疗以及其他症状管理均存在很大难度,需要解决的问题、矛盾较多,需要多学科诊治。该例患者为高龄老人,各个器官功能衰退,自理能力欠缺,镇痛药物的毒副作用更容易在其自身上发生,故而此类患者镇痛、疗效、毒副作用、肠道管理等的平衡需要医护人员多学科甚至跨学科合作,兼顾最大疗效、最小不良反应、最适合患者功能保护。

(鲁明骞)

病例 8　左肺鳞癌伴左颈肩痛及头痛

【基本病史】

患者,男性,64 岁。因"诊断左肺鳞癌 1 年余,左颈肩痛伴头痛 10 余日"就诊。2021 年 2 月,患者因"咳嗽伴痰中带血"完善胸部 CT、纤维支气管镜活检等检查后明确诊断为左肺鳞癌 $cT_4N_2M_0$ ⅢB 期,予以化疗联合免疫治疗 6 周期。2022 年 1 月,患者病情进展合并多发脑转移,拒绝化放疗,选择阿法替尼二线治疗,未定期复查评估。患者出现左颈肩疼痛及头痛不适,NRS 评分 5～6 分,伴口齿不清、恶心、呕吐、乏力、纳差,院外口服盐酸吗啡缓释片逐渐加量至 30mg q.12h. 止痛治疗效果仍欠佳,间断出现头晕、嗜睡症状,为求进一步诊治于 2022 年 5 月就诊入院。

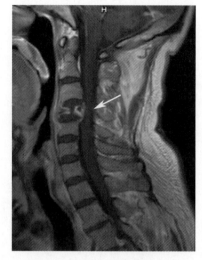

图 2-2-10　颈椎增强 MRI

入院情况:PS 评分 3 分,NRS 评分 6 分,轮椅推入病房,神志清楚,言语不清,双侧瞳孔等大等圆,光反射灵敏,伸舌右偏。双下肢肌力Ⅲ～Ⅳ级,病理征(±)。

影像表现:颈椎增强 MRI 示 C_4 椎体高度减低,压缩约 1/2,伴软组织肿块影,较大层面大小约 3.3cm×2.4cm (横断面),邻近脊髓稍受压,椎管变窄(图 2-2-10)。

【诊断】

左肺鳞癌 $cT_4N_3M_{1c}$ ⅣB 期;颈椎转移癌;脑转移癌;难治性癌痛。

【疼痛评估】

患者颈肩部持续性钝痛,结合影像学表现,属于伤害感受性疼痛伴神经病理性疼痛,经规范镇痛 1 周以上疼痛控制仍不满意且仍合并中重度疼痛,已演变成难治性癌痛(骨转移性癌痛伴癌性神经病理性疼痛),应尽快有效安全镇痛治疗。同时,患者合并脑转移伴颅内占位效应,以及颈椎转移部位压迫脊髓,亦应尽早予以颈椎转移灶局部干预及脑转移灶放疗。

【治疗】

患者肺鳞癌合并颈椎、脑转移,主诉以疼痛为主,院外予以强阿片类药物镇痛治疗,控制不满意,合并中重度疼痛。多学科联合会诊(multi-disciplinary treatment,MDT)讨论后,考虑目前疼痛性质已演变为难治性癌痛,且阿片耐受,为保障后续减症放疗等抗肿瘤措施顺利实施,鉴于目前存在椎体不稳定性,IDDS 方式暂不适宜,PCSA 模式可以满足该患者的镇痛目标,遂停用口服镇痛药,使用盐酸氢吗啡酮注射液 PCSA 模式镇痛。换算过程如下:24h 盐酸氢吗啡酮注射液总量 = 盐酸吗啡缓释片 30mg×2≈3mg。因患者合并中度疼痛,剂量增加 25%,故 24h 盐酸氢吗啡酮注射液剂量 =3mg×125%=3.75mg。PCSA 参数设置:30mL 储液袋 = 盐酸氢吗啡酮注射液 30mg;背景量为 0.2mL/h;bolus 为 0.4mL/次。用药 24h 后评估,NRS 评分 1 分,爆发痛 0 次,镇痛效果满意,未出现明显便秘、恶心不适。

因患者拒绝外科手术干预颈椎病变,予以支具外固定,疼痛缓解后顺利完成颅脑及颈椎转移灶姑息性放疗。患者放疗后期疼痛症状明显缓解,PCSA 参数逐渐下调,最终轮替为盐酸吗啡缓释片 20mg q.12h. 居家镇痛治疗,疼痛控制稳定,NRS 评分<3 分。

【疗效评价】

患者疼痛控制在 3 分以下,爆发痛每日 0~1 次。

【病例小结】

对于合并脑转移的晚期癌痛患者,因脑转移导致的颅内压增高所引起的恶心、呕吐临床症状可能影响阿片类药物经胃肠道摄入进而减弱其镇痛效果,亦可以放大阿片类药物的恶心、呕吐等相关不良反应。根据相关指南共识,当口服治疗无法有效控制癌痛时,可考虑改变给药途径或进行阿片类药物的轮替。盐酸氢吗啡酮注射液与吗啡相比,起效快、毒性低,自控镇痛技术应用于难治性癌痛治疗,能迅速有效缓解癌痛。该患者通过 PCSA 模式实现了快速有效安全的镇痛目标,进而保障了后续癌痛病因治疗顺利实施,最终"镇痛"与"抗肿瘤"二者完美结合,提高了患者生活质量,延长了生存期。临床实践工作中,临床医师面对阿片耐受患者经单纯增加阿片类药物剂量镇痛效果不满意时,阿片类药物轮替或更换给药物途径方式应尽早考虑。

(王思雄)

病例评析

该例为晚期肺鳞癌伴脑、颈椎转移患者,合并癌症疼痛。患者颈肩部疼痛病因为颈椎转移导致的骨转移性癌痛伴癌性神经病理性疼痛,经口服盐酸吗啡缓释片疼痛缓解不明显,且由于脑转移、脑水肿至颅内压增高,引发恶心呕吐,严重影响患者经胃肠道途径服药,改变镇痛药物给药途径迫在眉睫。根据《难治性癌痛专家共识(2017 版)》相关指引,该患者的疼痛诊断为难治性癌痛,骨转移性癌痛合并癌性神经病理性痛,经过癌痛多学科专家联合会诊后给予盐酸氢吗啡酮注射液 PCSA 治疗后疼痛症状迅速明显缓解,给患者提供了抗癌治疗机会,顺利完成脑部肿瘤及颈椎转移病灶的放疗。恶性肿瘤患者合并难治性疼痛病因复杂、类型众多,精准镇痛需要多学科甚至跨学科诊治,该病例在晚期肺癌合并脑转移、脑水肿、难治性癌痛患者的规范化个体化精准化以及 MDT 协助诊治非常成功,值得广泛推广应用。

(鲁明骞)

病例 9　左肺腺癌多线治疗后伴左侧胸痛

【基本病史】

患者,男,54 岁。以"诊断肺癌 7 年余,左胸痛 2 年余"就诊。2015 年 9 月患者因"刺激性咳嗽"于外院行胸部 CT 提示"左肺结节",其后于 2015 年 11 月行"胸腔镜探查活检术",术后病理示(左肺上结节、左下肺结节)中分化腺癌,术后诊断左肺腺癌(具体分期不详),完善 *EGFR* 基因检测未见敏感突变,予以术后多周期 TP 紫杉醇联合顺铂方案化疗。2 年余前,患者出现左下胸壁疼痛,院外完善 CT 检查提示左侧第 10 肋骨转移,予以局部减症放疗及间断双膦酸盐抑制骨质破坏。患者左侧胸壁胀痛缓解不明显,逐渐加重,院外多家医院就诊,给予盐酸吗啡缓释片镇痛,并先后给予多种方案化疗 ± 免疫治疗 ± 抗血管生成药物多线治疗,患者左胸痛缓解仍不明显,进行性加重,NRS 评分 4~6 分,目前口服盐酸吗啡缓释片 120mg q.12h.,爆发痛每日 1~2 次,为求进一步诊治,于 2023 年 7 月就诊入院。

入院情况:PS 评分 1 分,NRS 评分 4 分。左侧胸廓稍塌陷,左 10 后肋区局部饱满,压痛,局部无红肿破溃。脊柱无叩痛。

影像表现:胸部 CT 示左侧第 10 肋骨骨质破坏,考虑转移(图 2-2-11)。左侧胸膜及斜裂胸膜增厚伴多发结节,考虑转移。

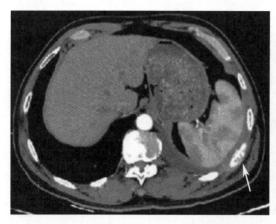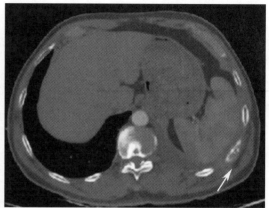

图 2-2-11 胸部 CT 增强扫描

【诊断】

左肺腺癌 $cT_4N_3M_1$ Ⅳ 期;双肺转移癌;胸膜转移癌;左 10 肋骨转移;难治性癌痛。

【疼痛评估】

患者晚期肺癌伴左 10 肋骨转移,左侧胸痛以伤害感受性疼痛为主,合并神经病理性疼痛,入院时已演变成难治性癌痛,骨转移性癌痛伴癌性神经病理性疼痛类型,每日 1～2 次爆发痛,NRS 评分 4～6 分,口服盐酸吗啡缓释片 120mg q.12h. 止痛,疼痛控制不佳,属于阿片耐受范畴,拟控制癌痛前提下继续寻找抗肿瘤治疗机会。

【治疗】

患者癌痛长达 2 年余,院前已行盐酸吗啡缓释片 120mg q.12h. 止痛,疼痛控制差,呈进行性加重趋势,依据中国《难治性癌痛专家共识(2017 年版)》,已属于难治性癌痛,且为阿片类药物耐受,为实现"有效、安全、快速控制疼痛"的镇痛目标,医疗组讨论后拟予以盐酸氢吗啡酮注射液 PCSA 模式镇痛治疗联合加巴喷丁辅助镇痛治疗。因患者口服盐酸吗啡缓释片剂量已达每 24h 240mg,NRS 评分仍为 4～6 分,原则上该患者 24h 阿片类药物背景量需增加 25%～50%,但考虑患者基础吗啡日剂量大,阿片类药物之间的代谢差异,且通过阿片类药物轮替可能对另一种阿片类药物有效,故暂未增加背景量。临床阿片类药物轮替过程如下:24h 盐酸氢吗啡酮注射液总量 = 盐酸吗啡缓释片 120mg×2=240mg 盐酸吗啡片 =80mg 盐酸吗啡注射液 ≈12mg 盐酸氢吗啡酮注射液。相关 PCSA 参数设置如下:持续输注剂量(背景量)12mg/24h 盐酸氢吗啡酮注射液 ≈0.5mg/h 盐酸氢吗啡酮注射液,bolus=1.2mg/ 次盐酸氢吗啡酮注射液,锁定时间 30min。24h 后镇痛效果评估:NRS 评分 1 分,爆发痛 0 次,疼痛控制尚可,无明显恶心、头昏等不适,耐受良好。其后,患者于 2023 年 7 月行左 10 后肋骨转移灶穿刺活检,活检证实为肺腺癌转移,后续完善肺癌驱动基因提示存在间变性淋巴瘤激酶(anaplastic lymphoma kinase,ALK)融合突变,患方选择口服克唑替尼靶向治疗。经上述综合治疗后,患者疼痛逐渐缓解,阿片类药物逐渐减量,予以盐酸吗啡缓释片 30mg q.12h. 居家镇痛治疗至今,疼痛无反复。

【疗效评价】

患者 NRS 评分＜3 分,爆发痛每日 0～1 次。

【病例小结】

骨转移是肿瘤患者常见并发症,其发病率占全身转移癌的 15%～20%,仅次于肺及肝。疼痛是骨转移癌最常见的临床症状,早期症状隐匿,随着病情进展,症状逐渐加重,晚期疼痛剧烈,给肿瘤患者的生存质量带来严重威胁。阿片类药物轮替是解决临床上单纯阿片类药物剂量增加而镇痛效果不理想的策略之一,改变给药途径是阿片类药物轮替的方法之一,此时 PCA 技术是一种比较理想的选择。非小细胞肺癌患者 ALK 突变率为 3%～7%。与 EGFR 阳性非小细胞肺癌患者比较,ALK 突变患者更易获得长期生存,ALK 融合阳性非小细胞肺癌患者在接受 ALK 抑制剂后可获得非常显著的临床疗效。该患者的整个治疗过程,未局限于"疼痛科"止痛范畴,而且把抗肿瘤治疗理念贯彻治疗全程,最终获得了靶向治疗机会,不仅减轻了患者疼痛体验感,而且也使肿瘤得以控制,患者明显获益。

(杨列军)

病例评析

肺癌无论发病率还是死亡率均占我国恶性肿瘤的第一位,骨转移是肺癌最常见的转移部位之一,疼痛是骨转移最常见的症状。该患者癌痛病程有 2 年多,在常规、多线镇痛效果不理想的情况下,采用 E-warm 肿瘤创新诊疗理念［早期介入(early)、全程管理(whole)、整体评价(assessment)、动态评估(revaluation)、多学科会诊(management)］及技术,运用阿片类药物轮替相关技术,予以盐酸氢吗啡酮注射液皮下 PCA 治疗,取得了满意的镇痛效果,为患者赢得了后续获取组织病理以及分子病理学诊断机会以及病因治疗如继续采用分子靶向药物抗癌治疗机会,获得较好的疗效评估,明显提高患者生活质量,延长了其生存时间。强阿片类药物轮替技术可以快速精准缓解难治性癌痛,适用范围广,临床易掌握,同时对于后续患者居家镇痛有很大支持作用,值得广泛推广。

(鲁明骞)

病例 10 左肺鳞癌左肱骨转移伴病理性骨折

【基本病史】

患者,男,66 岁。以"左上肢疼痛 1 个月余,确诊左肺癌 20 日"就诊。1 个月余,患者因"左上肢持续性隐痛"于外院就诊行胸部 CT 提示左肺下叶背段占位性病变(3.5cm×3.8cm),考虑周围型肺癌可能较大;骨扫描提示左侧肱骨中远段病理性骨折改变,于 2023 年 4 月行左侧肱骨骨折闭合复位骨髓内钉内固定术。其后,患者转诊我院完善肺肿物穿刺活检等检查后诊断为左下肺鳞癌 $cT_2N_3M_{1b}$ ⅣA 期,进一步完善肺癌驱动基因检测未见敏感基因突变。患者合并左肱骨病理性骨折,局部胀痛明显,院外口服盐酸吗啡缓释片 60mg q.12h. 联合洛芬待因缓释片 426mg q.12h. 止痛,疼痛控制不佳,爆发痛频繁,NRS 评分 5～6 分,2023 年 5 月就诊我科。

入院情况：PS 评分 1 分，NRS 评分 5 分。左上臂可见一手术瘢痕，愈合良好。左上肢活动受限。左上臂局部肿胀，局部皮肤无发红、破溃。

影像表现：左上臂 CT 示左侧肱骨内固定术后；左侧肱骨干、肱骨头多发溶骨性骨质破坏并增多软组织影，考虑为骨转移（图 2-2-12）。

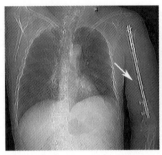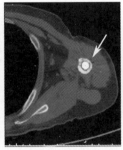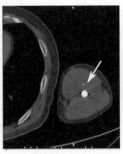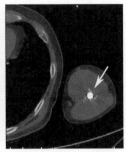

图 2-2-12　左上臂 CT 增强扫描

【诊断】

左下肺鳞癌 $cT_2N_3M_{1b}$ ⅣA 期（骨）驱动基因（−）；左肱骨转移癌伴病理性骨折；难治性癌痛。

【疼痛评估】

患者左肱骨转移伴病理性骨折，持续性胀痛，为伤害感受性疼痛，每日 4～6 次爆发痛，NRS 评分 5～6 分，口服盐酸吗啡缓释片 60mg q.12h. 联合洛芬待因缓释片 426mg q.12h. 止痛，疼痛控制不佳，属于阿片耐受范畴，拟控制癌痛前提下择期行左肱骨转移灶减症放疗。

【治疗】

患者院前已行盐酸吗啡缓释片 60mg q.12h. 联合洛芬待因缓释片 426mg q.12h. 止痛，疼痛控制差，爆发痛频繁，依据《难治性癌痛专家共识（2017 年版）》，该患者已属于难治性癌痛范畴，且属于阿片类药物耐受，为实现"有效、安全、快速控制疼痛"的镇痛目标，保障后续骨转移灶减症放疗顺利实施，医疗组讨论后拟予以盐酸氢吗啡酮注射液 PCSA 模式镇痛治疗。因患者院外爆发痛未行有效解救治疗，NRS 评分 5～6 分，合并中度疼痛，故该患者 24h 阿片类药物背景量拟增加 25%～50%。临床阿片类药物轮替过程如下：24h 盐酸氢吗啡酮注射液总量 = 盐酸吗啡缓释片（60mg×2）×（125%～150%）=150～180mg 盐酸吗啡片 =50～60mg 盐酸吗啡注射液≈7.5～9mg 盐酸氢吗啡酮注射液。该患者 24h 阿片类药物剂量取 8mg 盐酸氢吗啡酮注射液，故相关 PCSA 参数设置如下：持续输注剂量（背景量）8mg/24h 盐酸氢吗啡酮注射液≈0.3mg/h 盐酸氢吗啡酮注射液，bolus=0.8mg/次盐酸氢吗啡酮注射液，锁定时间 30min。24h 后镇痛效果评估：NRS 评分 2 分，爆发痛 2 次，疼痛控制尚可，无明显恶心、头昏、便秘等不适，耐受良好。其后，患者于 2023 年 5 月—6 月行左肱骨转移灶减症放疗，放疗期间疼痛整体控制尚可，NRS 评分＜3 分，同期行化疗联合免疫治疗一周期。患者出院后予以盐酸吗啡缓释片 80mg q.12h. 居家镇痛治疗，因疼痛缓解，阿片类药物逐渐减量，最终予以盐酸吗啡缓释片 30mg q.12h. 居家镇痛治疗至今，疼痛无反复，存在便秘不良反应，予以健康宣教、口服润肠药物对症处理后大便每日 1～3 次。

【疗效评价】

患者 NRS 评分＜3 分,爆发痛每日 0～1 次。

【病例小结】

国际疼痛研究会已于 2002 年将疼痛列为继体温、脉搏、呼吸和血压之后的第五生命体征。该患者为肺癌骨转移伴病理性骨折,合并难治性癌痛,爆发痛频繁,事件性疼痛为主,根据《癌性爆发痛专家共识(2019 年版)》,PCA 模式给药符合癌性爆发痛的治疗的模式。PCA 技术是一种由患者根据自身疼痛的剧烈程度自己控制给予预设剂量镇痛药物的镇痛方法。通过胃肠外途径如静脉和皮下,PCA 给药及时、起效迅速。当患者出现爆发痛时无须等待医护人员开具处方、准备药品,患者可以积极参与治疗过程,从而提高其依从性和满意度。

(杨列军)

> 病例评析
>
> 骨转移是恶性肿瘤最常见的转移部位之一,其中肺癌、乳腺癌、前列腺癌骨转移占70%,肺癌骨转移达 40% 左右。由于癌细胞进入骨组织后出现骨膜牵张、骨组织和神经侵犯、溶骨等,从而引起患者疼痛,并易出现病理性骨折。该患者经吗啡缓释片镇痛,效果不佳,给予盐酸氢吗啡酮注射液 PCSA 模式镇痛治疗,在疼痛控制较好情况下,联合局部放疗,病理性骨折给予外科治疗,患者生活质量大大提高,体现了肺癌综合治疗的重要性。应用 PCSA 技术持续输注盐酸氢吗啡酮注射液/盐酸吗啡注射液可快速持久缓解难治性癌痛患者的痛苦,同时因其技术难度小、护理方便简捷易于患者及其家属掌握,适合居家镇痛,值得推广。该病例的亮点是熟练、灵活地应用阿片类药物轮替技术,为难治性癌痛患者争取到抗癌治疗时机,缓解了患者及其家庭照顾者的精神负担,有很好的社会效益。
>
> (鲁明骞)

病例 11 右肺小细胞癌伴右侧胸膜转移

【基本病史】

患者,男性,57 岁。2023 年 6 月患者因右侧胸痛就诊,外院胸部 CT 提示中纵隔占位,累及邻近胸膜,右侧胸膜及右侧胸壁增厚、多发结节及肿块,完善穿刺活检病理等检查后诊断为右肺小细胞癌,广泛期 $cT_4N_3M_1$ IV 期,予以 EP 方案一线治疗。2023 年 8 月,患者右侧胸痛进行性加重,呈持续性胀痛伴针刺样疼痛,目前口服盐酸羟考酮缓释片 20mg q.12h. 止痛效果不佳,NRS 评分＞3 分,影响睡眠,为求进一步诊治入院。

入院情况:PS 评分 2 分,NRS 评分 5 分。右下肺呼吸音低,未闻及明显干湿啰音。

影像表现:胸部增强 CT 示右上纵隔肿块,考虑纵隔型肺癌;双肺散在结节及肿块影,部分考虑转移;双侧颈根部、双侧肺门及纵隔淋巴结显示、部分肿大,考虑转移;右侧胸膜增厚伴多发结节及肿块影,考虑转移,伴右侧第 6、8、9 肋骨受累(图 2-2-13)。

【诊断】

右肺小细胞癌广泛期 $cT_4N_3M_1$ IV 期;骨转移癌;肺转移癌;胸膜转移癌;难治性癌痛。

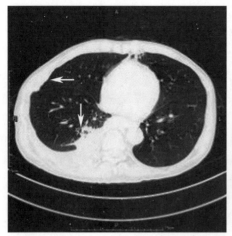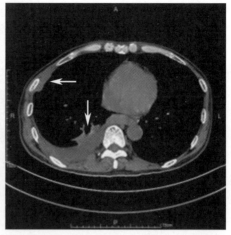

图 2-2-13 胸部 CT 增强

【疼痛评估】

患者右侧胸部持续性胀痛伴针刺样疼痛,考虑是胸膜转移所致,属于伤害感受性疼痛伴神经病理性疼痛,目前疼痛影响睡眠,口服盐酸羟考酮缓释片 20mg q.12h. 止痛效果不佳,NRS 评分 5 分。当前患者体能差,暂不考虑抗肿瘤治疗,按癌痛治疗处理。

【治疗】

患者入院后口服盐酸羟考酮缓释片 20mg q.12h.,持续性疼痛,NRS 评分 5 分,癌痛控制不佳,阿片类药物耐受,且演变成难治性癌痛,根据《难治性癌痛专家共识(2017 年版)》,对于难治性癌痛可使用自控镇痛技术快速控制癌痛。遂应用阿片类药物轮替,暂停口服强阿片类药物,换为盐酸氢吗啡酮注射液 PCSA 模式镇痛治疗。换算过程如下:24h 盐酸氢吗啡酮注射液总量 = 盐酸羟考酮缓释片 20mg×2≈5mg 盐酸氢吗啡酮注射液。因患者合并重度疼痛,增加 50% 剂量,故 24h 盐酸氢吗啡酮注射液剂量 =5mg×150%=7.5mg。PCSA 参数设置:背景量 0.3mg/h;bolus 为 0.7mg/ 次。用药 24h 后评估,NRS 评分 2 分,爆发痛 1 次,镇痛效果尚可。

【疗效评价】

患者 NRS 评分控制在 3 分以下,爆发痛每日 0~1 次。

【病例小结】

癌痛是恶性肿瘤患者最常见的症状,超过 50% 的癌症患者在病程中经历中重度的疼痛。阿片类药物是唯一被证明治疗难治性癌痛的有效药物,而且口服强阿片类药物是癌痛的首选治疗手段。美国国立综合癌症网络(NCCN)、欧洲肿瘤学会(European Society for Medical Oncology,ESMO)等多个国际指南均指出,当口服阿片类药物不能有效控制癌痛时,可考虑阿片类药物轮替或者改变给药途径进行后续治疗,如静脉给药、皮下给药等。患者自控镇痛(PCA)有助于维持稳定的血药浓度,达到持续、快速镇痛效果,同时降低不良反应的发生。对晚期癌症患者来说,推荐皮下给药途径,因为它对门诊患者而言应用更方便,较静脉给药途径所引起的感染等并发症的风险更低,安全性更优,且在减少癌痛患者的医疗经济负担角度亦有优势。

(张均辉)

病例评析

该例为肺癌晚期胸膜转移引起的难治性癌痛,疼痛原因明确,患者一般情况差,主要采取以改善症状为主的安宁疗护策略。该病例最为典型的症状即为癌痛。自控镇痛技术克服了传统用药方式不及时、起效慢、镇痛不完全和不良反应重等缺点。自控镇痛技术对不同患者进行"个体化"给药,有效减少不同患者个体之间药代动力学和药效动力学的波动,同时持续泵入一定量的止痛药,维持稳定的血药浓度,以达到持续镇痛的效果,患者可根据自身疼痛感受临时追加自行给药,防控爆发痛,安全有效地缓解疼痛,客观满足了不同个体患者对镇痛的需求,使患者能主动面对疼痛,避免由于剧烈疼痛所产生的一系列对患者不利的生理及心理的影响和并发症,显著改善患者生活质量,促进患者康复。经皮患者自控镇痛是利用 PCA 装置经皮下给药镇痛,因静脉途径自控镇痛的静脉管路需要定期维护,对于居家或门诊且长期需要 PCA、静脉穿刺困难的患者及单一 PCA 给药模式的患者有其优势,可避免其他 PCA 方法穿刺和导管留置引起的并发症。但应注意此种 PCA 的缺点是,与其他方式自控镇痛相比,药物起效较慢。

（罗素霞）

病例 12　右肺腺癌伴椎体多发转移

【基本病史】

患者,女性,58 岁。因"诊断肺癌2年,右肩伴腰部疼痛5个月"就诊。2年前,患者因"活动后气促"于我院完善胸腹部 CT、纤维支气管镜活检等检查明确诊断为右肺腺癌 $cT_4N_3M_1$ Ⅳ期,进一步完善肺癌驱动基因检测提示 *EGFR* 19del 突变,予以靶向治疗至今。2023 年 2 月患者出现全身酸痛,右肩部、腰部明显,为烧灼样疼痛,NRS 评分＞3 分,完善骨显像提示多发骨转移,予以盐酸吗啡缓释片 10mg q.12h. 镇痛治疗,并行右肩胛骨和 T_{12} 椎体转移灶减症放疗。患者疼痛控制不佳,症状较前继续性加重,目前口服盐酸吗啡缓释片 30mg q.12h. 止痛,NRS 评分 3～5 分,为求进一步治疗于 2023 年 7 月入院。

入院情况:PS 评分 1 分,NRS 评分 5 分。疼痛病容。脊柱无压痛及叩击痛。

影像表现:椎体 MRI 示部分肋骨、双侧髂骨、多个胸、腰、骶椎椎体及附件骨质异常,部分伴增多软组织影,考虑骨转移,部分为新增,部分范围较前增大,T_{12}、S_1～S_2 层面椎管狭窄,较前变化不大(图 2-2-14)。

【诊断】

右肺腺癌 $cT_4N_3M_1$ Ⅳ期 EGFR 19del;双肺转移癌;骨转移癌;难治性癌痛。

【疼痛评估】

患者癌痛以右肩部、腰部明显,为烧灼样疼痛,属于骨转移引起的伤害感受性疼痛合并神经病理性疼痛。院外长期口服盐酸吗啡缓释片止痛治疗,考虑阿片耐受,间断爆发痛,仍存在中重度疼痛,属于难治性癌痛范畴。目前患者一般情况尚可,由于病情进展,拟更换抗癌治疗方案,同时兼顾癌痛治疗。

【治疗】

患者口服盐酸吗啡缓释片 30mg q.12h. 止痛效果不佳,NRS 评分 4～5 分,爆发痛每日 2～

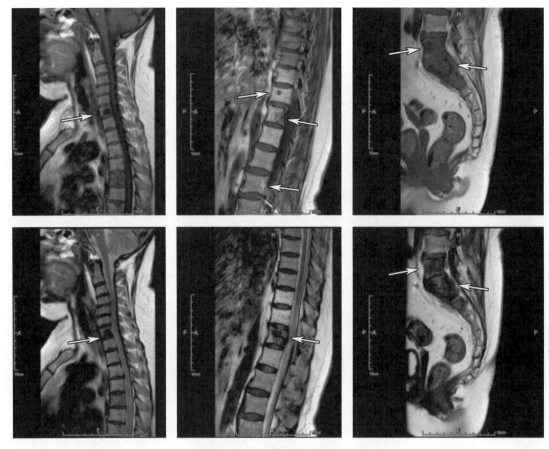

图 2-2-14　椎体 MRI 增强扫描

3 次,根据《难治性癌痛专家共识(2017 年版)》及《癌性爆发痛专家共识(2019 年版)》,对于难治性癌痛可使用自控镇痛技术重新滴定阿片类药物的剂量及快速控制癌痛。遂停用口服止痛药,使用盐酸氢吗啡酮注射液 PCA 持续皮下输注止痛。计算如下:24h 盐酸氢吗啡酮注射液总量 = 盐酸吗啡缓释片 30mg×2≈3mg 盐酸氢吗啡酮注射液。患者因合并中重度疼痛,增加 50% 剂量,故估算的 24h 盐酸氢吗啡酮注射液剂量 =3mg×150%=4.5mg。PCA 参数设置:背景量为 0.2mg/h;bolus 为 0.4mg/ 次。用药 24h 后评估,NRS 评分 3 分,爆发痛 1 次,镇痛效果尚可,无明显恶心、呕吐、便秘、意识障碍等不良反应。

【疗效评价】

患者 NRS 评分 3 分以下,爆发痛每日 0～1 次。

【病例小结】

癌痛是恶性肿瘤患者最常见的并发症之一,可由肿瘤直接或间接引起,或者由于肿瘤治疗所致,严重影响患者的生活质量,甚至影响抗肿瘤治疗。溶骨型骨转移时,破骨细胞活性增加,发生溶骨性破坏和肿瘤组织浸润,侵蚀和破坏支配骨髓的感觉神经,可表现为静息时持续性疼痛和 / 或自发爆发痛,亦可表现为诱发性爆发痛。近年来,自控镇痛技术越来越多地被推广用于癌痛的治疗,主要包括重度癌痛患者阿片类药物的快速滴定、难治性癌痛的维持治疗,以及爆发痛的控制等方面,其不仅有效地缓解了患者的疼痛,也明显减轻了医护人员的工作负担。

（张均辉）

> **病例评析**
>
> 　　该例为肺癌晚期骨转移引起的难治性癌痛,疼痛原因明确,入院后口服盐酸吗啡缓释片 30mg q.12h. 疼痛控制不佳,遂使用皮下 PCA 自控镇痛技术改善疼痛症状,快速达到理想的镇痛效果。自控镇痛技术因其个体化给药方式,与传统的口服及皮下或肌内注射镇痛药相比,有明显的优点:①减少阿片类药物的给药延迟,快速和简单地进行剂量滴定,迅速控制疼痛症状,且适用镇痛剂量变化的需求以及患者镇痛需求的昼夜变化;②在镇痛治疗期间,镇痛药物的血药峰浓度较低,血药浓度波动小,呼吸抑制发生率低,可大大减少镇痛治疗时过度镇静的不良反应;③提高患者及其家属对医疗品质的满意度,减轻医护人员的工作负担。
>
> （罗素霞）

病例 13　右肺鳞癌伴左颈部淋巴结转移

【基本病史】

患者,男性,74 岁。因"诊断右肺癌 1 年余,左颈痛 3 个月"就诊。2021 年 9 月患者因"胸痛"于外院行胸部 CT 检查提示右肺上叶尖段小结节,考虑肺癌,其后于我院完善 PET/CT、左锁骨上淋巴结穿刺活检等检查明确诊断为右肺鳞癌 $cT_3N_3M_1$ Ⅳ期(左颈部淋巴结、肾上腺转移),拒绝规范抗肿瘤治疗,选择口服中药治疗。2023 年 4 月患者出现左颈部肿物进行性增大,伴刺痛、牵拉样疼痛,目前口服盐酸羟考酮缓释片 10mg q.12h.、氨酚羟考酮片 330mg q.6h.、磷酸可待因片 60mg t.i.d. 治疗,镇痛效果欠佳,NRS 评分 5～7 分,严重影响睡眠,伴大便干结,为求进一步治疗于 2023 年 7 月入院。

入院情况:PS 评分 2 分,NRS 评分 5 分,左颈部扪及约 6cm×6cm 相互融合肿大的淋巴结,质硬、固定,肿块表面皮肤泛红、皮温较高,无压痛、皮损及窦道形成。

影像表现:颈部增强 CT 示双侧颈部多发淋巴结,部分考虑转移瘤可能,较大者位于左侧 Ⅴ 区,大小约 3.8cm×3.7cm,不均匀强化,周围见强化血管及模糊条片状影(图 2-2-15)。

【诊断】

右肺鳞癌 $cT_3N_3M_1$ Ⅳ期;左颈部淋巴结转移癌;肾上腺转移癌;难治性癌痛。

【疼痛评估】

患者左颈部牵拉样疼痛及刺痛,属于伤害感受性疼痛合并神经病理性疼痛,长期口服盐酸羟考酮缓释片、氨酚羟考酮片以及磷酸可待因片三药联合止痛治疗,仍存在中重度癌痛,考虑阿片耐受,且疼痛控制不佳,为难治性癌痛范畴,因患者拒绝抗癌治疗,予以镇痛治疗,减轻患者疼痛体验感。

【治疗】

患者入院前口服盐酸羟考酮缓释片 10mg q.12h.、氨酚羟考酮片 330mg q.6h.、磷酸可待因片 60mg t.i.d. 止痛治疗长达 3 个月,NRS 评分 5～7 分,可诊断为难治性癌痛。根据《难治性癌痛专家共识(2017 年版)》,对于难治性癌痛可使用自控镇痛技术重新滴定阿片类

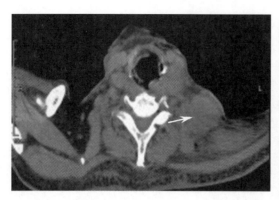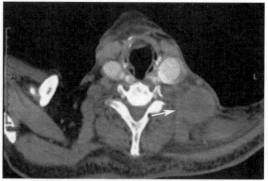

图 2-2-15 颈部增强 CT

药物的剂量及快速控制癌痛。治疗上遂停用口服止痛药,使用盐酸氢吗啡酮注射液 PCSA 模式止痛,同时联合加巴喷丁胶囊辅助镇痛治疗。计算如下:(24h 量)盐酸羟考酮缓释片 10mg×2=20mg;氨酚羟考酮片 330mg(330mg/ 片,1 片含羟考酮 5mg,按羟考酮量换算)×4= 羟考酮 20mg;磷酸可待因片 60mg×3=180mg 磷酸可待因片 =27mg 盐酸吗啡片。24h 盐酸氢吗啡酮注射液总量 = 盐酸羟考酮缓释片 10mg×2+ 氨酚羟考酮片 330mg(330mg/ 片,1 片含羟考酮 5mg,按羟考酮量换算)×4+ 磷酸可待因片 60mg×3≈5mg 盐酸氢吗啡酮注射液。因患者合并中重度癌痛,剂量增加 50%,故 24h 盐酸氢吗啡酮注射液剂量 =5mg×150%=7.5mg。PCA 参数设置如下:背景量 0.3mg/h;bolus 为 0.6mg/ 次,锁定时间 30min。用药 24h 后评估,NRS 评分 4～5 分,爆发痛 5 次,镇痛效果欠佳,增加 50% 剂量,调整为盐酸氢吗啡酮注射液背景量 0.6mg/h;bolus 为 1.2mg/ 次,疼痛控制满意,NRS 评分 1～2 分,爆发痛每日 1～2 次。因患者无法满足居家 PCA 要求,最后调整为盐酸吗啡缓释片 120mg q.12h. 居家镇痛处理,未出现不可耐受的不良反应。

【疗效评价】

患者 NRS 评分 3 分以下,爆发痛每日 0～1 次。

【病例小结】

癌痛是恶性肿瘤的伴发症状之一,缺乏及时的疼痛管理会影响患者的生活质量。自控镇痛技术因创伤小、药物起效迅速、血药浓度稳定、最大化按需给药的特点,易被患者接受,是难治性癌痛的有效治疗措施之一,也是三阶梯药物治疗的有效补充。盐酸氢吗啡酮注射液是一种半合成的强阿片类药物,其药效是吗啡的 5～8 倍,起效快、成瘾性低,同时因其为高选择性 μ 受体激动剂,引起的低血压、呼吸抑制、恶心、呕吐及瘙痒等不良反应比吗啡少,与吗啡一样可作为中、重度癌痛第三阶梯的一线阿片类药物。

(张均辉)

病例评析

该例为肺癌晚期颈部淋巴结转移患者,前期未行规范抗肿瘤治疗,后期患者出现淋巴结转移伴癌痛症状,疼痛原因明确,口服盐酸羟考酮缓释片+氨酚羟考酮片+磷酸可待因片镇痛治疗效果差,遂及时给予皮下 PCA 重新滴定阿片类药物的剂量及快速控制癌痛,患者经 PCA 治疗后癌痛症状得到快速缓解,并且在 3 日内滴定成功,后转换为口服盐酸吗啡缓释片 120mg q.12h. 居家镇痛,效果尚可。该例病例成功的应用了 PCA 快速滴定模式,后期又成功转换为等效剂量的口服阿片类药物,为患者快速寻找到了合适的剂量。自控镇痛技术因个体化的给药模式,能够将传统的口服滴定过程替代为 PCA 滴定过程,并且准确记录每日药物总剂量,帮助患者早日滴定成功,同时减少医护人员工作量,不失为阿片类药物滴定的优选手段。

(罗素霞)

病例 14　肺癌多线治疗后胸椎转移

【基本病史】

患者,女性,67 岁。患者因"诊断肺腺癌 3 年余,腰背部疼痛 1 周余"就诊。3 年余前,患者因体检发现癌胚抗原升高,完善 PET/CT 示左肺上叶两枚结节,左侧胸膜多发软组织影,代谢增高,考虑恶性病变,进一步完善穿刺检查、肺癌驱动基因检测后明确诊断为左肺腺癌 $cT_4N_1M_{1a}$ ⅣA 期 KRAS E2 G12C 突变。患者历经四线抗肿瘤治疗,病程中出现椎体转移、肺部病灶增大进展,先后予以双膦酸盐治疗、椎体成形术、抗血管分子靶向治疗等综合抗肿瘤治疗。1 周余前,患者出现持续性腰背部胀痛,NRS 评分 5 分,爆发痛>3 次/d,活动后疼痛加重,严重影响生活质量,盐酸羟考酮缓释片逐渐加量至 30mg p.o. q.12h.,疼痛缓解仍不充分,伴便秘、排尿不尽感、右下肢乏力不适,为求进一步治疗入院。

入院情况:PS 评分 3 分,NRS 评分 5 分。神志清楚。左下颌处肿胀,局部皮温升高可见破溃流脓。腰背部压痛。左下肢肌力 4 级,右下肢肌力 4 级。

影像表现:胸椎增强 MRI 示 $T_9\sim T_{11}$ 椎体及附件骨质破坏,蛛网膜下腔狭窄,胸椎管狭窄,胸髓受压(图 2-2-16)。

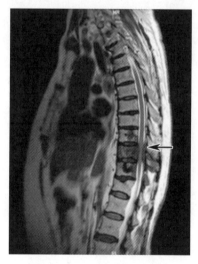

图 2-2-16　胸椎增强 MRI

【诊断】

左肺腺癌Ⅳ期($cT_4N_1M_{1a}$ ⅣA 期→ $cT_4N_1M_{1c}$ ⅣB 期)KRAS E2 G12C 突变;双肺转移癌;骨转移癌($T_9\sim T_{11}$);难治性癌痛。

【疼痛评估】

患者腰背部持续性钝痛、胀痛,NRS 评分 3～7 分,受体位及活动影响,影像学可见局部椎体转移伴脊髓受压,考虑为伤害感受性疼痛伴神经病理性疼痛。患者目前口服盐酸羟考酮缓释片 30mg q.12h.,NRS 评分 3～7 分,前 24h 爆发痛 4 次,口服氨酚羟考酮片处理爆发痛,疼痛控制仍不理想,诊断为难治性癌痛,且为阿片耐受患者,拟快速镇痛并行椎体病灶减症放疗。

【治疗】

根据《难治性癌痛专家共识(2017 年版)》《癌性爆发痛专家共识(2019 年版)》,对于难治性癌痛可使用自控镇痛重新滴定阿片类药物的剂量并快速控制癌痛。根据患者前 24h 疼痛情况,将盐酸羟考酮缓释片加量至 40mg p.o. q.12h.,转换为盐酸氢吗啡酮注射液 PCIA 模式镇痛,计算如下:24h 盐酸氢吗啡酮注射液总量 = 盐酸羟考酮缓释片 40mg×2≈8mg 盐酸氢吗啡酮注射液。PCIA 参数设置:280mL 储液袋 = 盐酸氢吗啡酮注射液 28mg+0.9% 氯化钠注射液 252mL;负荷量为 8mL;背景量为 3.3mL/h;bolus 为 8mL/次。同时,治疗上予以布洛芬 300mg q.12h. 口服联合镇痛,20% 甘露醇静脉滴注 250mL q.12h. 及地塞米松注射液静脉滴注 5mg q.d. 减轻局部水肿压迫症状。患者便秘及排尿不畅不适持续存在。

进行了癌痛 MDT 讨论:放疗科表示考虑患者疼痛由胸椎转移引起,可给予姑息放疗止痛;骨科表示暂无外科干预指征;心理行为学科表示患者为焦虑抑郁状态,建议加用度洛西汀 20mg p.o. q.d.,奥沙西泮 15mg b.i.d. p.o.;神经内科表示患者符合胸段椎管狭窄压迫症状,患者排尿不尽感为脊髓压迫所致。

用药 24h 后评估,NRS 评分 8 分,爆发痛 7 次,有效按压 9 次,无效按压 6 次,疼痛仍控制不佳。患者夜间连续睡眠时间较明显增加,于入院第 2 日总结前 24h 盐酸氢吗啡酮注射液用量 =0.33mg/h×24h+0.8mg/bolus×9bolus=15.12mg,调整背景量 6.3mL/h;bolus 为 15mL/次。除第 1 日辅助用药外,加用度洛西汀及奥沙西泮。根据癌痛情况逐渐调整 PCA 参数,最后调整为背景量 8.8mL/h;bolus 为 20mL/次,患者 NRS 评分 1~3 分,未再出现爆发痛,排尿通畅。患者疼痛控制后结合癌痛 MDT 会诊意见,予以胸椎病灶减症放疗,放疗后期患者疼痛逐渐减轻,NRS 评分 0 分,可扶栏杆行走,排尿通畅,最终更换为盐酸羟考酮缓释片 40mg q.12h. 口服居家镇痛治疗。

【疗效评价】

患者 NRS 评分 3 分以下,爆发痛每日 0 次。

【病例小结】

自控镇痛技术应用于癌痛治疗,实现了快速镇痛、快速滴定的目标,可以更快地缓解疼痛,达到有效血药浓度,且止痛药物之间转换平稳。盐酸氢吗啡酮注射液为高选择性 μ 受体激动剂,起效快,镇痛强度强,代谢产物无毒性,适合癌痛治疗。此外,多学科协作可使患者获益最大化。

(魏 星)

病例评析

该病例属于晚期肺癌伴发难治性癌痛,同时合并焦虑抑郁状态、神经病理性痛。临床实施治疗的过程中,医师需要解决的问题较多,而且中间还存在许多互相矛盾的棘手难题。在患者众多需要解决的症状中,如何快速缓解患者的疼痛无疑是必须解决的首要问题。镇痛方案实施的关键点是如何选择药物,需要充分考虑患者各个器官的功能状态,了解药物的相对禁忌证和绝对禁忌证,制订一个合理安全相对长期的镇痛方案。该患者采用 PCA 技术持续输注盐酸氢吗啡酮注射液快速镇痛的方式,同时根据患者病情的变化配合放射治疗,很好地缓解了患者的疼痛以及其他临床症状,提高了患者的生活质量,癌痛多学科协作使得患者获益最大化。

(柳 江)

病例 15 右肺腺癌多线治疗后伴胸膜转移

【基本病史】

患者,女性,69 岁。因"确诊右肺腺癌 3 年余,右胸痛加重 1 个月余"入院。2017 年 6 月患者因"右侧胸痛"于外院行胸部 CT 提示右肺上叶后段肿块伴胸腔积液;进一步完善胸腔积液病理学、驱动基因检测等检查后明确诊断为右肺腺癌 $cT_{4a}N_3M_1$(胸膜)Ⅳ期($EGFR$ 19del 突变、$T790M$ 突变)。患者先后予以口服分子靶向药物、化疗、局部放疗等多线抗肿瘤治疗。1 个月余前,患者出现右侧胸痛不适加重,NRS 评分 6 分,院外予以盐酸羟考酮缓释片镇痛治疗,疼痛控制不佳,NRS 评分 6~8 分,目前镇痛药物加量至盐酸羟考酮缓释片 480mg q.12h.,为求进一步诊治于 2021 年 4 月入院。

入院情况:PS 评分 3 分,NRS 评分 8 分,消瘦,贫血貌。双肺呼吸音清,未闻及明显干湿性啰音。

影像表现:胸部 CT 增强示右肺上叶后段肿块。右侧胸膜增厚、局部呈结节状改变,考虑转移可能(图 2-2-17)。

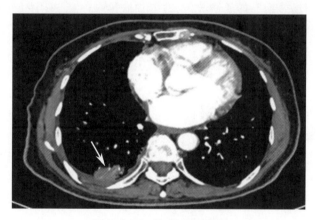

图 2-2-17 胸部 CT 增强

【诊断】

右肺腺癌 $cT_{4a}N_3M_1$ Ⅳ期;胸膜转移癌;肺内转移癌;骨转移癌;难治性癌痛。

【疼痛评估】

患者胸背部痛,与胸膜转移及区域神经受累有关,属于伤害感受性疼痛伴神经病理性疼痛,口服大剂量阿片类药物镇痛治疗,阿片耐受,单纯增加镇痛药物剂量无法有效控制癌痛,演变为难治性癌痛。患者多线治疗后,PS 评分 3 分,暂无抗肿瘤指征,按癌痛治疗处理。

【治疗】

患者每日使用盐酸羟考酮缓释片 960mg,疼痛控制不佳,为大剂量阿片类药物使用,根据《难治性癌痛专家共识(2017 版)》,属于阿片耐受的难治性癌痛,可给予患者自控镇痛(PCA)、IDDS 治疗,患者及其家属拒绝 IDDS,选择 PCSA,予以盐酸氢吗啡酮注射液 PCSA 治疗。计算如下:24h 盐酸氢吗啡酮注射液总量 = 盐酸羟考酮缓释片 480mg×2≈71mg 盐酸氢吗啡酮注射液,考虑到患者阿片类药物基础用量大,且首次使用盐酸氢吗啡酮注射液,故给予 24h 总剂量的 1/3~1/2。PCA 参数设置:背景量盐酸氢吗啡酮注射液 1.2mg/h,bolus 为

2mg/次。用药 24h 后评估,NRS 评分 5 分,bolus 量控制尚可,调整盐酸氢吗啡酮注射液背景量 1.4mg/h,bolus 量维持不变,第 3 日调整盐酸氢吗啡酮注射液背景量 1.5mg/h,其余参数不变,NRS 评分 2 分,患者持续应用皮下镇痛泵疼痛控制稳定,于 2021 年 4 月出院。

【疗效评价】

患者疼痛控制在 3 分以下,爆发痛每日 0~1 次。

【病例小结】

该患者为驱动基因阳性的晚期肺腺癌,既往经靶向、化疗、局部减症放疗等综合抗肿瘤治疗,癌痛再度发生并逐渐加重,使用大剂量盐酸羟考酮缓释片效果不佳,根据《难治性癌痛专家共识(2017 版)》,患者诊断为难治性癌痛,口服强阿片类药物是癌痛的基础治疗手段,随着癌痛程度的加重,增加阿片类药物剂量并不能缓解癌痛,并可能带来不良反应的增加,目前解决的方案包括以下途径:①联合镇痛药;②改变给药途径(如口服改为皮下或静脉等);③进行阿片类药物轮替等;④局部神经阻滞介入手段。NCCN、ESMO 等的多个指南均指出当口服药物不能有效控制难治性癌痛时,可改变给药途径治疗,如静脉给药等。该患者转换给药途径为持续盐酸氢吗啡酮注射液皮下 PCA 治疗,疼痛得到有效缓解。这提示在口服大剂量强阿片类药物效果不佳的情况下,改变口服给药途径,采用盐酸氢吗啡酮注射液的 PCSA 模式可有效缓解此类混合性难治性癌痛。

(王思雄)

病例评析

该病例为肺癌多线治疗后胸膜转移,肋骨转移,经姑息放疗后疼痛症状控制不佳,口服大剂量阿片类药物盐酸羟考酮缓释片 960mg 疼痛控制不佳,属于阿片耐受的难治性癌痛。入院后充分评估后可予以癌痛介入技术如 PCA、IDDS 等镇痛治疗,经充分与患方沟通后给予皮下 PCA 治疗,经药物滴定,3 日后患者癌痛评分<3 分后顺利出院继续居家镇痛,减轻了患者及其家庭照顾者的痛苦,提高了生活质量,延长了患者的生存期。

(罗素霞)

病例 16 肺癌多程治疗后椎体转移

【基本病史】

患者,男,65 岁。于 2021 年 10 月因"反复咳嗽、咳痰 10 余年,气促半年"入院。行"经纤维支气管镜肺活检术",病检示:右肺小细胞肺癌。脊柱 MRI 平扫示:胸、腰、骶椎体及部分附件多发占位性病变,转移瘤可能。腹部增强 CT 示:肝实质内多发类圆形低密度影,考虑转移灶。根据各项检查结果,考虑右肺小细胞肺癌伴多发骨、肝脏转移。遂于 2021 年 10 月起行"依托泊苷+顺铂+度伐利尤单抗"化疗 6 周期,后行"度伐利尤单抗"维持治疗。2022 年 12 月复查胸腹 CT 提示肝脏及骨转移灶较前明显进展。遂于 2023 年 1 月起行"伊立替康+顺铂+度伐利尤单抗"化疗。患者背痛明显,给予羟考酮缓释片 40mg/次,q.12h.;后羟考酮缓释片规范化逐渐加量至 120mg/次,q.12h.,并联合塞来昔布胶囊 200mg,q.12h.。患者目前疼痛控制不佳,NRS 评分为 7~8 分,每日爆发痛 3 次,疼痛呈持续性胀痛,无背部放射性疼痛。复查脊柱 MRI 平扫示:胸、腰、骶椎体及部分附件多发占位性病变,范围较前明显加重（图 2-2-18）。

【诊断】

右肺小细胞肺癌广泛期 $cT_4N_2M_1$；骨转移癌；肝转移）；难治性癌痛。

【疼痛评估】

患者广泛椎体转移，存在伤害感受性疼痛和神经病理性疼痛、癌性爆发痛，为混合痛。同时存在便秘等不良反应。患者目前主要为背部疼痛，疼痛呈持续性胀痛、无放射性疼痛、无明显加重及缓解因素。当前患者口服羟考酮缓释片剂量：120mg/次，q.12h.，并联合塞来昔布胶囊 200mg q.12h.，疼痛控制仍不佳。NRS 评分为 7～8 分、每日爆发痛 3 次；严重排便困难，每日需使用乳果糖辅助排便；夜间睡眠差。患者规范性使用羟

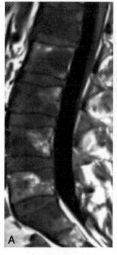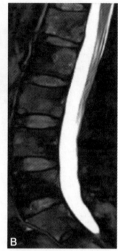

图 2-2-18 腰骶椎 MRI

考酮缓释片联合塞来昔口服用药 1 月，NRS 评分仍＞7 分且出现不可耐受的不良反应，此疼痛符合难治性癌痛诊断标准。

【治疗】

患者持续性重度疼痛，多次调整镇痛方案效果不佳，患者后继续行化疗（伊立替康+顺铂）+ 免疫治疗（度伐利尤单抗），同时行 T_7～T_{10} 椎体及 L_2～L_4 椎体立体定向放射治疗（Dt20Gy/5F）。患者出现爆发性疼痛时给予盐酸氢吗啡酮注射液 2mg 皮下注射。患者经规范三阶梯用药原则，使用羟考酮缓释片辅助塞来昔联合口服用药，NRS 评分仍＞4 分，且出现不可耐受的不良反应，此疼痛符合难治性癌痛患者自控镇痛适应证。评估患者一般状况后，依据《难治性癌痛专家共识（2017 年版）》采用 PCA 技术治疗，改用盐酸氢吗啡酮注射液 PCA 静脉泵治疗。换算如下：口服盐酸羟考酮缓释片 24h 用量 =120mg×2=240mg，相当于口服吗啡 24h 用量（按 1：1.5 计算）=240mg×1.5=360mg，换算成静脉持续输注吗啡 24h 用量 =360mg×1/3=120mg，换算成静脉持续输注氢吗啡酮 24h 用量 =120mg×1/6=20mg。方案为：盐酸氢吗啡酮注射液 20mg 加生理盐水至总量达 40mL，基础剂量 0.1mg/h（0.2mL/h），患者自控给药量 0.2mL，锁定时间 60min。NRS 评分为 4～5 分。后继续调整镇痛药物输注系统系数，基础剂量为 0.2mg/h（0.4mL/h）时可有效缓解疼痛至 0～1 分。

【疗效评价】

患者不良反应主要为便秘，未出现恶心、呕吐症状。给予甘油灌肠剂灌肠后便秘有所缓解，间断使用乳果糖辅助排便。患者症状改善后出院，NRS 评分为 0～1 分，极大改善了患者的生活质量。

【病例小结】

该病例为肺癌伴多处骨转移，导致神经根受到肿瘤的压迫和持续性刺激。从疼痛产生机制来看，存在伤害感受性疼痛和神经病理性疼痛、癌性爆发痛，为混合痛。从疼痛程度上来看，属于重度癌痛。考虑到该患者为重度疼痛，爆发痛频繁、有快速镇痛的客观需求，因而首先采用 PCA 技术快速滴定，选用盐酸氢吗啡酮注射液静脉泵进行快速止痛，并在治疗中按照 NCCN 指南治疗原则及时调整各项参数，最终达到最佳癌痛治疗的药物剂

量,癌痛控制良好,患者无其他不良反应。

(肖晓光)

病例评析

该病例为肺癌伴多处骨转移,骨转移的部位为椎体附件转移,导致神经根受到肿瘤的压迫和刺激,从疼痛性质、疼痛的节段性可诊断为癌性神经病理痛。患者口服盐酸羟考酮缓释片 240mg/d,镇痛效果不佳,同时带来便秘等不良反应。应用 PCA 技术,选用盐酸氢吗啡酮注射液静脉泵注射给药,患者疼痛控制良好,但剂量换算值得商榷。如后期止痛效果不佳,应及时再评估,可联合使用抗惊厥药物,必要时间断性使用糖皮质激素和甘露醇,这样既可以减慢阿片类药物的增量,又可提高镇痛效果。该患者由于肿瘤侵犯椎体及附件,应避免过度活动和负重,防止病理性骨折甚至截瘫。

(张志春)

第三节 自控镇痛治疗腹盆腔肿瘤

病例 1 膀胱癌术后多程治疗后骶骨转移

【基本病史】

患者,男性,63 岁。2013 年患者因"尿血 1 月"就诊,完善膀胱镜及手术治疗后明确诊断为膀胱癌。2017 年 5 月,患者再发尿血,提示病情复发并行"腹腔镜下膀胱根治性切除术 + 输尿管 - 腹壁造口术"。2020 年 1 月,患者出现骶尾部钝痛,骨盆 MRI 提示骶尾椎内转移瘤并周围软组织肿胀,予以骶尾椎转移灶局部放疗,后患者中止放疗。调整止痛药物治疗 10 个月,现患者口服"盐酸羟考酮缓释片 80mg q.12h. 联合普瑞巴林胶囊"止痛治疗,镇痛效果欠佳,NRS 评分 6~7 分,于 2020 年 11 月就诊我院。

入院情况:PS 评分 3 分,NRS 评分 7 分。腰骶部见一边界不清巨大肿块隆起,面无破溃,可见色素沉着,约 15cm×15cm,质硬,压痛阳性。

影像表现:骨盆 MRI 示骶尾椎转移瘤伴双侧臀大肌肿胀(图 2-2-19)。

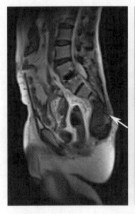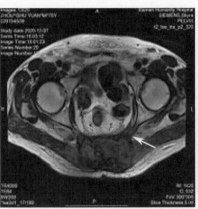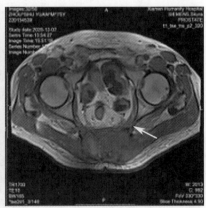

图 2-2-19 骨盆 MRI 平扫

【诊断】

膀胱癌术后(浸润性乳头状尿路上皮癌,pT$_2$bN$_0$M$_0$Ⅱ期,pMMR);骶尾椎转移(rⅣ期);骶尾部难治性癌痛。

【疼痛评估】

患者骶尾部持续性钝痛,影像学提示骶尾椎转移,属于骨转移性癌痛合并癌性神经病理性疼痛。目前口服盐酸羟考酮缓释片80mg q.12h.联合普瑞巴林止痛治疗,NRS评分7分,考虑阿片耐受,疼痛控制不佳。治疗当前患者体能差,暂无抗肿瘤治疗,按癌痛治疗处理。

【治疗】

患者入院后口服盐酸羟考酮缓释片80mg q.12h.,使用吗啡注射液10mg皮下注射每日1~2次,持续痛6~7分。根据《难治性癌痛专家共识(2017年版)》及《癌性爆发痛专家共识(2019年版)》,对于难治性癌痛可使用自控镇痛重新滴定阿片类药物的剂量及快速控制癌痛。遂停用口服止痛药,使用盐酸氢吗啡酮注射液静脉PCA泵止痛。计算如下:24h盐酸氢吗啡酮注射液总量=[(盐酸羟考酮缓释片80mg×2)×1.5÷3+盐酸吗啡注射液20mg]×3÷20=15mg盐酸氢吗啡酮注射液。因重度疼痛,增加50%剂量,估算的24h盐酸氢吗啡酮注射液剂量=15×150%=22.5mg盐酸氢吗啡酮注射液。PCIA参数设置:溶液配制为270mL储液泵=盐酸氢吗啡酮注射液240mg+0.9%氯化钠注射液30mL,浓度0.88mg/mL;背景量1.1mL/h;bolus为2.6mL/次。用药24h后评估,NRS评分2分,爆发痛1次,镇痛效果尚可。

患者于2020年12月—2021年1月行骶尾椎转移瘤病灶区域放疗,并予地舒单抗注射液行骨治疗。2021年4月患者骶尾部疼痛加剧,新发左侧膝关节疼痛,行走受限,夜间入睡困难。ECT提示左膝关节处新增转移灶。行左侧膝关节转移瘤病灶放疗。患者放疗后腰骶部疼痛较前稍减轻,继续使用静脉PCA泵,根据NRS评分,日剂量下调10%,盐酸氢吗啡酮注射液配制镇痛泵浓度0.88mg/mL,背景量1.0mL/h,bolus为2.5mL/次,疼痛NRS评分控制在3分,因爆发痛每日追加2~3次。

2021年5月骶尾部疼痛加重,MDT会诊:核医学科考虑行氯化锶(^{89}Sr)核素内照射治疗;神经内科考虑活动后神经受刺激所导致疼痛,不排除马尾综合征可能;骨科考虑选择性局部感觉神经切断;麻醉科考虑改用硬膜外镇痛。家属拒绝(^{89}Sr)核素内照射治疗。之后,患者分别接受4次"椎管内止痛剂注入术",以罗哌卡因镇痛泵2mL/h,追加3mL/次,24h共追加3次,NRS评分3分。最后一次操作过程中,患者出现3次癫痫样发作,给予丙戊酸钠抗癫痫治疗。重新使用盐酸氢吗啡酮注射液PCA泵止痛,以原剂量盐酸氢吗啡酮注射液240mg+0.9%氯化钠注射液30mL配制镇痛泵,背景量1.0mL/h,bolus为2.5mL/次,疼痛控制尚可。

【疗效评价】

患者疼痛控制在3分以下,爆发痛每日0~1次。

【病例小结】

自控镇痛技术应用于癌痛治疗,优势是能迅速响应患者镇痛不断变化的需求,减少镇痛延迟,更好地达到疼痛缓解最大化和过量风险最小化,可用于剂量滴定、控制爆发痛,胃肠道功能障碍以及临终患者的持续镇痛治疗。盐酸氢吗啡酮注射液,相较吗啡镇痛作用更强,更易透过血脑屏障,起效后血浆浓度稳定,安全性更优。

(丁　园)

病例评析

该例膀胱癌晚期合并难治性癌痛,针对癌痛的特点、复杂性、重复性采取了 PCA 泵持续输注镇痛药物、放疗、椎管内镇痛等多种镇痛方法,体现了多学科协作,发挥 MDT 的优势,实现及早、持续、有效地消除疼痛。使用阿片类药物过量或肾脏损害导致阿片类代谢产物蓄积可出现谵妄。ESMO 指南认为,阿片类药物轮换或更替是合适的,可适当水化,但是缺乏高级别循证医学证据。因此,在使用阿片类药物时要预防和警惕药物的不良反应,及时处理,降低不良反应带来的心理负担,提高患者生活质量。

(庄 莉)

病例 2 卵巢癌合并恶性肠梗阻

【基本病史】

患者,女性,50 岁。2022 年因反复腹胀就诊,完善 CA125(9 623.3U/mL)、采用 PET/CT+MRI 多模态融合技术提示盆腔双附件区混杂信号/密度结节、肿块影,倾向卵巢来源恶性肿瘤,伴腹盆腔多发种植转移、全身多发淋巴结转移。遂于 2022 年 5 月行手术治疗,结合术后病理、基因检测明确诊断为卵巢高级别浆液性乳头状癌伴腹、盆腔腹膜及全身多发淋巴结转移(FIGO 分期 Ⅳ期 HRD 阳性;TPS 阴性),术后予以化疗联合靶向治疗。2023 年 2 月,患者出现腹痛,持续性胀痛,予以口服硫酸吗啡缓释片 60mg q.12h. 镇痛效果不佳,NRS 评分 7~8 分伴恶心、呕吐,完善检查后提示病情进展合并恶性肠梗阻,于 2023 年 3 月入院。

入院情况:PS 评分 2 分,NRS 评分 7 分。全腹轻压痛,伴反跳痛及肌紧张,下腹部可见陈旧性手术切口,左下腹可见造瘘口,移动性浊音阳性。

影像表现:PET/CT 示子宫及双侧附件未见显示,直肠见高密度吻合器影,左下腹见造瘘口影,考虑卵巢癌术后改变,并腹、盆腔腹膜广泛转移,盆腔、腹腔、腹膜后、左侧腋窝淋巴结转移;肠梗阻,右下腹部分肠壁肿瘤累及可能性(图 2-2-20)。

【诊断】

卵巢高级别浆液性乳头状癌伴腹、盆腔腹膜及全身多发淋巴结转移(FIGO 分期 Ⅳ期 HRD 阳性;TPS 阴性);腹部难治性癌痛 NRS 评分 7 分。

【疼痛评估】

患者为腹部持续性钝痛,伴间断绞痛,属于混合性疼痛(内脏痛伴神经病理性疼痛)。目前口服硫酸吗啡缓释片 60mg q.12h. 止痛治疗,NRS 评分 7 分,疼痛控制差,考虑阿片耐受,且存在恶心、呕吐,合并肠梗阻,当前患者体能状态差,暂无抗肿瘤治疗指征,予以多学科联合治疗癌痛。

【治疗】

患者院前口服硫酸吗啡缓释片 60mg q.12h.,入院 NRS 评分 7~8 分,且合并恶性肠梗阻,依据《ESMO 临床实践指南》推荐改变给药途径。伴有重度癌痛,不能手术干预的恶性肠梗阻患者,在应用强阿片类药物治疗的基础上联合应用生长抑素类似物、抗胆碱药物及激素类药物,可以更有效地减轻患者疼痛、缓解腹胀、呕吐等不适症状,遂选用芬太尼透皮贴剂+奥曲肽+抗胆碱能药物联合镇痛治疗。具体镇痛过程:①24h 芬太尼透皮贴剂总量 = 硫酸吗

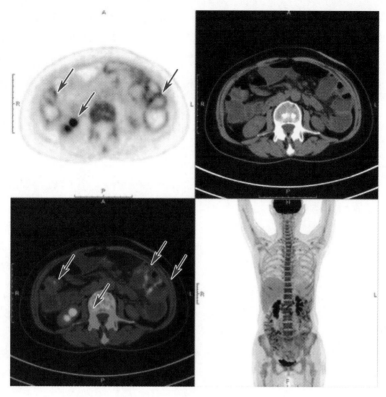

图 2-2-20　全身 PET/CT 图

啡缓释片 60mg 1/12h,转移成 8.4mg 芬太尼透皮贴剂,因考虑患者腹痛与肠梗阻有关,拟联合奥曲肽+抗胆碱能药物辅助镇痛治疗,暂未增加阿片类药物剂量;②间断予盐酸消旋山莨菪碱注射液 10mg 处理肠道绞痛;③奥曲肽 0.1mg q.8h. 抑制腺体分泌,缓解腹部胀痛;④疼痛仍控制欠佳,爆发痛 2 次,用药 24h 评估,爆发痛 2 次(每次吗啡注射液 10mg 皮下注射处理),NRS 评分 6 分。根据《难治性癌痛专家共识(2017 年版)》及《难治性癌痛诊断与治疗》重新定义疼痛为难治性癌痛,WHO 癌痛四阶梯推荐使用自控镇痛,重新滴定阿片类药物的剂量及快速控制癌痛,停用芬太尼透皮贴剂,使用盐酸氢吗啡酮注射液 PCA 止痛。计算如下:24h 盐酸氢吗啡酮注射液总量 = 芬太尼透皮贴剂(8.4mg)+ 盐酸吗啡注射液 20mg= 口服吗啡片 180mg= 盐酸吗啡注射液 60mg≈盐酸氢吗啡酮注射液 9mg,因重度疼痛,增加 50% 剂量,估算的 24h 盐酸氢吗啡酮注射液剂量 =9mg×150%=13.5mg。PCIA 参数设置:50mL 储液泵 = 盐酸氢吗啡酮注射液 25mg+0.9% 氯化钠注射液 25mL;背景量 0.54mg/h,bolus 为 1.08mg/ 次,锁定时间 15min。用药 24h 后评估,NRS 评分 2 分,爆发痛 1 次,镇痛效果尚可。

　　因恶性肠梗阻治疗予以禁食、补液、药大柴胡汤灌肠通腑泻下对症。经营养科行营养风险筛查后启动全合一肠外营养支持,由营养科统一配制肠外营养液。

【疗效评价】

　　患者 NRS 评分 3 分以下,爆发痛每日 0~1 次。

【病例小结】

　　该例为晚期卵巢癌腹腔转移伴恶性肠梗阻的患者,其癌痛为伤害感受性疼痛伴神经病理性疼痛,且为难治性癌痛中的内脏痛类型,因出现无法耐受口服制剂的病情变化,阿片类药物轮替为芬太尼透皮贴剂镇痛效果不佳,根据中国难治性癌痛专家共识推荐予以盐酸氢吗啡酮注射液 PCIA 技术成功镇痛。自控镇痛技术可迅速响应患者镇痛不断变化的需求,减少镇痛延迟,更好地达到疼痛缓解最大化和药物过量风险最小化,针对此类胃肠道功能障碍以及临终患者可实现持续镇痛治疗。

(李雅茂　孟又胜)

病例评析

　　恶性肠梗阻是腹部及盆腔恶性肿瘤患者常见的并发症,其中以卵巢癌和晚期结、直肠癌发生率最高。恶性肠梗阻合并癌痛具有以下特点:疼痛性质复杂,常为内脏痛联合神经病理性疼痛,疼痛呈顽固性、持续性,肠道的蠕动阵发性加重疼痛,单纯应用阿片类药物效果欠佳,并且口服阿片类药物镇痛治疗途径往往被切断,不可作为首选的给药途径,总体镇痛疗效欠佳。针对此类患者,充分评估及分析其肿瘤病情及癌痛的特点、复杂性、重复性,采取多学科协作模式,使用 PCA 泵持续输注镇痛药物、中医干预、心理营养支持等联合治疗,发挥 MDT 的优势,实现及早、持续、有效地消除疼痛,改善患者生存质量。癌痛的规范化诊治已是姑息医疗的关键一环。此外,肠梗阻患者易合并腹膜炎,且该患者入院合并腹部压痛及反跳痛,有无感染因素导致疼痛控制不满意未予进一步分析及处理,类似临床问题如何综合处置值得临床医师全面思考甄别。

(庄　莉)

病例3　宫颈癌多程治疗后复发及腹腔转移

【基本病史】

　　患者,女性,61 岁。2022 年 4 月患者因 "阴道不规则出血 2 个月" 就诊,子宫附件彩超发现宫颈后方占位,进一步行盆腔增强 MRI 提示宫颈异常信号,考虑宫颈癌。后行宫颈刮片提示子宫颈癌。排除手术禁忌后于 2022 年 9 月在全身麻醉(全麻)下行 "腹式宫颈癌根治术",术后病理:宫颈浸润性低分化腺癌。术后行 TP 紫杉醇联合顺铂方案化疗联合调强适形放射治疗(intensity modulated radiation therapy,IMRT)外照射放疗。后患者定期复查。2023 年 5 月患者出现腹痛,NRS 评分 8 分,伴少尿,盆腔 MRI 提示肿瘤复发并侵犯膀胱、直肠及腹膜。考虑因肿瘤压迫双侧输尿管,2023 年 6 月在泌尿外科行双侧肾造瘘术,患者出现腹部持续性重度绞痛,夜间不能入睡,给予盐酸羟考酮缓释片 10mg p.o. q.12h. 镇痛,止痛效果不佳,改用芬太尼透皮贴剂 4.2mg q.72h.。患者疼痛控制不理想,不良反应大,且出现小肠不全性梗阻,同时患者存在肾功能不全情况,平均 NRS 评分 5 分,爆发痛时 NRS 评分 8 分,2023 年 6 月就诊我院。

　　入院情况:PS 评分 4 分,NRS 评分 8 分。腹部可见 15cm 陈旧性手术瘢痕,下腹部有压痛,双侧肾造瘘引流管引流通畅,双肾区无压痛及叩击痛。

　　影像表现:2023 年 5 月复查盆腔 MRI 提示肿瘤复发并侵犯膀胱、直肠及腹膜反折;左侧输尿管末端开口受累,中上段管腔扩张积水;双侧髂血管旁淋巴结增大并不均匀强化,考虑转移(图 2-2-21)。

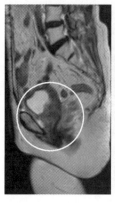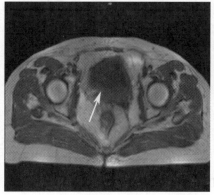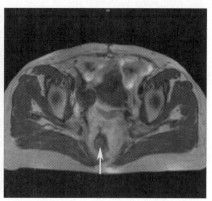

图 2-2-21 盆腔 MRI 平扫

【诊断】

宫颈癌术后(浸润性中-低分化腺癌,pT$_2$aN$_1$M$_0$ Ⅲc 期)膀胱直肠转移(rⅣ 期);双肾造瘘术后;小肠不全梗阻;腹部难治性癌痛 NRS 评分 8 分。

【疼痛评估】

患者腹痛,平均 NRS 评分 5 分,爆发痛时 NRS 评分 8 分,入院前使用盐酸羟考酮缓释片 10mg p.o. q.12h. 止痛,NRS 评分 8 分,改用芬太尼透皮贴剂 4.2mg q.72h.,NRS 评分 5 分。患者镇痛效果欠佳且恶心、呕吐不良反应较重,治疗当前患者体能差,暂无抗肿瘤治疗,按癌痛治疗处理。

【治疗】

患者 2022 年 9 月宫颈癌根治术后行 TP 紫杉醇联合顺铂方案化疗联合 IMRT 外照射放疗,后患者定期复查。2023 年 6 月患者诉少尿伴疼痛入院,经 MRI 检查提示肿瘤复发,并压迫双侧输尿管,NRS 评分 8 分,生活质量(quality of life,QOL)评分 18 分,行双肾造瘘术,考虑患者重度疼痛,予以盐酸羟考酮缓释片 10mg p.o. q.12h. 治疗,NRS 评分 8 分,QOL 评分 22 分,改用芬太尼透皮贴剂 4.2mg q.72h.,NRS 评分 5 分,QOL 评分 37 分。因患者疼痛控制不理想,不良反应大,且出现肿瘤转移机械性小肠不全性梗阻,同时考虑患者目前存在肾功能不全情况,停止口服止痛药,根据《难治性癌痛专家共识(2017 年版)》及《癌性爆发痛专家共识(2019 年版)》,应用自控镇痛,患者使用芬太尼透皮贴剂 4.2mg,疼痛评估为中度疼痛,增量 50%。根据静脉氢吗啡酮:吗啡 =1.5:10 及 50% 增量原则,需静脉盐酸氢吗啡酮注射液 4.5mg/d。PCA 液配制如下:盐酸氢吗啡酮注射液 20mg+ 生理盐水 100mL 微泵推注,背景量为 1.1mL/h,自控量为 2.7mL/ 次,分隔时间 15min。用药 24h 后评估,NRS 评分 2 分,QOL 评分 53 分,镇痛效果尚可。盐酸氢吗啡酮注射液 PCA 治疗过程中,患者疼痛程度较前明显缓解,疼痛控制良好,患者未见明显不良反应,持续应用盐酸氢吗啡酮注射液 PCA。

【疗效评价】

患者疼痛控制在 3 分以下,爆发痛每日 0~1 次。

【病例小结】

患者单独使用阿片类药物及辅助镇痛药物治疗后疼痛缓解欠佳,因肿瘤进展对膀胱直肠的侵犯,同时合并小肠不全性梗阻,出现持续性腹痛,通过评估不良反应后使用盐酸氢吗啡酮注射液 PCA 泵,达到了较好的镇痛效果。按照癌性镇痛三阶梯原则,癌痛治疗药物应能及时、按需、连续、有效给药。应用 PCA 技术，经医护人员根据患者疼痛程度以及自身情况，预先设置药物剂量，再由患者自我管理，可持续的保持最低有效血药浓度，患者本人或者家属按需追加至最佳镇痛效果，而不至出现过量中毒。盐酸氢吗啡酮注射液是从吗啡衍生而成的镇痛药物，且其镇痛效果比吗啡注射液强 5 倍~10 倍，起效更快及胃肠道不良反应更少，可以有效调节疼痛指标水平，缓解疼痛，安全性高，特别是在不能进食或肠梗阻患者。但同时 PCA 泵仍有不方便，多数患者需要在院治疗，药物需要加强监管等问题，今后在临床中可以加以改进其装置，在较好控制疼痛的基础上，更便于患者使用。

（黄万银）

病例评析

　　该例病例为宫颈癌复发并侵犯膀胱、直肠及腹膜所致重度癌痛，既往曾先后轮换多个口服及经皮阿片类药物治疗效果不佳，随肿瘤病情进展出现不全性肠梗阻，疼痛加重难以忍受，属于难治性癌痛。腹盆腔恶性肿瘤随肿瘤进展，部分患者可出现肿瘤压迫腹盆腔脏器的相关症状，肠梗阻为其中症状之一。针对恶性肠梗阻，往往因存在口服禁忌，口服给药途径无法实施，需更换其他给药途径治疗；其次，芬太尼透皮贴因起效慢，针对爆发痛及重度癌痛控制差，调整药物剂量困难，故选择 PCA 技术快速滴定及持续镇痛是合理的选择。该病例证实了使用 PCA 技术镇痛治疗后，患者疼痛快速而明显地得到缓解，不良反应减轻，值得推广。

（庄　莉）

病例 4　直肠癌骨转移所致腰骶部癌痛

【基本病史】

　　患者，女性，72 岁。患者于 2017 年 2 月在外院行"腹腔镜下直肠癌根治术+回肠末端造口术+右侧输尿管吻合术+右侧输尿管支架置入术"，术后病理：（直肠）中分化腺癌。2017 年 4 月—2017 年 6 月行 6 周期化疗（奥沙利铂+卡培他滨）。2018 年 3 月行"回肠造瘘还纳术"。2019 年 10 月复查 CT 提示盆腔淋巴结转移灶，病情进展。2019 年 10 月开始行盆腔淋巴结调强放疗（DT 57.5Gy/23f）并同步化疗。2021 年 4 月复查 CT 示：左侧盆壁转移瘤累及左侧输尿管下段。2021 年 5 月行"盆腔病损切除术+部分输尿管切除吻合+左侧输尿管支架置入术"。2021 年 6 月患者出现会阴部疼痛，疼痛性质为困痛及刺痛，NRS 评分 4 分，入院行盆腔转移瘤术后调强放疗同步行 3 周期"卡培他滨"单药化疗，并同时给予盐酸曲马多缓释片 0.1g p.o. q.12h.。

　　2021 年 8 月患者会阴部及腰骶部疼痛，疼痛性质为麻木，隐痛、刺痛，NRS 评分 5 分，爆发痛 3 次每 24h，口服盐酸曲马多缓释片疼痛控制欠佳，调整药物剂量为盐酸羟考酮缓释片 10mg p.o. q.12h.。2021 年 9 月复查 PET/CT 示：双肺、T_{12} 椎体、L_1 椎体及椎骨转移瘤。2021 年 9 月—12 月行 4 周期化疗（奥沙利铂+卡培他滨+贝伐珠单抗注射液）。2022 年 3 月行 T_{12}、L_1 椎体调强放疗（DT 52Gy/4Gy/13 次），期间止痛药物逐渐调整至盐酸羟考酮缓释片 160mg p.o. q.12h.。出院后因患者尿潴留，调整药物剂量为芬太尼透皮贴 46.2mg 贴于胸壁维持 72h，止痛效果欠佳。2022 年 6 月患者因腰骶部疼痛就诊我科。

入院情况：PS 评分 3 分，NRS 评分 8 分，查体为腰骶部压痛（+），下肢活动轻度受限，肌力Ⅳ级。

影像表现：2022 年 6 月 21 日 CT 示直肠术后改变；膀胱导尿术后改变，壁显厚，以后壁明显，受侵待排；骶前软组织肿块，考虑转移瘤，较前增大；膀胱前方盆壁结节，考虑转移瘤；T_{12} 椎体、骶骨骨质破坏并软组织肿块形成，考虑骨转移瘤，侵及骶孔及骶骨后方肌肉；双肺多发结节，考虑转移瘤，较前增大（图 2-2-22）。

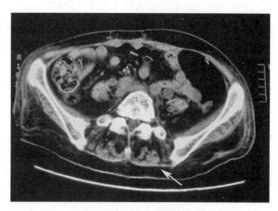

图 2-2-22 盆腔 CT

2022 年 6 月 22 日膀胱肿物穿刺病理：中分化腺癌，免疫组化结果为 Ki67（70%+），CK20（+），GATA3（－），CK7（－），P63（－），Her-2（1+），Villin（+），Satb-2（0），CDX-2（+）。

【诊断】

直肠恶性肿瘤伴盆腔、膀胱、输尿管、肺、骨转移（中分化腺癌术后，$pT_3N_1M_1$，rⅣ期）；难治性癌痛。

【疼痛评估】

患者腰骶部疼痛，疼痛性质为持续性刺痛，NRS 评分 8 分，爆发痛 3 次/24h，有恶心、便秘不良反应，目前使用芬太尼透皮贴 46.2mg 贴于胸壁维持 72h 止痛治疗，疼痛控制欠佳，考虑阿片耐受，按照癌痛治疗处理。

【治疗】

该病例为直肠癌根治术后出现多处转移的晚期癌症，合并癌性疼痛，已行多周期姑息性化疗及放疗，疗效不佳，目前患者体能状况下降，已无法耐受抗肿瘤治疗。患者因疼痛控制欠佳入院，目前止痛方案为芬太尼透皮贴 46.2mg 贴于胸壁维持 72h。根据《癌性爆发痛专家共识（2019 年版）》，对于难治性癌痛，使用自控镇痛重新滴定阿片类药物的剂量及快速控制癌痛，使用盐酸氢吗啡酮注射液 PCA 泵止痛。计算如下：24h 盐酸氢吗啡酮注射液基础量（24h 量）芬太尼透皮贴 46.2mg/72h= 口服吗啡 660mg/d= 静脉吗啡 220mg/d≈33mg 盐酸氢吗啡酮注射液（静脉），因重度疼痛，增加 50% 剂量，估算的转换剂量 =33×150%≈49.5mg/24h（静脉盐酸氢吗啡酮注射液）。PCA 溶液配制：0.9% 氯化钠注射液 80mL，盐酸氢吗啡酮注射液 120mg，盐酸氢吗啡酮注射液浓度 0.6mg/mL，背景量为 3.5mL/h；bolus 为 8.4mL/次，锁定时间 15min。用药 24h 后，NRS 评分 4 分，爆发痛 5 次，镇痛效果欠佳，背景量调整为 5.3mL/h，bolus 为 12.7mL/次。经过 3 日的剂量调整，NRS 评分 3 分，无明显爆发痛，疼痛得到良好控制，患者癌痛存在神经病理性疼痛成分，给予普瑞巴林辅助癌痛治疗，用药期间患者出现恶心、呕吐、腹胀、便秘等不良反应，伴有焦虑、失眠症状，给予止吐、静脉营养补液，中药灌肠，乳果糖辅助通便，阿普唑仑 1 片 p.o. q.n. 改善睡眠等治疗后，症状明显缓解，因患者消化道反应重，出院前最终止痛方案调整为芬太尼透皮贴 109.2mg 贴于胸壁维持 72h 居家镇痛。

【疗效评价】

NRS 评分 3 分，爆发痛每日 0~1 次。

【病例小结】

传统口服给药是大多数癌痛患者的首选,但如伴有消化系统症状如食欲减低、恶心、呕吐或梗阻的患者,患者自控镇痛是较好的选择。癌性疼痛在恶性肿瘤的发展过程中会严重影响患者的心理和生活质量。因此给予患者积极有效的镇痛措施,不仅能缓解患者身体上的痛苦还能明显改善患者的生活质量、减轻心理压力、降低交感应激反应,从而延长患者的生存时间。该患者在使用 PCA 期间根据自己疼痛情况自控给药已达到理想镇痛效果,提高了自身生活质量。

(李 蕊)

> **病例评析**
>
> 该例病例为直肠癌盆腔、骶骨、腰骶部肿瘤复发、双肺转移的晚期病例,既往曾先后口服大剂量盐酸羟考酮缓释片及外用芬太尼透皮贴治疗,止痛效果不佳,伴恶心、便秘等不良反应导致患者不能耐受,属于难治性癌痛。使用 PCA 技术重新滴定阿片类药物的剂量及快速控制癌痛是合理的选择。该病例使用盐酸氢吗啡酮注射液静脉 PCA 技术镇痛治疗后,患者疼痛快速而明显地得到缓解,使患者生活质量得到提高,达到治疗目的。治疗过程仍需关注不良反应的发生,出现持续的恶心、呕吐需排除有无其他因素所致的消化道反应情况。
>
> (庄 莉)

病例 5 直肠癌术后腹壁转移伴腹痛合并消化道出血

【基本病史】

患者,男,61 岁。2022 年 8 月因"便血 1 周"就诊,肠镜下发现距肛缘 5cm 可见一菜花状肿物,中间凹陷,上覆污秽苔,占肠腔近 1/2 圈,质硬,易出血。于 2022 年 9 月行腹腔镜下"直肠癌根治术 + 肠粘连松解 + 回肠造口术",术后病理:(直肠肿瘤)中 - 低分化腺癌侵及肠壁全层达周围脂肪组织,可见脉管癌栓,可见神经侵犯,自取上、下缘及环周切缘未见癌细胞;肠周淋巴结(5/9)见癌转移,并可见癌结节 2 枚。术后行 mFOLFOX6(氟尿嘧啶、奥沙利铂和亚叶酸钙)方案化疗 1 周期,后患者因个人原因未按时返院,至当地医院行卡培他滨联合奥沙利铂(Capecitabine + Oxaliplatin,Capeox)方案化疗 1 周期,后至我院放疗科行瘤床及盆腔高危淋巴引流区局部放疗 45Gy/25F,瘤区推量至 51Gy/28F,同步行 mFOLFOX6 方案化疗 6 周期。2023 年 5 月因腹部疼痛持续加重就诊于我院。

入院情况:PS 评分 3 分,NRS 评分 6 分。左侧腹部可触及一边界不清肿物,约 3cm× 4cm,质硬,压痛阳性。

影像表现:2023 年 5 月腹部 CT 示肠系膜、大网膜、盆腔左侧腹膜走形区、造瘘口旁多发不规则软组织影,考虑恶性可能;腹盆腔内部分小肠管积液积气扩张,局部伴气液平面,不除外肠梗阻可能(图 2-2-23)。

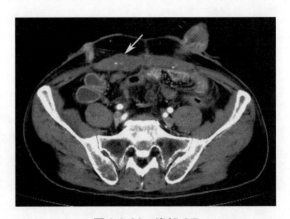

图 2-2-23 腹部 CT

【诊断】

直肠癌术后复发盆腹腔转移(中-低分化腺癌,$pT_3N_2M_1$ IV期、KRAS 突变、NRAS、BRAF 野生型、微卫星稳定);肠梗阻;难治性癌痛。

【疼痛评估】

患者腹部造瘘口旁持续性钝痛,考虑与患者腹壁腹膜转移合并肠梗阻有关,属癌性内脏痛。入院时未使用镇痛药物,NRS 评分 6 分,入院后予以芬太尼透皮贴 4.2mg q.72h. 疼痛控制不佳,NRS 评分 4 分,每日 3～5 次爆发痛,爆发痛时 NRS 评分 6～7 分。患者一般情况较差,且合并肠梗阻,暂无放化疗指征。

【治疗】

患者入院后予以静脉营养、抑酸、生长抑素抑制肠液分泌、灌肠等保守治疗效果不佳,后请普外科会诊建议手术治疗,排除禁忌后于 2023 年 5 月行"回肠造瘘术+肠粘连松解术",术后患者肠梗阻症状缓解,逐渐恢复流质饮食,但疼痛未明显缓解,予以芬太尼透皮贴 4.2mg q.72h. 疼痛无改善,NRS 评分 4 分,每日 3～5 次爆发痛,爆发痛时 NRS 评分 6～7 分。根据《难治性癌痛专家共识(2017 年版)》及《癌性爆发痛专家共识(2019 年版)》,对于无法正常口服的患者可使用自控镇痛快速控制癌痛。遂停用芬太尼透皮贴,使用盐酸氢吗啡酮注射液 PCA 泵止痛。计算如下:(72h 量)芬太尼透皮贴 4.2mg≈4mg 盐酸氢吗啡酮注射液(静脉),因重度疼痛,增加 50% 剂量。估算的转换剂量 =4×150%≈6mg/24h(静脉盐酸氢吗啡酮注射液),PCA 溶液配制:盐酸氢吗啡酮注射液 20mg+ 生理盐水 80mL,盐酸氢吗啡酮注射液浓度 0.2mg/mL,背景量为 1mL/h;bolus 为 1.2mL/ 次。用药 24h 后评估,NRS 评分 2 分,爆发痛 1～3 次,患者每日盐酸氢吗啡酮注射液剂量 5.04～5.52mg,镇痛效果尚可。

后请放疗科会诊建议行局部姑息放疗,于 2023 年 6 月行腹部转移灶放疗,放疗 8Gy 后疼痛减轻,但出现高热,且再次出现不全肠梗阻及消化道出血症状,遂暂停放疗,禁食水、静脉营养、生长抑素应用、抑酸、止血对症处理。行肿瘤姑息治疗多学科会诊,考虑患者一般情况差,不适合继续行进一步抗肿瘤及手术治疗,建议以改善症状为主的最佳支持治疗。后患者疼痛持续加重,静脉 PCA 泵用药量持续增加,每日用药量盐酸氢吗啡酮注射液 10～12mg,建议行鞘内镇痛泵植入术改善疼痛症状,患者家属拒绝,后带泵出院,院外随访疼痛控制稳定,每日用药量盐酸氢吗啡酮注射液 10～14mg,爆发痛每日 1～3 次,NRS 评分 2 分。患者于 2023 年 7 月因消化道出血死亡。

【疗效评价】

患者疼痛控制在 3 分以下,爆发痛每日 0～2 次。

【病例小结】

自控镇痛技术作为一种患者可以自我参与治疗的镇痛方式,作为传统药物镇痛的补充措施,用于癌痛患者阿片类药物的剂量滴定,频繁爆发痛的控制,吞咽困难、胃肠道功能障碍以及临终患者的持续镇痛治疗。该患者因肠梗阻合并消化道出血,无法口服阿片类镇痛药物镇痛治疗,使用芬太尼透皮贴效果不佳且出现多次爆发痛,针对这种情况,静脉 PCA 发挥了优势,不经口服,静脉作用,且针对爆发痛快速起效,很好地控制了患者的疼痛症状。

镇痛泵内镇痛药物的选择是保证效果的基础,也是有别于口服或经皮贴剂的优势。镇痛泵内镇痛药物、浓度、给药剂量随时可根据患者个体化进行调整。临床上推荐的起效迅速,且作用时间中等的药物用于 PCA,起效迅速,可以缩短患者等待疼痛缓解的时间,药物作用时间较短,促使持续有效镇痛的时间不足,影响镇痛效果;作用时间过长,锁定时间随之延长,如单次给药后镇痛不足,再次给药的间隔时间长,患者被迫忍受痛苦。中等作用时间的药物可以克服上述两种缺陷,最适合用于 PCA 治疗,该例中盐酸氢吗啡酮注射液就是这类药物的典型。

(刘 畅)

> **病例评析**
>
> 该病例为直肠癌晚期,合并症较多,肿瘤进展快,合并肠梗阻、消化道出血,限制了口服镇痛药物的应用,且此类患者多属于恶病质,长期营养不良,使用芬太尼透皮贴吸收效果不佳,遂根据患者个体化使用了静脉 PCA 控制疼痛症状,且未出现严重不良反应,患者耐受好,后续患者因体质差合并症多,无法再进行其他抗肿瘤治疗时,降低了患者的痛苦,让肿瘤晚期患者生活得更有质量。
>
> (林榕波)

病例 6 胰腺癌术后多程治疗后腹膜转移

【基本病史】

患者,女性,53 岁。2021 年以"腹痛伴皮肤黄染 1 个月"就诊。CT 提示胰腺体部占位性病变,恶性可能,于 2021 年 3 月在全麻下行"根治性胰十二指肠切除术"。病理:胰十二指肠中分化导管腺癌,神经侵犯(+),脉管内癌栓(+),脂肪组织内见淋巴结肿瘤转移 2/5。于 2021 年 5 月—9 月行 6 周期"吉西他滨+注射用紫杉醇(白蛋白结合型)"化疗,6 周期治疗后复查 CT 提示病灶稳定。至 2022 年 1 月出现腹痛,行 CT 提示腹膜转移、肠系膜上动脉近端周围转移,口服盐酸羟考酮缓释片 200mg q.12h. 止痛。镇痛效果欠佳,NRS 评分 7 分,2022 年 1 月就诊我院。

入院情况:PS 评分 3 分,NRS 评分 7 分。左上腹压痛阳性。

影像表现:2021 年 1 月腹部 CT 提示腹膜多发癌结节(图 2-2-24)。

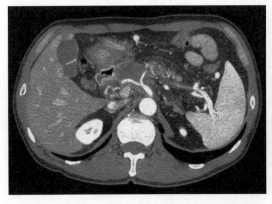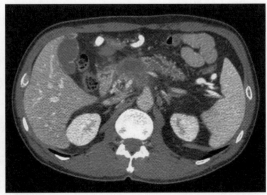

图 2-2-24 腹部 CT

【诊断】

胰腺恶性肿瘤(中分化导管腺癌,$pT_2N_{21}M_1$ Ⅳ期)腹膜转移;难治性癌痛。

【疼痛评估】

患者腹部持续性胀痛伴刀割样痛,属于腹膜转移性癌痛。目前口服盐酸羟考酮缓释片200mg q.12h.,止痛治疗 10 日,NRS 评分 7 分,考虑阿片耐受,疼痛控制不佳。治疗当前患者体能差,暂无抗肿瘤治疗,按癌痛治疗处理。

【治疗】

患者入院后口服盐酸羟考酮缓释片 200mg q.12h.,持续痛 6~7 分,期间有爆发痛给予"盐酸吗啡片 100mg",患者恶心、呕吐,胃肠道反应重,拒绝口服治疗。根据《难治性癌痛专家共识(2017 年版)》及《癌性爆发痛专家共识(2019 年版)》,对于难治性癌痛可使用自控镇痛技重新滴定阿片类药物的剂量及快速控制癌痛。遂停用口服止痛药,使用盐酸氢吗啡酮注射液 PCA 泵止痛。计算如下:(24h)盐酸羟考酮缓释片 200mg×2=400mg≈40mg 盐酸氢吗啡酮注射液(静脉),盐酸吗啡片 100mg=5mg 盐酸氢吗啡酮注射液,合计 45mg,PCA 溶液配置:100mL 泵、盐酸氢吗啡酮注射液 50mg,浓度 0.5mg/mL,背景量为 45÷24÷0.5=3.7mL/h;bolus 为 4.5mL/次。用药 24h 后评估,NRS 评分 2 分,爆发痛 1 次,镇痛效果尚可。

【疗效评价】

患者疼痛控制在 3 分以下,爆发痛每日 0~1 次。

【病例小结】

该患者诊断胰腺癌晚期并发难治性癌痛,口服阿片类药物不能够很好的控制疼痛。使用 PCA 是根据患者身体一般情况和疼痛程度,预先设置镇痛药物剂量,再交由患者自我管理的一种疼痛处理技术。它能使药物在血液中保持一个稳定的浓度,可以用更少的药物达到更好的镇痛效果,另外当患者感觉疼痛时,可自行按压微量泵控制按钮,向自己体内注射医生预先设定好剂量的药物进行镇痛,镇痛效果快并减少了因药物使用过量或不足而出现的风险。该病例说明 PCA 静脉镇痛治疗的良好疗效且安全性良好。此外,患者自控镇痛技术在患者没有家属陪伴的情况下可由患者自己进行操作,减少了家属的照顾,服务患者的同时也减少了患者陪护的工作量,值得临床推广应用。

(马丽丽)

病例评析

该病例肿瘤及癌痛诊断明确,胰腺癌晚期并发难治性癌痛,阿片类药物静脉滴定比口服滴定更快地控制疼痛,患者静脉自控镇痛是个体化给药最有效的方式,通过 PCA 快速滴定的方法治疗中重度或难治性癌痛,可以使疼痛缓解最大化、过量风险最小化。该例属胰腺癌导致的内脏痛,从 CT 检查显示,肿瘤侵及腹腔神经丛,可以考虑采用腹腔神经丛毁损术,可以在获得有效镇痛的同时改善被动体位、消化道功能障碍。该病例说明 PCA 静脉镇痛治疗的良好疗效且安全性良好。此外,患者自控镇痛技术在患者没有家属陪伴的情况下可由患者自己进行操作,减少了家属的照顾,服务患者的同时也减少了患者陪护的工作量,值得临床推广应用。

(林榕波)

病例 7　直肠癌术后多程治疗后多发骨转移

【基本病史】

患者,女性,56 岁。2020 年 8 月以"直肠癌术后 1 年,髋部及下肢疼痛 6 月"就诊。患者自诉 2019 年 8 月无诱因出现便血,量少,色鲜红,于我院肛肠科行肠镜提示(直肠)中分化腺癌,2019 年 8 月在全麻下行"腹腔镜下经腹直肠乙状结肠切除术+腹腔镜下肠粘连松解术",术后病理提示:(直肠)隆起型腺癌,中分化。术后病理分期:G2,pT$_{4a}$N$_2$M$_0$,*KRAS* 突变,*NRAS* 野生型,*BRAF* 野生型,微卫星稳定(micro satellite stability,MSS)。术后行 9 周期氟尿嘧啶+亚叶酸钙+奥沙利铂(Fluorouracil + Calcium folinate + oxaliplatin,FOLFOX)方案化疗,末次化疗 2020 年 1 月,2020 年 4 月患者出现髋部及下肢疼痛伴有灼痛及麻木感,为持续性钝痛合并神经病理性疼痛,活动后加重。影像学检查 CT 提示多发骨转移,多发肝转移,于 2020 年 5 月—9 月行 3 周期"贝伐珠单抗注射液+亚叶酸钙+氟尿嘧啶+伊立替康(Calcium folinate + fluorouracil + irinotecan,FOLFIRI)"

因合并癌性疼痛、神经病理性疼痛、骨转移,予以联合伊班膦酸钠修复骨破坏缓解骨痛,口服硫酸吗啡缓释片 90mg q.12h. p.o.+普瑞巴林 75mg q.d. 止痛治疗,疼痛控制差;此次为复治来院。

入院情况:PS 评分 3 分,NRS 评分 8 分。颈肩部、髋部及下肢疼痛,呈钝痛,伴酸胀感,活动加剧明显。

影像表现:2020 年 9 月复查 CT 示腰 4 椎体、双侧髂骨密度不均匀毛糙,考虑转移;肝内转移灶同前相仿(图 2-2-25)。

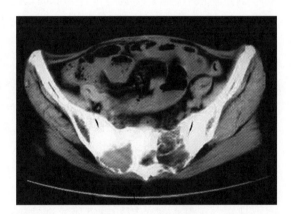

图 2-2-25　CT 影像

【诊断】

直肠癌术后(G2,中分化黏液腺癌 pT$_{4a}$N$_2$M$_0$;肝、骨多发转移 *KRAS* 突变,*NRAS* 野生型,*BRAF* 野生型,MSS);难治性癌痛。

【疼痛评估】

患者髋部及下肢部持续性钝痛伴有灼痛及麻木感,属于骨转移性癌痛合并癌性神经病理性疼痛。目前口服盐酸羟考酮缓释片联合普瑞巴林止痛治疗,NRS 评分 8 分,服用阿片类药物两周,考虑阿片耐受,疼痛控制不佳。治疗当前患者体能差,暂无抗肿瘤治疗,按癌痛治疗处理。

【治疗】

患者入院后口服硫酸吗啡缓释片 90mg q.12h.,持续痛 8 分,出现爆发痛 2 次,给予盐酸吗啡片 30mg 口服缓解不明显。根据《难治性癌痛专家共识(2017 年版)》及《癌性爆发痛专家共识(2019 年版)》,对于难治性癌痛可使用自控镇痛重新滴定阿片类药物的剂量及快速控制癌痛。遂停用口服止痛药,使用盐酸氢吗啡酮注射液 PCA 泵止痛。计算如下:(24h)硫酸吗啡缓释片 180mg/d= 盐酸氢吗啡酮注射液 9mg/d(0.375mg/h),PCA 溶液配制为 50mL 泵,盐酸氢吗啡酮注射液 20mg,盐酸氢吗啡酮注射液浓度 0.4mg/mL,背景量 0.9mL/h;bolus 为

2.3mL/次。用药24h后评估,按压5次,NRS评分3分,再次调整剂量盐酸氢吗啡酮注射液16mg/d,PCA疼痛控制良好,NRS评分1~2分,每日按压次数不超过2次,无不良反应。

患者出院前日,考虑到不同阿片类药物之间的不完全交叉耐药,给予75%等效剂量转口服盐酸羟考酮缓释片60mg q.12h.,NRS评分4~5分,出院后给予100%等效剂量盐酸羟考酮缓释片80mg q.12h.,随访评分10分。

【疗效评价】

患者疼痛控制在3分以下,爆发痛每日0~1次。

【病例小结】

盐酸氢吗啡酮注射液于2019年被《NCCN成人癌痛临床实践指南》推荐用于癌症患者PCA。相较吗啡镇痛作用更强,更易透过血脑屏障,起效后血浆浓度稳定,安全性更优。患者自控皮下镇痛作为治疗难治性癌痛和爆发痛的治疗手段,突出了患者自控镇痛的特色和皮下给药途径的独特优势。PCA是将药物输注到皮下组织,达到与肌内和静脉途径给药相同的镇痛效果,此方法并发症少,监测、管理与护理相对简便,患者的依从性好、安全性高,医疗费用较低,非常适于住院和居家应用,还常用于姑息治疗中的疼痛与症状控制。

(马丽丽)

病例评析

该病例属于晚期直肠癌伴发重度癌痛,同时合并有神经病理性疼痛。临床实施治疗的过程中,医师需要解决的问题较多,而且中间还存在许多互相矛盾的棘手难题。在患者众多需要解决的症状中,如何快速缓解患者的疼痛无疑是必须解决的首要问题。镇痛方案实施的关键点是如何选择药物,需要充分考虑患者各个器官的功能状态,了解药物的相对禁忌证和绝对禁忌证,制订一个合理安全相对长期的镇痛方案。该患者采用PCA技术使用盐酸氢吗啡酮注射液快速镇痛的方式,同时根据患者病情的变化配合放射治疗,很好地缓解了患者的疼痛以及其他临床症状,提高了患者的生活质量,多学科协作使得患者获益最大化。

(林榕波)

病例8 胆囊神经内分泌癌术后复发全身多处转移

【基本病史】

患者,女性,55岁。主诉:确诊胆囊神经内分泌癌1年余,腹胀、腹痛1周。1年前,患者于我院行腹腔镜下胆囊癌切除、活检术。术后病理诊断支持为神经内分泌癌,多系小细胞癌。后患者出现右上腹疼痛不适,伴皮肤黄染遂就诊于外院,行超声引导下PTCD引流胆汁后就诊我科。我科给予化疗、姑息放疗等治疗后出院休息。出院后患者仍间断感腹痛不适,于门诊口服盐酸羟考酮缓释片镇痛处理,未按时来院复诊。2022年10月患者自觉疼痛不适有所加重,主动来院就诊,门诊因"腹胀、腹痛1周"再次就诊我科。

入院情况:PS评分3分,NRS评分7分。心肺查体无特殊,全腹部压痛,无反跳痛,脊柱四肢及神经系统查体无特殊阳性发现。

影像表现:2022年10月CT报告示胆囊肿瘤术后,肝内多见短条状致密影,邻近腹膜及系膜增厚、部分呈结节状改变;右上腹大网膜不均匀结节状增厚,盆腔部分小肠积液扩张,可见长短不一的气液平面,以左下腹较明显,提示不全性肠梗阻、小肠扩张,较前新见。右侧髂骨、坐骨及右侧骶骨翼局部密度不均匀增高,性质较前新见(图2-2-26)。

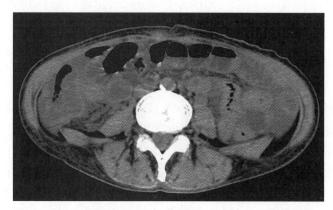

图 2-2-26　腹部 CT 平扫

【诊断】

胆囊神经内分泌癌术后复发伴肝、腹膜、大网膜、骨多发转移($T_4N_2M_1$ Ⅳ期);不全性肠梗阻;难治性癌痛。

【疼痛评估】

患者全腹部持续性胀痛,属于不全性肠梗阻及肿瘤转移导致难治性癌痛。既往口服盐酸羟考酮缓释片 120mg p.o. q.12h.,效果不佳,NRS 评分波动在 6~7 分。考虑阿片类药物耐受,疼痛控制不佳。目前患者体能状况一般,首先按癌痛治疗处理。待疼痛症状缓解后考虑后续抗肿瘤治疗。

【治疗】

患者入院后使用吗啡注射液 10mg 皮下注射 1 次控制爆发痛,NRS 评分降至 5 分。根据《难治性癌痛专家共识(2017 年版)》及《癌性爆发痛专家共识(2019 年版)》,对于难治性癌痛可使用患者自控镇痛重新滴定阿片类药物的剂量及快速控制癌痛。2022 年 10 月使用枸橼酸舒芬太尼注射液 PCA 泵止痛。计算如下:(24h)盐酸羟考酮缓释片 120mg×2=240mg≈300μg 枸橼酸舒芬太尼注射液(静脉),吗啡 10mg(皮下)=25μg 枸橼酸舒芬太尼注射液(静脉),因中度疼痛,增加 25% 剂量。估算的转换计量 =325×125%≈450μg/24h(静脉枸橼酸舒芬太尼注射液),PCA 溶液配制:39mL 泵,枸橼酸舒芬太尼注射液 450μg,枸橼酸舒芬太尼注射液浓度 9.38μg/mL,背景量 2mL/h;bolus 为 4mL/次。用药 24h 后评估,NRS 评分 2~3 分,爆发痛 0~1 次,疼痛控制可。2022 年 10 月 8 日、2022 年 10 月 10 日、2022 年 10 月 12 日继续使用枸橼酸舒芬太尼注射液 PCA 泵止痛,PCA 溶液配制:78mL 泵,枸橼酸舒芬太尼注射液 900μg,枸橼酸舒芬太尼注射液浓度 9.38μg/mL,背景量 1.5mL/h;bolus 为 3mL/次。因患者疼痛控制良好,背景用药 24h 后评估,NRS 评分 2 分,爆发痛 1 次,疼痛控制良好。

2022 年 10 月 15 日,2022 年 10 月 17 日给予顺铂腹腔灌注治疗,2022 年 10 月 17 日给予多西他赛注射液静脉化疗。患者疼痛控制良好。因前期 PCA 泵止痛效果良好,故轮替治疗时减量 20%,出院时调整为盐酸羟考酮缓释片 140mg q.12h. 止痛,NRS 评分波动在 1~

3 分。镇痛效果良好。

【疗效评价】

患者疼痛控制在 3 分以下,爆发痛每日 0～1 次。

【病例小结】

患者系晚期神经内分泌癌多发转移导致重度癌痛。此患者既往的治疗并不规范,镇痛药物虽然长期服用,但并未按时就诊及随访调整。此次患者因腹痛不适再次入院,入院后经与患者家属沟通后了解患者此次入院的主要目的为控制疼痛及提高生活质量。考虑到患者系中年女性,有较强的生存欲望及生活质量的需求,故在 PCA 静脉治疗积极控制难治性癌痛的同时酌情考虑腹腔灌注化疗联合静脉化疗。鉴于患者病情较重,神经内分泌癌晚期预期的治疗效果不佳,故入院后的首要目的仍为快速减轻患者痛苦,其次为抗肿瘤治疗争取控制病情发展。根据《难治性癌痛专家共识(2017 年版)》等指南的推荐,枸橼酸舒芬太尼注射液 PCA 泵止痛可作为快速控制癌痛的治疗手段,通过有效的首个 24h 滴定及后续的评估及调整,患者的疼痛控制良好,生活质量得到显著提高。此外,在患者整体治疗的过程中,枸橼酸舒芬太尼注射液未造成明显的消化道并发症如机械性肠梗阻等,使用安全有效。患者通过积极控制癌痛生活质量得到明显提高,身体状况得到改善,能够更加有效的接受抗肿瘤治疗。最终患者在积极接受抗肿瘤治疗后转为口服止痛药物好转出院。

(刘　娟　张　杰)

病例评析

该病例为胆囊神经内分泌癌腹腔多发转移,导致慢性难治性癌痛,同时合并不全性肠梗阻导致内脏伤害感受性疼痛。对于阿片耐受的难治性癌痛患者,重新滴定阿片类药物,在最快的时间缓解疼痛,是首要之举。采用自控镇痛泵滴定可以快速止痛并重新滴定,能够准确计算 24h 给药剂量及需要调整的剂量。不良反应如呼吸抑制、意识障碍、便秘、动力性肠梗阻等发生率比口服给药低,具有可控性,安全性更优。当疼痛控制后,一般体能状态改善,给抗肿瘤治疗创造机会,控制肿瘤,减轻瘤体负荷,缓解肠道梗阻,从根本上减轻癌痛,标本兼治。因此,癌痛需要全程管理,快速解决,注意细节,减轻不良反应,提高生存质量。

(丁　园)

病例 9　前列腺癌多发骨转移

【基本病史】

患者,男性,87 岁。主诉:确诊前列腺恶性肿瘤 3 年余,全身多处疼痛 1 周。3 年前患者无明显诱因出现"排尿困难",主要表现为尿频、尿急、尿等待,排尿费力,射程短,夜尿明显增多,约 10 余次/晚,无尿痛及肉眼血尿,无畏寒、发热、恶心、呕吐,于我院泌尿外科就诊,行超声引导下经会阴部前列腺穿刺活检术(2019 年 12 月),术后病理报告:"前列腺穿刺组织"前列腺肿瘤,建议行免疫组化标记助诊。诊断为"前列腺肿瘤;前列腺增生"。患者及其家属拒绝治疗,自动出院。院外未进一步治疗。1 年前患者无明显诱因出现双侧肋区疼痛,为持续性胀痛,与活动及体位变化无关,口服"止痛药"(具体不详)后疼痛无缓解,于 2022

年 2 月我院就诊,完善胸部 CT 平扫考虑全身多处骨转移可能。于 2022 年 2 月开始规律内分泌治疗、唑来膦酸抑制破骨细胞活性治疗及全身化疗,间断口服盐酸羟考酮缓释片镇痛处理。2023 年 6 月患者因"全身多处疼痛 1 周,加重 2 日"就诊于我科。

入院情况:PS 评分 3 分,NRS 评分 8 分。心肺腹部查体无特殊阳性发现,腰背部、双下肢疼痛,右腿为甚,无明显压痛点,脊柱叩痛(+)。

影像表现:2023 年 6 月右大腿 MRI 示右侧股骨中上段及扫及左侧股骨中上段骨髓腔内多发结节、片状异常信号,不除外肿瘤性病变可能,结合病史考虑转移瘤扫及双侧髂骨、耻骨、坐骨骨质内多发骨转移可能(图 2-2-27)。

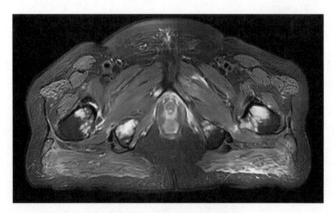

图 2-2-27 右大腿 MRI 影像

【诊断】

前列腺癌多发骨转移($T_xN_xM_1$ Ⅳ期);难治性癌痛。

【疼痛评估】

患者背部、下肢持续性胀痛,属于骨转移性癌痛合并神经病理性疼痛。目前口服盐酸羟考酮缓释片 20mg p.o. q.12h.联合普瑞巴林止痛治疗,NRS 评分 8 分,考虑阿片耐受重度癌痛,疼痛控制不佳。目前患者体能状况不佳,暂无抗肿瘤治疗,患者及其家属自愿放弃行骨转移灶放疗,给予药物止痛治疗。

【治疗】

患者入院后口服盐酸羟考酮缓释片 20mg p.o. q.12h.,使用吗啡注射液 10mg,皮下注射,每日 2 次,疼痛为持续胀痛,NRS 评分降至 6~7 分。根据《难治性癌痛专家共识(2017 年版)》及《癌性爆发痛专家共识(2019 年版)》,对于难治性癌痛可使用患者自控镇痛重新滴定阿片类药物的剂量及快速控制癌痛。遂停用口服止痛药,使用盐酸氢吗啡酮注射液 PCA 泵止痛。计算如下:2023 年 6 月 20 日盐酸羟考酮缓释片 20mg×2=40mg≈4mg 盐酸氢吗啡酮注射液(静脉),吗啡 20mg(皮下)=4mg 盐酸氢吗啡酮注射液(静脉),因重度疼痛,增加 50% 剂量。估算的转换剂量=(4+4)×150%≈12mg/24h(静脉盐酸氢吗啡酮注射液),PCA 溶液配制:36mL 泵,盐酸氢吗啡酮注射液 12mg,盐酸氢吗啡酮注射液浓度 0.33mg/mL,背景量 2mL/h;bolus 为 4mL/次。用药 24h 后评估,NRS 评分 4~5 分,爆发痛 7 次,镇痛效果不佳。2023 年 6 月 21 日调整盐酸氢吗啡酮注射液 PCA 泵止痛,PCA 溶液配制为 72mL 泵,盐酸氢吗啡酮注射液 24mg,盐酸氢吗啡酮注射液浓度 0.33mg/mL,背景量 1.5mL/h;bolus 为 3mL/次。用药

24h 后评估,NRS 评分 2 分,爆发痛 4~5 次 /24h。2023 年 6 月 22 日调整盐酸氢吗啡酮注射液 PCA 泵止痛,PCA 溶液配制:144mL 泵,盐酸氢吗啡酮注射液 48mg,盐酸氢吗啡酮注射液浓度 0.33mg/mL,背景量 1.5mL/h;bolus 为 3mL/ 次。用药 24h 后评估,NRS 评分 2 分,爆发痛 0~1 次,疼痛控制佳。

患者拒绝行骨转移灶放疗。于 2023 年 6 月 25 日完善颈内静脉穿刺置管建立通路后行多西他赛 100mg d1+ 泼尼松片 5mg p.o. b.i.d. 化疗后好转出院。

【疗效评价】

患者疼痛控制在 2 分以下,爆发痛每日 0~1 次。

【病例小结】

患者诊断为前列腺恶性肿瘤全身多发骨转移。患者背部、下肢持续性胀痛,属于骨转移性癌痛合并神经病理性疼痛,既往使用盐酸羟考酮缓释片镇痛,效果不佳,入院时已属于难治性癌痛。患者为老年男性,使用镇痛药物时要求高效的同时降低毒性,此外,因为患者的年龄、身体条件及其家庭情况等多方面原因要求镇痛方案能够做到快速有效的缓解患者疼痛。此患者通过使用盐酸氢吗啡酮注射液配合患者自控镇痛技术很好地缓解了患者疼痛不适,效果良好,患者在用药的 24h 后评估提示 NRS 评分 4~5 分,爆发痛 7 次,考虑镇痛效果不佳,其主要原因也是因为老年男性患者在用药时考虑逐步加量以避免严重不良反应的出现。通过增加背景量的同时减少 bolus 量的方式,使得患者的疼痛得到了很好的控制,而且患者的药物相关不良反应轻微,很好地实现了高效低毒且快速控制癌痛的目的。

(袁铭阳 徐 可)

病例评析

疼痛是肿瘤骨转移最常见的临床症状,其特点主要是持续性钝痛,进行性加重,夜间更加显著,伴有间断性的剧烈"爆发痛"。肿瘤骨转移疼痛严重影响患者睡眠和日常活动,甚至可因疼痛或骨折而出现瘫痪、丧失活动能力。由于骨转移性疼痛的发生机制复杂,疼痛部位多样,加之晚期肿瘤患者全身功能减退,这给疼痛管理带来极大挑战。肿瘤骨转移的治疗目标有:最大限度控制疼痛;尽量维持和恢复机体正常功能;维持骨骼稳定性,预防和治疗骨相关事件;控制原发肿瘤。该病例为阿片类药物耐受的难治性癌痛,药物无法取得预期的效果,其不良反应也使患者无法耐受。鉴于此点,使用 PCA 泵能够重新滴定阿片类药物的剂量并且快速控制癌痛,同时使用双膦酸盐药物抑制破骨细胞活性。在抗肿瘤治疗方面建议局部放疗,防止骨不良事件发生。另外也需注意疼痛及功能减退、丧失导致焦虑抑郁的情绪,心理支持及治疗的干预及适当的康复训练等,可以综合改善骨转移瘤患者生活质量。

(丁 园)

病例 10 肠癌术后多程治疗后骨转移

【基本病史】

患者,女性,62 岁。2018 年 10 月患者行腹腔镜下升结肠癌根治术,术后病理:右半结肠溃疡型腺癌。基因检测:$KRAS$ 突变;$NRAS$、$BRAF$ 野生型。术后分期:$pT_3N_{2a}M_0$ ⅢB 期。术后行"CapeOx"方案辅助化疗 8 周期。2020 年 6 月复查影像学提示肝转移。一线：贝伐珠单抗注射液 +XELIRI 方案治疗 1 周期（腹泻不耐受）、贝伐珠单抗注射液 +CapeOx 方案治疗 3 周期、贝伐珠单抗注射液 +卡培他滨维持治疗 14 周期，最佳疗效：稳定病情（stable disease，SD），PFS11 个月。2021 年 10 月行"经腹腔镜肝占位切除术 +经腹腔镜肠粘连松解术"，术后病理：(部分肝)腺癌，结合病史符合肠腺癌肝转移。二线：信迪利单抗 +呋喹替尼方案治疗 6 周期，最佳疗效缩小的 SD，PFS 25 个月。三线：贝伐珠单抗注射液 +TAS-102 方案治疗 6 周期。期间因胸背部疼痛明显，2022 年 6 月 14 日行 T_6 椎体骨水泥治疗，2022 年 6 月 27 日开始行 T_6 椎体放疗，定期皮下注射地舒单抗预防骨不良事件。2022 年 11 月患者出现颈肩部及腰部疼痛，2022 年 11 月 11 日查 PET/CT：(结肠 MT 综合治疗后)考虑为肝脏右叶包膜、右侧肾上腺、脾脏、左侧腹直肌旁及子宫转移，两肺多发转移，多处骨转移，右侧锁骨区淋巴结转移。因左侧肩部及腰部疼痛难忍，2022 年 11 月行左侧肩胛区姑息止痛放疗，放疗后止痛效果不佳，予口服盐酸羟考酮缓释片 30mg q.12h.、加巴喷丁片等止痛治疗，疼痛控制不理想，每日出现爆发痛 3~6 次不等。2022 年 12 月转诊我院。

入院情况：PS 评分 3 分，NRS 评分 7 分。痛苦面容，颈肩部及腰部触痛明显，查体无法配合。

影像表现：2022 年 12 月 MRI 检查提示全脊柱椎体及附件弥漫多发转移瘤（图 2-2-28）。

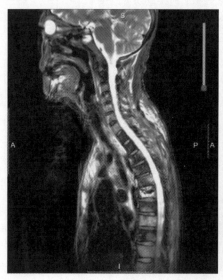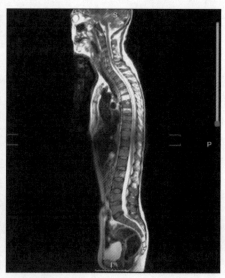

图 2-2-28 MRI 平扫

【诊断】

升结肠溃疡型中分化腺癌（$T_2N_{2a}M_0$ ⅢB 期 *KRAS* 突变 pMMR）术后辅助化疗后双肺、肝、右侧肾上腺、脾脏、左侧腹直肌旁、子宫及骨多发转移（rⅣ期）放化疗多程治疗后；难治性癌痛。

【疼痛评估】

患者左侧肩部、腰部持续性酸痛，无法平卧，PET/CT 提示多处骨转移，考虑肿瘤相关性疼痛。院外服用盐酸羟考酮缓释片、加巴喷丁片疼痛控制不理想，目前 NRS 评分 7 分，过去

24h 平均 NRS 评分为 4～5 分。考虑阿片耐受,疼痛控制不佳。患者目前体能差,暂无抗肿瘤治疗,按癌痛治疗处理。

【治疗】

患者外院服用盐酸羟考酮缓释片 40mg q.12h.,持续痛 NRS 评分 4～5 分,阵发性加重 NRS 评分 7 分。参考《NCCN 成人癌痛临床实践指南》《氢吗啡酮 PCA 对比非 PCA 静脉滴定治疗重度癌痛的Ⅲ期随机对照临床研究》,患者难治性癌痛,选择 PCA 静脉自控镇痛技术。计算如下:盐酸羟考酮缓释片 40mg q.12h.= 口服吗啡缓释片的总剂量为 120mg/d= 吗啡注射液 40mg/d= 盐酸氢吗啡酮注射液 6mg/d。PCA 溶液配制:100mL 泵,盐酸氢吗啡酮注射液 40mg,盐酸氢吗啡酮注射液浓度 0.4mg/mL,背景量为 0mL/h;bolus 为 2.5mL/次,锁定时间设置为 10min。24h 后评估:爆发痛 12 次。确定当前 24h 内该患者所需盐酸氢吗啡酮注射液剂量:6mg+12mg=18mg。调整为背景量 1.8mL/h;bolus 为 2.5mL/次,锁定时间设置为 10min。继续观察,持续痛 NRS 评分 2 分,无爆发痛。患者因经济原因要求调整为口服止痛。调整为盐酸羟考酮缓释片 80mg q.12h.,疼痛控制可,NRS 平均 2～3 分。2013 年 1 月 13 日患者出院后口服盐酸羟考酮缓释片 80mg q.12h. 配合普瑞巴林胶囊 75mg b.i.d.。2023 年 1 月 31 日患者因全身疼痛难忍,绝望,自行割伤右腕部,伤后皮肤裂伤伴渗血,急救中心送至我院急诊,予清创缝合、接种破伤风等处理后入科。入科后 NRS 评分 9 分,平素持续痛 4～5 分,再次予"盐酸氢吗啡酮注射液 PCA 泵"处理。计算盐酸氢吗啡酮注射液 16mg/d。PCA 溶液配制同上。背景剂量为 1.5mL/h(0.6mg/h),追加设定为 2.5mL/次(1mg/次),锁定时间设置为 10min。24h 后评估:爆发痛 12 次。调整盐酸氢吗啡酮注射液量后继续观察,后续调整背景剂量及追加剂量,疼痛控制不理想,每日仍有爆发痛 6～12 次。

患者疼痛控制不理想,提请多学科会诊:麻醉科建议复合枸橼酸舒芬太尼注射液治疗,必要时可行鞘内泵镇痛;放疗科建议行腰椎转移骨质破坏严重、压缩性骨折风险高的病灶放疗止痛;心理医师建议加用阿米替林治疗。综合会诊意见:患者因经济原因暂不行放疗,更改为盐酸氢吗啡酮注射液+枸橼酸舒芬太尼注射液复合,普瑞巴林胶囊、阿米替林及按期使用地舒单抗综合治疗。调整为盐酸氢吗啡酮注射液 40mg+枸橼酸舒芬太尼注射液 200μg+生理盐水 56mL 组以 2.2mL/h,追加 2.4mL 每次,锁定时间 10min+普瑞巴林胶囊 150mg b.i.d.、阿米替林 25mg q.n.、地舒单抗 120mg 皮下注射。

【疗效评价】

患者 NRS 平均评分 1～2 分,爆发痛次数每日 1～2 次。

【病例小结】

难治性癌痛的治疗很难、很重要,多学科诊疗在难治性癌痛的诊疗中扮演重要的角色,可以快速减轻患者疼痛、改善生活质量、节省医疗资源等。PCA 技术是治疗难治性癌痛的有效手段之一,对难治性癌痛的有效治疗,正是医学人道主义精神在当代的体现。

(王 静)

病例评析

该患者为中年女性,因结肠癌起病。手术后曾行辅助化疗。2020 年 6 月出现肝转移,遂行一、二、三线治疗,期间针对肝内占位行手术切除。至 2022 年 11 月患者出现全身多处转移,左肩部疼痛明显,予以口服盐酸羟考酮缓释片 30mg q.12h.,配合加巴喷丁止痛,效果不佳后来院就诊。入院时间为 2022 年 12 月。入院查体时患者 NRS 评分为 7 分,痛苦面容。影像学检查提示全脊柱椎体及附件转移瘤。因患者既往有口服三阶梯镇痛药物史,目前评估患者为难治性癌痛明确。鉴于患者重度癌痛并有明确的快速控制癌痛需求,选择 PCA 静脉自控镇痛技术符合指南规范。在判断盐酸氢吗啡酮注射液用量时,需要根据既往口服三阶梯药物的具体体用量进行换算。该病例进行了相关剂量判断并进行了第 1 个 24h 的 PCA 静脉治疗。第 2 日根据前日用药量和爆发痛等情况判断需要增加的药物剂量后,调整用量即取得了良好的镇痛效果,并显著提高了晚期患者的生活质量。后续患者第 2 次入院后继续使用 PCA 静脉镇痛配合其他药物综合治疗仍然起到了好的镇痛效果。总体而言,该病例通过 PCA 技术滴定取得了快速高效的止痛效果。

（任　涛）

病例 11　胰腺癌多程治疗后骨多发转移

【基本病史】

患者,女性,56 岁。2022 年 8 月因腰部疼痛 4 个月余就诊于某医院,行胸腰椎 MRI 及 PET/CT 提示:全身多处骨质破坏,考虑多发转移瘤。后续就诊于我院肿瘤内科,行肝穿刺活检,病理提示:腺癌,胰胆管来源可能性大。从 2022 年 9 月到 2023 年 6 月共行 14 次化疗,肿瘤控制情况一般,未行手术治疗,多次行 CT 及 MRI 检查显示:斜坡、双侧枕骨基底部、下颌骨体部、下颌支、左侧下颌头、多个颈椎体等全身多处存在骨质破坏,考虑骨转移。患者存在全身多处持续性钝痛,长期口服盐酸羟考酮缓释片,疼痛控制一般,2023 年 8 月疼痛明显加重,NRS 评分 5～8 分,夜间入睡差,患者心情低落,曾有自杀行为。

入院情况:PS 评分 4 分,NRS 评分 5～8 分,患者卧床状态,神志清晰,全身多处持续性钝痛,以下颌部及腰背部疼痛为甚,精神、睡眠、饮食差,情绪低落,焦躁,无望感,有放弃治疗想自杀的念头,下颌部肿胀明显,双下肢踝关节以下重度水肿,无法下地行走,一般情况差。

影像表现:2023 年 7 月口咽 MRI 示斜坡、双侧枕骨基底部、下颌骨体部、下颌支、左侧下颌头、多个颈椎体等全身多处存在骨质破坏(图 2-2-29)。

【诊断】

胰腺恶性肿瘤伴多发骨转移(腺癌,$pT_xN_1M_1$ Ⅳ 期);癌性疼痛;焦虑抑郁状态;睡眠障碍。

【疼痛评估】

全身多处持续性钝痛,以下颌部及腰背部疼痛为甚。目前口服盐酸羟考酮缓释片 160mg q.12h.,吗啡片 60mg 口服每日 2 次,吗啡注射液 10mg 皮下注射每日 2 次,疼痛控制不佳,NRS 评分 5～8 分。该患者为肿瘤终末期患者,体能差,病情较重,目前已暂停抗肿瘤治疗,仅按癌痛治疗处理。

【治疗】

患者患病以来全身多处持续性钝痛,长期口服盐酸羟考酮缓释片控制疼痛,剂量增长较快,2023 年 8 月疼痛明显加重,以下颌部及腰背部疼痛为甚,口服盐酸羟考酮缓释片 160mg q.12h.,吗啡片 60mg 口服每日 2 次,吗啡注射液 10mg 皮下注射每日 2 次,镇痛效果

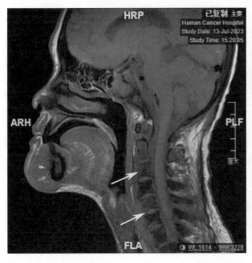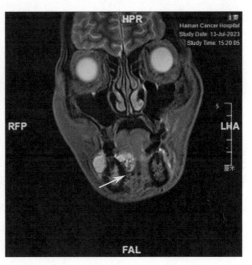

图 2-2-29 口咽 MRI

仍欠佳,遂申请疼痛科会诊。根据"癌痛患者静脉自控镇痛中国专家共识"及《难治性癌痛专家共识(2017 年版)》,对于难治性癌痛可使用患者静脉自控镇痛重新滴定阿片类药物的剂量及快速控制癌痛。患者既往有自杀行为,处于焦虑抑郁状态,且夜间入睡困难,结合患者病情可加用咪达唑仑加强镇痛的协同作用,同时缓解焦虑抑郁状态及改善睡眠情况。遂停用口服止痛药,使用吗啡联合咪达唑仑的 PCA 泵止痛。计算如下:(24h 量)盐酸羟考酮缓释片 160mg×2=320mg≈213.33mg 吗啡(静脉),皮下吗啡 20mg≈13.33mg 吗啡(静脉),吗啡片 60mg×2=120mg=40mg 吗啡(静脉),因重度疼痛,增加 50% 剂量。估算的转换剂量 =(213.33+13.33+40)×150%=400mg/24h(静脉吗啡),PCA 溶液配制:300mL 泵,吗啡 2 000mg,咪达唑仑 30mg,吗啡浓度 6.67mg/mL,咪达唑仑浓度 0.1mg/mL,背景量 1.8mL/h;bolus 为 1.8mL/次。上泵后给予负荷剂量 1.8mL,用药 24h 后评估,NRS 评分 3 分,爆发痛 2 次,患者疼痛明显缓解,镇痛效果尚可。

用泵 3 日后患者自诉镇痛效果欠佳,爆发痛较前增多,达每日 5 次,予调整镇痛泵参数,背景量 2mL/h;bolus 为 2mL/次。次日疼痛评估:NRS 评分 2~3 分,爆发痛每日 2 次,镇痛效果可,后续患者一般情况稳定,未行镇痛泵参数调整。

2023 年 8 月,患者无继续治疗意愿,自愿出院,并要求携带 PCA 泵回家继续控制疼痛。患者一般情况稳定,镇痛效果可,镇痛泵参数暂不调整,遂同意其携带 PCA 泵居家镇痛,并对患者及其家属做好宣教工作。出院后患者每周于当地医院更换一次静脉留置针,其家属定期来疼痛科门诊开具 PCA 泵药袋,后续随访患者,其 NRS 评分控制在 3~4 分,爆发痛每日 2~3 次,镇痛效果尚可。患者持续使用 PCA 泵居家镇痛至今,其一般情况均较为稳定。

【疗效评价】

患者疼痛控制在 3~4 分,爆发痛每日 2~3 次,镇痛效果尚可。

【病例小结】

该患者为肿瘤终末期患者,体能差,病情较重,现阶段暂无抗肿瘤治疗,仅按癌痛治疗处理。患者静脉自控镇痛技术可用于癌痛患者的滴定、转换及维持治疗,尤其适合与该患者相似的难治性癌痛、重度癌痛及癌性爆发痛频繁的患者。咪达唑仑为苯二氮䓬类药物,具有镇静、催眠、抗惊厥等作用,其本身无镇痛效果,但与吗啡联用时可协同增强镇痛作用,并降低患者的焦虑评分。

(王　箩　李　缙)

病例评析

慢性疼痛不单纯是生理学的感觉问题,也是心理学的复杂情绪表现,慢性疼痛反复发作,经久不愈,可能使患者对疾病能否治愈失去信心,是形成慢性疼痛与抑郁恶性循环的因素之一,使治疗变得更加困难。传统治疗对于中、重度癌痛仍应用短效或缓释制剂的口服阿片类药物进行滴定和治疗,缓释制剂的阿片类药物往往无法快速止痛,同时剂量调整时也需要很长的时间。阿片类药物静脉滴定与口服滴定相比,能更快地控制疼痛,但存在给药延迟现象,不同患者对镇痛药物的最低有效血药浓度存在剂量差异等问题。自控镇痛技术应用于癌痛治疗,允许患者通过可编程的电子泵自行给药,能迅速响应患者镇痛不断变化的需求,并减少镇痛延迟,赋予患者自我控制镇痛药物的权利,可以更好地达到疼痛缓解最大化和过量风险最小化。

(丁　园)

病例 12　乙状结肠癌多程治疗后腹腔转移

【基本病史】

患者,男性,52 岁。2022 年 8 月患者因“腹痛 1 个月余,伴肛门停止排气排便 4 日”就诊,完善上腹部 MRI 示:肝 S6 段囊实性占位,多考虑转移灶;肠镜下黏膜活检示乙状结肠部分腺体呈高级别上皮内瘤变,局灶癌变,腺癌形成。经院内 MDT 讨论后,于 2022 年 8 月行“腹腔镜下回肠造瘘术+肝部分切除术”,病理:转移性腺癌,符合乙状结肠来源。完善基因检测:$KRAS$、$NRAS$、$BRAF$ 野生型,于 2022 年 9 月开始予“mFOLFOX6+IMC-C225”维持治疗。2023 年 4 月评效,乙状结肠及肝脏病灶较前缩小,但新发骨转移,据远程会诊专家意见,调整为“CAP 1.5g b.i.d. d1～14 p.o.+Zol”治疗。2023 年 6 月患者出现腹部阵发性绞痛,NRS 评分 6 分,CT 示:乙状结肠癌并周围淋巴结转移,局部肿块较前增大,腹腔、腹膜后淋巴结,部分较前稍增大,疾病进展(progressive diseose,PD),予“FOLFIRI+Bev”1 周期,“盐酸羟考酮缓释片 30mg q.12h.”止痛治疗,NRS 评分 0～2 分。2023 年 7 月患者病情变化,腹部绞痛持续加重,NRS 评分 8～9 分,予“塞来昔布胶囊 0.2g b.i.d.、盐酸羟考酮缓释片 40mg q.12h.、加巴喷丁胶囊 0.1g t.i.d.、间苯三酚注射液、吗啡注射液”等药物止痛治疗,效果不佳,严重影响睡眠、活动、饮食,期间完善腹部平片提示不全性肠梗阻。

入院情况:神志清,急性痛苦面容,PS 评分 3 分,腹部绞痛 NRS 评分 8 分。腹部平坦,腹式呼吸存在,未见肠型及蠕动波,右下腹造瘘口畅,腹软,下腹部压痛,无反跳痛,未触及异常包块,肝脾肋下未触及,移动性浊音阴性,肠鸣音 3 次/min。

影像表现:2023 年 6 月胸腹部 CT(图 2-2-30A)与原 CT 片(2023 年 4 月 12 日,图 2-2-30B)对比,见及乙状结肠癌并周围淋巴结转移,局部肿块较前增大,增强明显强化,腹腔、腹膜后淋巴结,部分较前稍增大。2023 年 8 月腹部 X 线平片(图 2-2-31)。

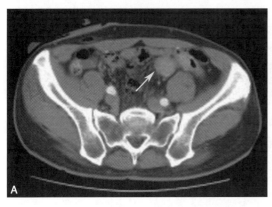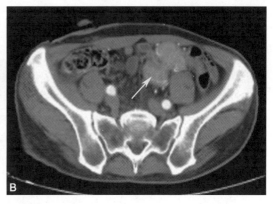

图 2-2-30 腹部增强 CT

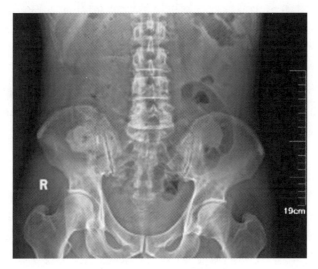

图 2-2-31 腹部 X 线平片

【诊断】

乙状结肠恶性肿瘤伴肝、腹腔、骨转移癌（腺癌，$cT_4N_2M_1$ Ⅳ 期，*KRAS/NRAS/BRAF* 野生型，MSS）；不全性肠梗阻；难治性癌痛。

【疼痛评估】

患者腹部疼痛为持续性绞痛，治疗期间合并不全性肠梗阻，疼痛进一步加重，NRS 评分 8～9 分。其疼痛机制复杂，主要包括癌性内脏痛、癌性爆发痛、癌性神经病理性疼痛、骨转移性癌痛，为混合性疼痛。期间曾予 "塞来昔布胶囊 0.2g b.i.d. p.o.、盐酸羟考酮缓释片 40mg q.12h. p.o.、加巴喷丁胶囊 0.1g t.i.d. p.o.、间苯三酚注射液、吗啡注射液" 等药物止痛治疗，疼痛控制不佳，严重影响睡眠、活动、饮食。本周期化疗已结束，因合并肠梗阻，予积极禁食、胃肠减压、补液等治疗。

【治疗】

该患者经三阶梯止痛用药治疗后，NRS 评分未达到 "333" 的标准，为结肠癌难治性癌性疼痛。依据《NCCN 成人癌痛临床实践指南》《难治性癌痛专家共识（2017 年版）》及《晚期癌症患者合并肠梗阻治疗的专家共识》,优选口服途径以外的阿片类药物镇痛治疗。为快速镇痛,选择盐酸氢吗啡酮注射液 PCA 泵止痛。

计算如下:(24h 量)盐酸羟考酮缓释片 70mg×2=140mg=10.5mg 盐酸氢吗啡酮注射液(静脉),因患者为阿片类药物耐受,NRS 评分>4 分先增加 25% 剂量。转换剂量 =10.5×125%=13.125mg/24h(静脉盐酸氢吗啡酮注射液),配制 3 日量约 40mg,PCA 溶液配制:160mL 泵,盐酸氢吗啡酮注射液 40mg,盐酸氢吗啡酮注射液浓度 0.25mg/mL,背景量 2.8mL/h,PCA 追加量 3.3mL/ 次,极限量 15mL/h,锁定时间 15min。用药 24h 后评估,NRS 评分 1 分,爆发痛 1 次,镇痛效果尚可。

【疗效评价】

患者疼痛控制在 3 分以下,爆发痛每日 0～1 次,疼痛控制满意,用药期间无恶心、呕吐、便秘、呼吸抑制等不良反应。经过盐酸氢吗啡酮注射液 PCA 泵止痛治疗,患者疼痛缓解,肠梗阻解除,为居家镇痛,换算为盐酸羟考酮缓释片 90mg q.12h. p.o. 镇痛治疗。

后续随访:患者出院后疼痛控制尚可,NRS 评分 0～1 分,生活质量明显改善,继续定期返院抗肿瘤治疗。

【病例小结】

PCA 属于微创介入治疗方式,适用于难治性癌痛。该疗法适用于癌痛患者阿片类药物的剂量滴定,频繁爆发痛的控制、吞咽困难、胃肠道功能障碍以及临终患者的持续镇痛治疗。该患者使用盐酸氢吗啡酮注射液静脉自控镇痛治疗,其镇痛效果强于吗啡,且在体内不易蓄积,能迅速响应患者镇痛需求,减少镇痛延迟,降低过量风险且更好地缓解疼痛。

(王 娴 张建依)

病例评析

针对晚期结肠癌合并肠梗阻所致的癌痛(是神经病理性疼痛、压迫性梗阻性内脏痛的混合型疼痛),选择一种生物利用度高、镇痛效果强、不良反应少和便于滴定的药物尤为重要。该例患者前期使用阿片类口服药物配合解热镇痛药以及解痉止痛药物联合止痛效果不佳,同时可能出现便秘、恶心、呕吐等抑制胃肠蠕动所致的不良反应。首先要全面、准确地评估癌性肠梗阻的原因及其他症状控制进行综合考虑。患者合并癌性肠梗阻时,口服药物吸收不稳定,一般不采用口服给药。该病例选择氢吗啡酮 PCA 泵给药,基于前期止痛药物转化及根据疼痛的程度增加剂量,氢吗啡酮静脉给药起效快,生物利用度高,且对胃肠蠕动的抑制作用比较弱,不会加重梗阻,取得了理想的镇痛效果。此外还可以根据梗阻的原因,给予抗胆碱类药物、糖皮质激素、生长抑素类似物减轻胃肠蠕动,抑制消化液积聚,协同缓解疼痛。总之,针对合并恶性肠梗阻的难治性癌痛治疗,药物种类、剂量、给药途径以及静脉营养、物理方法的选择需要个体化考量,以及多学科诊疗。

(丁 园)

病例 13 晚期肝胆管癌骨转移

【基本病史】

患者 2020 年 11 月因"上腹部疼痛 3 个月"就诊于外院,结合上腹部 MRI、肝穿刺活检病理,诊断"肝内胆管细胞癌,肝内转移,腹膜后淋巴结转移,多发骨转移"。基因检测:微卫星稳定(MSS),CPS=0,*PD-L1* 阴性,*CHEK2 R474C* 和 *FANCA A412V* 突变,*BRCA1/2* 阴性。先后行多周期化疗及靶向治疗联合抗肿瘤治疗,定期予以唑来膦酸抗骨质破坏。2021 年 2 月患者出现背部疼痛不适,胸腰椎体MRI提示多发骨转移。于2021年3月—2021年4月行(T$_1$~T$_2$、T$_7$、T$_9$、T$_{11}$~T$_{12}$)胸椎骨转移灶放疗,PTV 40Gy/2Gy/20F。放疗结束后患者出现咽喉部疼痛,吞咽时加重,伴咽喉部咳出黄痰,考虑放射性咽炎导致疼痛,患者口服盐酸羟考酮缓释片(30mg 早,40mg 晚),仍感疼痛控制不佳,NRS 评分 4~5 分,于 2021 年 4 月入院。

入院情况:PS 评分 2 分,NRS 评分 5 分。口咽部红肿,咽后壁触痛阳性。胸椎椎体压痛阳性,叩击痛阳性。

影像表现:(2021 年 2 月)胸腰椎体 MRI 平扫示多发胸椎、腰椎、骶椎信号异常,考虑转移性肿瘤(图 2-2-32)。

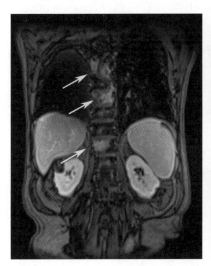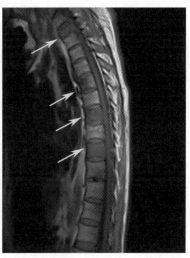

图 2-2-32　胸腰椎体 MRI 平扫

【诊断】

肝内胆管癌伴肝内转移、骨转移(cT$_{2b}$N$_0$M$_1$ Ⅳ期,*BRCA* 阴性);放射性咽炎;难治性癌痛。

【疼痛评估】

患者背部持续性疼痛,为骨转移性癌痛。合并存在放射治疗导致的咽痛,考虑抗肿瘤治疗导致的伤害感受性疼痛。因咽喉局部疼痛导致进食量少,经口营养摄入受限。目前口服盐酸羟考酮缓释片 70mg q.12h. p.o. 止痛治疗,NRS 评分 5 分,考虑阿片耐受,疼痛控制不佳。合并放射性咽炎伴感染,予以抗生素抗感染、激素抗炎等治疗,其余按癌痛治疗处理。

【治疗】

患者入院前长期口服盐酸羟考酮缓释片[30mg(早),40mg(晚)],静息时 NRS 评分 5 分,疼痛控制不佳,属于难治性癌痛。根据《难治性癌痛专家共识(2017 版)》对于难治性癌痛可使用自控镇痛重新滴定阿片类药物的剂量及快速控制癌痛。遂停止口服盐酸羟考酮缓释片,使用盐酸氢吗啡酮注射液 PCA 泵镇痛。计算如下:(24h 量,因 NRS 评分>4 分增加

50% 剂量) 盐酸羟考酮缓释片 70mg×1.5=105mg 盐酸吗啡片 ≈7mg 盐酸氢吗啡酮注射液 (静脉) 估算的转换剂量 =7mg/24h≈0.3mg/h (静脉盐酸氢吗啡酮注射液),PCA 溶液配制:100mL 泵,盐酸氢吗啡酮注射液 20mg,盐酸氢吗啡酮注射液浓度 0.2mg/mL,背景量 1.5mL/h;bolus 3.5mL/ 次,锁定 15min。接 PCA 泵 15min 时 NRS 评分 5 分,进行第 1 次追加,追加后 5min 复评 NRS 评分降至 3 分。用药 24h 后评估,NRS 评分 3 分,爆发痛 0 次,追加 1 次,镇痛效果可。根据第 1 日追加情况,于第 2 日调整 PCA 参数:背景量 1.6mL/h;bolus 4mL/ 次,锁定 15min。第 2 个 24h 评估,NRS 评分 2 分,爆发痛 0 次,追加 0 次,镇痛效果良好。第 3 日继续盐酸氢吗啡酮注射液 PCA 泵原参数维持,第 3 个 24h 评估,NRS 评分 2 分,爆发痛 0 次。于第 4 日尝试转换回口服盐酸羟考酮缓释片止痛,换算如下:静脉盐酸氢吗啡酮注射液量为 1.6mL/h×0.2mg/mL×24h≈80mg 盐酸羟考酮缓释片。嘱患者第 4 日开始口服盐酸羟考酮缓释片 40mg q.12h.。第 4 个 24h 评估 NRS 评分 2 分,爆发痛 0 次。第 5 日维持原盐酸羟考酮缓释片剂量给药,第 5 个 24h 评估 NRS 评分 2 分,爆发痛 0 次,疼痛控制良好。

疼痛控制良好稳定期间,患者经口进食量逐渐增多,通过加强抗感染治疗,感染得到控制,放射性咽炎逐渐恢复。症状好转后继续行全身抗肿瘤治疗,全身抗肿瘤治疗后疼痛较前有所减轻,盐酸羟考酮缓释片减量至 30mg q.12h. 维持。

【疗效评价】
患者疼痛控制在 3 分以下,无发生爆发痛。

【病例小结】
患者自控镇痛是医护人员根据患者疼痛程度和身体情况,利用自控镇痛设备预先设置镇痛药物的剂量,再交由患者实现疼痛"自我管理"的疼痛治疗技术。该例难治性骨转移痛患者,使用盐酸氢吗啡酮注射液 PCA 滴定治疗 15min 即开始剂量调整,20min 后 NRS 评分降至 3 分,后续无爆发痛发生,获得了滴定成功。滴定成功后转换使用口服阿片类药物维持治疗,达到了快速滴定、快速控制癌痛的目的,大大增加了患者的满意度,提高了患者的生活质量,增加了患者对抗肿瘤治疗的依从性。

(郭　妮)

病例评析

骨转移是晚期肿瘤最常见的转移部位。目前临床上存在不少难治性转移性骨痛患者,止痛药物是其疼痛治疗的基础。传统应用短效或缓释制剂的口服阿片类药物进行癌痛的滴定和解救爆发痛,存在滴定时间长、爆发痛解救不及时,不利于快速镇痛。PCA 依据癌痛患者自身疼痛情况控制给药次数,可适应不同患者的个体化用药需求,且起效迅速、剂量调整便捷,可用于癌痛患者阿片类药物的剂量滴定。PCA 模式用于癌痛滴定治疗时克服了传统口服滴定的缺点,可以为重度癌痛患者以及吞咽困难的患者提供更快和更优的镇痛。黄诚教授牵头开展的 HMORCT09-1 的Ⅲ期随机对照研究探索了盐酸氢吗啡酮注射液 PCA 对比非 PCA 静脉滴定方式治疗癌痛的有效性和安全性,结果显示,盐酸氢吗啡酮注射液静脉 PCA 治疗重度癌痛较非 PCA 治疗更有效,PCA 组滴定成功时间、药物用量均小于非 PCA 组,并且随着 PCA 的开展,爆发痛登记次数随着月份逐渐下降的趋势,为癌痛药物治疗的剂量滴定提供了重要的参考和依据。骨转移疼痛常与骨结构不稳定、侵及神经等问题,疼痛控制困难的同时存在骨不良事件的风险,在镇痛的同时应及时评估风险,多学科会诊,制定个体化治疗方案。PCA临床使用过程中需注意出血、感染、导管堵塞或脱落以及镇静过度的风险,及时处理,降低不良反应带来的心理负担,提高患者生活质量。

(丁　园)

病例14　前列腺癌内分泌治疗后多发骨转移

【基本病史】

患者,男性,72岁。因"诊断前列腺癌10年,下腹部疼痛3个月。"于2020年5月就诊。患者于2010年因"胸部疼痛"就诊于某医院,完善泌尿系B超示前列腺增大;骨扫描示多发骨骼病变(多发骨转移可能性大);前列腺特异抗原检测显示总前列腺特异性抗原(total prostate-specific antigen,T-PSA)100ng/mL,游离前列腺特异性抗原(free prostate-specific antigen,F-PSA)20.62ng/mL。患者及其家属拒绝行前列腺穿刺活检,临床诊断:前列腺癌并多发骨转移,2017年因"腰部疼痛"就诊于某医院,因脊髓压迫,行局部放疗后,疼痛逐渐缓解。2020年2月患者感腰背部、右腹部、右髋部、右下肢疼痛,为持续性疼痛,就诊我院癌痛门诊,考虑慢性癌痛,口服盐酸羟考酮缓释片联合塞来昔布,同时予以盐酸吗啡片控制爆发痛,疼痛控制欠佳,NRS评分6~8分,为行镇痛就诊我科。

入院情况:PS评分3分,NRS评分8分,神清,精神差,心肺腹无明显阳性体征,腰椎叩击痛阳性,双下肢无水肿。

影像表现:骨扫描示全身多发骨盐代谢活跃,结合断层融合显像及病史,考虑前列腺癌多发骨转移性病变;双侧多根肋骨及脊柱多个椎体骨盐代谢活跃并局部骨质不连,结合断层融合显像,考虑骨折后改变,病理性可能性大;右肺上叶后端及胸膜下多发实性结节影,右侧胸膜局部梭形增厚,转移瘤(图2-2-33)。

【诊断】

前列腺癌并多发骨、肺、右侧胸膜转移(Ⅳ期);难治性癌痛;病理性骨折。

【疼痛评估】

患者腰背部、右腹部、右髋部、右下肢持续性疼痛、慢性疼痛,疼痛性质为戳痛、疼痛过敏,属于骨转移性癌痛。目前口服盐酸羟考酮缓释片120mg q.12h.,联合塞来昔布0.2g每日2次止痛治疗,NRS评分8分,考虑阿片耐受,疼痛控制不佳。按难治性癌痛治疗处理。

【治疗】

患者入院后完善相关检验检查,考虑合并多发病理性骨折,建议请相关科室行MDT讨论制定止痛治疗方案,并更换抗肿瘤治疗方案,患者及其家属拒绝,要求应用药物镇痛治疗。

患者入院后口服盐酸羟考酮缓释片120mg q.12h.,每日爆发痛3~4次,使用盐酸吗啡片30mg疼痛稍缓解,持续痛8分,考虑为难治性癌痛。根据《难治性癌痛专家共识(2017年版)》及《癌症疼痛诊疗规范(2018年版)》,对于难治性癌痛可使用自控镇痛快速控制癌痛。遂停用口服止痛药,使用盐酸氢吗啡酮注射液PCA泵止痛。计算如下:(24h量)盐酸羟考酮

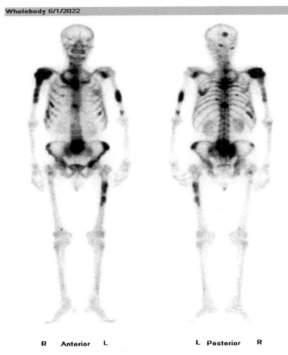

Whelebody 6/1/2022

R Anterior L   L Posterior R

图 2-2-33 骨扫描

缓释片 120mg×2=240mg=360mg 吗啡片（口服），吗啡片总剂量 =360mg+30mg×3=450mg，吗啡片：吗啡针剂 =3：1，吗啡片 450mg= 吗啡针剂 150mg，吗啡静脉给药剂量：盐酸氢吗啡酮注射液静脉给药剂量 =10：1.5，吗啡 150mg= 盐酸氢吗啡酮注射液 22.5mg，因重度疼痛，增加 50% 剂量。估算的转换剂量 =22.5×150%=33.75mg/24h=1.4mg/h（静脉盐酸氢吗啡酮注射液），PCA 溶液配制：300mL 泵，盐酸氢吗啡酮注射液 120mg，盐酸氢吗啡酮注射液浓度 0.4mg/mL，背景量 3.5mL/h；bolus 为 3.5mL/ 次。用药 24h 后评估，NRS 评分 4 分，24h 内出现爆发痛 4 次，通过按压 PCA 按键可缓解，更改持续量 4mL/h 持续泵入；用药 24h 后再次评估，NRS 评分 2 分，24h 内出现爆发痛 3 次，通过按压 PCA 按键可缓解，维持持续量 4mL/h，调整 PCA 量调为 4mL 每次，继续观察；用药 24h 后再评估，NRS 评分 0～1 分，24h 内出现爆发痛 1 次，通过按压 PCA 按键可缓解，稳定该方案持续镇痛。用药期间，患者无恶心、呕吐等不良反应发生，情绪稳定，疼痛基本消失。

【疗效评价】

患者疼痛控制在 0～1 分，爆发痛每日 1 次。

【病例小结】

癌痛三阶梯镇痛治疗原则是易于遵循的癌痛管理方法，但癌痛的处理远比此原则复杂，仍有大约 45.8% 患者不能有效缓解。自控泵镇痛技术应用于难治性慢性癌痛患者、爆发痛频繁的癌痛患者、存在吞咽困难或胃肠道功能障碍的癌痛患者、临终患者的镇痛治疗，可有效地缓解癌痛，提高患者生活质量。盐酸氢吗啡酮注射液属于吗啡强效半合成衍生物，是强效镇痛类药物，其不良反应发生率较吗啡低，安全性更优。

（尤 戈）

病例评析

该病例中,患者为老年男性,临床诊断前列腺癌多年。初诊查见前列腺肥大后同时发现全身多处骨转移,因患者及其家属拒绝活检,结合前列腺肿瘤标志物结果诊断为前列腺癌骨转移,临床诊断成立。因腰部疼痛行放疗止痛。后因疼痛加重、部位增多来院镇痛治疗,经过 MDT 讨论后,于 2020 年 2 月—5 月以口服三阶梯镇痛药物为主的综合治疗策略行镇痛处理,效果不佳来院。入院查体,NRS 评分 8 分。影像学检查提示全身多处骨转移可能性大。入院后根据患者既往使用三阶梯镇痛药物及控制爆发痛药物进行了第 1 个 24h 的剂量换算,即刻使用 PCA 静脉自控镇痛技术进行难治性癌痛处理。通过计算第 1 个 24h 的药物总量及疼痛控制情况调整第 2 个 24h 药物用量。最终 2 日内将此患者疼痛 NRS 评分控制到 3 分以下。此病例疼痛控制效果佳,镇痛药物及镇痛技术使用得当。PCA 自控镇痛技术的治疗价值在这个病例中得到了充分体现,值得临床推广。美中不足的是,该病例介绍中缺少病理诊断。

(任　涛)

病例 15　晚期直肠癌难治性癌痛

【基本病史】

患者,女性,60 岁。2019 年 1 月当地医院行直肠癌减瘤术 + 横结肠造瘘术,术后未行特殊治疗。2019 年 12 月起患者出现会阴部及下腹部持续钝痛,程度持续加重,自服多种止痛药效果欠佳,目前主要为口服硫酸吗啡缓释片止痛治疗,NRS 评分 6～8 分,于 2020 年 1 月就诊于我院。

入院情况:NRS 评分 8 分,医院焦虑抑郁量表(Hospital Anxiety and Depression Scale,HADS)评分 15 分,患者睡眠、饮食、人际交往受限伴有焦虑抑郁倾向。痛苦面容,被动左侧卧位,右侧下腹部轻压痛,可触及 5cm×3cm 包块,边界不清,质韧,活动度欠佳,双下肢轻度水肿。

影像表现:盆腔 CT 示盆腔底部巨大占位性病变,压迫周围组织,伴有部分骨质破坏(图 2-2-34)。

【诊断】

直肠癌术后盆腔多发转移($rT_4N_2M_1$ Ⅳ期);难治性癌痛。

【疼痛评估】

患者会阴部及下腹部持续钝痛,向右下肢放射,体位变化可引起疼痛加重,属于混合痛(伤害感受性疼痛 + 神经病理性疼痛,复杂的内脏痛综合征)。目前口服硫酸吗啡缓释片止痛治疗,NRS 评分 7 分,考虑阿片耐受,疼痛控制不佳。患者暂无抗肿瘤治疗,按癌痛治疗处理。

【治疗】

患者入院时口服硫酸吗啡缓释片 30mg q.12h.,持续痛 6～7 分。根据《口服吗啡滴定和静脉吗啡滴定治疗癌性疼痛的疗效比较》,重度或逐渐增强的疼痛,口服或标准化滴定都不适用。传统滴定需要数日,导致患者承受痛苦折磨。结合《难治性癌痛专家共识(2017 年版)》及《癌性爆发痛专家共识(2019 年版)》的推荐,对于诊断明确的难治性癌痛、癌痛患者

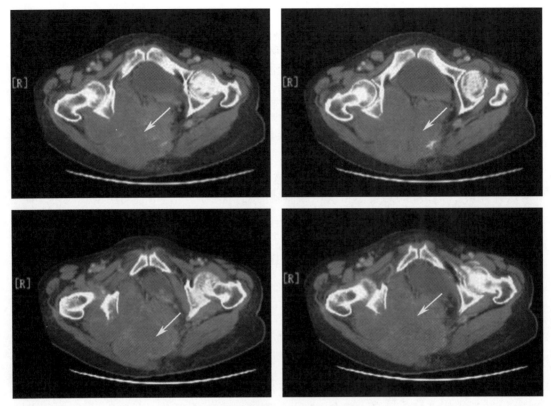

图 2-2-34　盆腔 CT

阿片类药物的滴定、处理频繁发作的爆发痛等可使用自控镇痛技术重新滴定阿片类药物的剂量及快速控制癌痛。对于该病例患者,PCA 是有效改善癌性疼痛的优选。

遂在原吗啡剂量基础上,使用盐酸氢吗啡酮注射液 PCA 泵止痛。计算如下:(24h 量)硫酸吗啡缓释片 30mg×2=60mg(口服)≈3mg 盐酸氢吗啡酮注射液(静脉)。镇痛泵 bolus 量给予前 24h 总量的 10%～20%,估算 0.3～0.6mg(静脉盐酸氢吗啡酮注射液)。PCA 溶液配制:共 100mL 泵,0.9% NS 80mL+盐酸氢吗啡酮注射液 20mg,盐酸氢吗啡酮注射液浓度 0.2mg/mL,无背景剂量,bolus 为 2.5mL/次。用药 24h 期间,加用 2 次加巴喷丁,24h 后评估,NRS 评分 2 分,爆发痛 6 次,PCA 按压 6 次,镇痛效果尚可。

患者 PCA 效果较好,NRS 评分明显下降,可逐渐过渡至维持治疗,维持治疗使用吗啡缓释片,计算如下:0.5mg×6 次 PCA=3mg/24h(滴定盐酸氢吗啡酮注射液总量);换算口服吗啡片剂量为 60mg/24h;结合基础 30mg q.12h. 用量,总体相当于口服吗啡缓释片剂量 60mg q.12h.。相关研究显示,中、重度疼痛恶性肿瘤行硫酸吗啡缓释片与加巴喷丁胶囊联合治疗可取得确切疗效,有效提高生活质量。因此维持治疗采用:吗啡缓释片 60mg q.12h.+加巴喷丁 0.3g t.i.d.。出院时患者一般情况可,且情绪较入院前明显好转,焦虑、抑郁情绪缓解。

【疗效评价】

患者疼痛控制在 2～3 分,偶有爆发痛。出院后 1 周,电话随访患者一般情况好,疼痛明显改善,且不良反应轻。

【病例小结】

自控镇痛技术应用于癌痛治疗,优势在于:①减少阿片类药物的给药延迟,快速和简单地进行滴定,可满足快速止痛的广泛需求,且可用于癌痛患者的个体化剂量滴定;②在镇痛治疗期间,镇痛药物的血药峰浓度较低,血药浓度波动小,呼吸抑制发生率低,大大减少镇痛治疗时过度镇静的不良反应;③使用泵给药镇痛时剂量调整便利,及时调控疼痛,适应镇痛剂量变化的需求及患者镇痛需求的昼夜变化。该技术可用于剂量滴定、控制爆发痛,胃肠道功能障碍以及临终患者的持续镇痛治疗。但仍要注意 PCA 的不良反应监测及处理,PCA 的不良反应主要包括两方面:药物相关的不良反应和 PCA 泵设备或操作相关的不良反应。药物所致的不良反应与口服给药相似,虽然较口服给药程度要轻,但依然需要警惕。规范操作穿刺和留置设备极少会导致出血和感染等,镇痛泵编程错误、设备故障、篡改参数、家属代替患者按压 PCA 等原因可导致药物过量,发生严重不良反应,因此在开始实施 PCA 的第 1 个24h 或调整给药参数后应密切监测患者的生命体征。

PCA 治疗癌痛通常首选强效 μ 受体激动剂,且以单一阿片类药物为首选,盐酸氢吗啡酮注射液,相较吗啡镇痛作用更强,更易透过血脑屏障,起效后血浆浓度稳定,安全性更优,因此在该例中,选择盐酸氢吗啡酮注射液单一用药。

(于 洋)

病例评析

该病例患者为中年女性,2019 年因直肠癌行手术及横结肠造瘘术。术后至 2019 年底出现会阴部及下腹疼痛,使用镇痛药物效果不佳,使用盐酸吗啡缓释片效果亦不佳,遂来院就诊。入院 NRS 评分 8 分,有焦虑抑郁倾向风险,影像表现可见盆腔占位性病变,体积较大,似有骨质破坏。此患者目前癌性疼痛考虑系肿瘤复发导致,肿瘤负荷也较大。患者精神、情志方面的问题也考虑与肿瘤诊断明确后的悲伤失落、造瘘引起生活不便的苦恼、短期内出现复发的悲伤及疼痛的持续折磨有关。对此患者最重要的就是迅速缓解患者疼痛。PCA 静脉自控镇痛技术非常适合此患者。其主要原因为:患者既往长期使用镇痛药物,但用药不规范,不便于判断口服三阶梯药物剂量,不易于短期内迅速通过传统滴定方式控制癌痛。通过 24h 的 PCA 静脉滴定处理,患者疼痛得到了很好的控制,顺利转为口服药物治疗。该病例通过 PCA 静脉滴定的方式控制癌痛,说明 PCA 静脉滴定起效迅速,安全有效,值得临床进一步推广应用。

该病例肿瘤术后未行辅助放化疗可能是导致治疗失败的最重要原因。另需注意的是该病例肿瘤进展后镇痛的同时,抗癌手段的协同推进同等重要。

(任 涛)

病例 16 胰腺癌终末期难治性癌痛

【基本病史】

患者,男性,69 岁。2022 年 1 月无明显诱因出现右上腹疼痛,为间歇性隐痛,伴阵发性加剧、无放射及牵扯痛,完善检查发现肝及胰腺占位,予肝穿刺活检后明确诊断为:胰腺癌肝转移。入我科姑息治疗,2022 年 4 月给予 GEMOX 方案化疗:吉西他滨+奥沙利铂。入院癌痛 NRS 评分 7 分,给予口服盐酸羟考酮缓释片 20mg q.12h. 控制,疼痛控制平稳。再次复诊时评估病情进展,且患者疼痛逐渐加重,每日爆发性癌痛 5～7 次,故于 5 月—8 月更换为"注射用紫杉醇(白蛋白结合型)+吉西他滨"方案化疗,住院期间盐酸羟考酮缓释片加量至 40mg q.12h.,癌痛控制平稳,无爆发性疼痛。5 周期化疗结束后评估疗效 SD,但患者化疗不耐受,血小板低,改为"替吉奥 60mg b.i.d."维持治疗。2022 年 9 月复查胸腹部 CT:胰头癌伴周围侵犯、肝脏、右侧肾上腺多发转移可能,胆道低位梗死,肝内胆管积气,较 2022 年 8 月病变范围增大、增多。评估疗效 PD,于 2022 年 9 月行"注射用紫杉醇(白蛋白结合型)+卡铂"方案化疗,癌痛明显加重,住院期间盐酸羟考酮缓释片逐渐加量至 120mg q.12h.。2022 年 11 月开始患者疼痛加重,偶有呕吐入院。

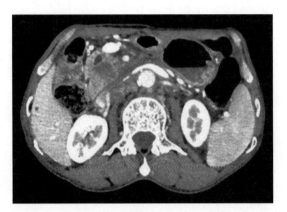

图 2-2-35　胸腹 CT 平扫+增强

入院情况:PS 评分 3 分,NRS 评分 6 分。右上腹见陈旧性手术瘢痕约 20cm,右上腹压痛,无反跳痛及肌紧张。

影像表现:2022 年 9 月胸腹部 CT 示胰头癌伴周围侵犯、肝脏、右侧肾上腺多发转移可能,胆道低位梗阻,肝内胆管积气,较 2022 年 8 月病变范围增大、增多(图 2-2-35)。

【诊断】

胰腺癌伴肝部和肝内胆管转移癌（$T_4N_1M_1$ Ⅳ 期）;难治性癌痛。

【疼痛评估】

患者右上腹部持续性钝痛,内脏性癌痛。目前口服盐酸羟考酮缓释片 120mg 止痛治疗,NRS 评分 6～7 分,疼痛控制不佳。治疗当前患者体能差,且骨髓储备极差,暂无法耐受抗肿瘤治疗,予癌痛治疗处理。

【治疗】

患者入院后口服盐酸羟考酮缓释片 120mg q.12h.,使用吗啡注射液 10mg 皮下注射每日 2 次,NRS 评分 5～6 分,第 2 日增加口服盐酸羟考酮缓释片 160mg q.12h.,仍需使用吗啡注射液 10mg 皮下注射每日 1～2 次,患者仍持续性腹痛 NRS 评分 3～4 分。根据《难治性癌痛专家共识(2017 年版)》及《癌性爆发痛专家共识(2019 年版)》,对于难治性癌痛可使用自控镇痛重新滴定阿片类药物的剂量及快速控制癌痛。遂停用口服止痛药,使用盐酸氢吗啡酮注射液 PCA 泵止痛。计算如下:(24h 量)盐酸羟考酮缓释片 160mg×2=320mg≈32mg 盐酸氢吗啡酮注射液(静脉),吗啡针剂 10mg≈1.5mg 盐酸氢吗啡酮注射液(静脉)。估算的转换剂量为 32+1.5=33.5mg/24h(静脉盐酸氢吗啡酮注射液),PCA 溶液配制:240mL 泵,盐酸氢吗啡酮注射液 160mg,盐酸氢吗啡酮注射液浓度≈0.67mg/mL,背景量 2.08mL/h;bolus 为 2.5mL/次。用药 24h 后评估,NRS 评分 2 分,镇痛效果良好。

2022 年 11 月 6 日患者疼痛控制良好,11 月 7 日患者腹部疼痛加剧,出现明显腹胀,爆发性疼痛 4 次,追加 4 次,夜间入睡困难。计算盐酸氢吗啡酮注射液剂量(24h 量):追加量 10mL×0.67mg/mL=6.7mg,维持量 2.08mL/h×0.67mg/mL×24h=34.5mg,总量 40mg/24h。调整

PCA 泵用药：PCA 溶液配制为 240mL 泵，盐酸氢吗啡酮注射液 160mg，盐酸氢吗啡酮注射液浓度 0.67mg/mL，背景量 2.6mL/h；bolus 为 3.1mL/次。

2022 年 11 月 10 日患者腹胀加重，出现肛门停止排气排便，完善腹部立位 X 线平片：肠梗阻（图 2-2-36）。

经外科及介入科会诊后，给予禁食、营养支持后予留置肠梗阻导管，不考虑手术治疗。留置肠梗阻导管后患者爆发性疼痛 6 次，追加盐酸氢吗啡酮注射液 6 次，再次调整剂量，计算盐酸氢吗啡酮注射液剂量（24h 量）：追加量 3.1mL×6×0.67mg/mL=12.64mg，维持量 2.6mL/h×0.67mg/mL×24h=41.8mg，总量 ≈54mg/24h。调整 PCA 泵用药：PCA 溶液配制为 240mL 泵，盐酸氢吗啡酮注射液 160mg，盐酸氢吗啡酮注射液浓度 0.67mg/mL，背景量 3.4mL/h；bolus 为 4.0mL/次。患者肠梗阻导管留置通畅。

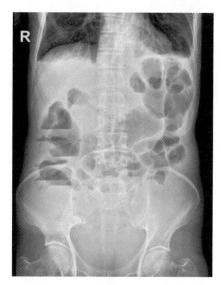

图 2-2-36　腹部立位平片图

2022 年 11 月 14 日患者腹部疼痛加剧，爆发性疼痛 6 次，追加 6 次。再次计算盐酸氢吗啡酮注射液剂量（24h 量）：追加量为 3.4mL×6×0.67mg/mL=13.67mg，维持量为 3.4mL/h×0.67mg/mL×24h=54.67mg，总量为 68.34mg/24h，调整 PCA 泵用药。PCA 溶液配制：240mL 泵，盐酸氢吗啡酮注射液 160mg，盐酸氢吗啡酮注射液浓度 0.67mg/mL，背景量为 4.0mL/h；bolus 为 4.8mL/次。患者当前量维持后，出现轻度嗜睡，疼痛控制稳定，继续使用盐酸氢吗啡酮注射液 PCA 泵止痛。

【疗效评价】

患者疼痛控制在 3 分以下，爆发痛每日 0～1 次。

【病例小结】

自控镇痛技术应用于癌痛治疗，优势是能迅速响应患者镇痛不断变化的需求，减少镇痛延迟，更好地达到疼痛缓解最大化和过量风险最小化，可用于剂量滴定、控制爆发痛，胃肠道功能障碍以及临终患者的持续镇痛治疗。盐酸氢吗啡酮注射液，相较吗啡镇痛作用更强，更易透过血脑屏障，起效后血浆浓度稳定，安全性更优。该患者入院后出现癌痛，口服阿片类缓释剂剂量后疼痛控制差，后患者出现肠梗阻，为口服药物禁忌证，疼痛控制困难，最终调整盐酸氢吗啡酮注射液剂量后疼痛得以及时控制。但因患者维持剂量较高，不良反应较重，后期出现嗜睡。

（张晓城）

病例评析

该例胰腺癌晚期难治性癌痛，口服大剂量阿片类药物效果不佳，针对内脏癌痛的特点、复杂性采取了盐酸氢吗啡酮注射液 PCA 泵。患者住院期间出现肠梗阻，肠梗阻是晚期肿瘤常见的并发症，对于终末期恶性肿瘤合并明确病因的肠梗阻患者，专家共识推荐使用阿片类药物（吗啡、芬太尼等）和抗胆碱药物（氢溴酸东莨菪碱、山莨菪碱等）用于镇痛治疗,但在临床实践中应重视个体化滴定用药剂量,防治恶心呕吐、便秘等药物不良反应,同时,对于不明原因的肠道梗阻,应注意使用阿片类药物可能影响病情观察。该患者使用盐酸氢吗啡酮注射液 PCA 泵后疼痛症状明显得到改善,通过住院期间反复调整 PCA 泵参数,从而实现及早、动态、持续、有效地消除疼痛并且通过 PCA 泵精准剂量调整避免阿片类药物导致肠梗阻加重。该患者最终盐酸氢吗啡酮注射液维持剂量高,出现嗜睡,使用阿片类药物过量或肾脏损害导致阿片类代谢产物蓄积还可出现谵妄,ESMO 指南认为阿片类药物轮换或更替是合适的,可适当水化,但是缺乏高级别循证医学证据。因此在使用阿片类药物时要预防和警惕药物的不良反应,及时处理,降低不良反应带来的心理负担,提高患者生活质量。

（姚伟荣）

病例 17　结肠癌肝转移

【基本病史】

患者,男性,58 岁。2020 年初发现结肠癌伴肝转移,2020 年 4 月开始行 XELOX、FOLFOX、FOLFIRI 化疗。2020 年 11 月行左半结肠癌 + 肝转移灶切除术,手术顺利,术后行 XELIRI 化疗。2021 年 6 月患者出现上腹部胀痛,为伤害感受性疼痛,NRS 评分 1~3 分,复查提示肿瘤复发,予以全身化疗“注射用奥沙利铂 + 注射用雷替曲塞 + 贝伐珠单抗注射液”,肝转移灶稳定,腹膜后进展行放疗,2021 年 11 月治疗结束,患者上腹部胀痛好转。2021 年 12 月肝转移灶进展,行介入联合免疫治疗。2022 年 8 月肝转移灶再次进展,再次行介入治疗,2022 年 9 月予以“西妥昔单抗注射液 + 卡培他滨片”方案治疗。2023 年 1 月肝转移进展,伴上腹部胀痛,为伤害感受性疼痛,NRS 评分 3~5 分,口服盐酸羟考酮缓释片 10mg q.12h. 止痛治疗,NRS 评分 3 分,2023 年 3 月行肝脏肿物穿刺病理提示转移病灶结肠癌来源。2023 年 4 月伴上腹部胀痛,后盐酸羟考酮缓释片逐渐加量至 30mg q.12h. 止痛治疗。

入院情况:PS 评分 3 分,皮肤巩膜无黄染,消瘦貌,两肺呼吸音清,未闻及啰音,心律齐,腹壁软可见术后瘢痕,移动性浊音阴性,双下肢浮肿。

影像表现:2023 年 3 月 24 日台州市肿瘤医院全腹部 CT 平扫示肝内多发占位,考虑转移,胃窦右前方局部包裹性积液可能;网膜及肾前筋膜增厚,肠系膜、腹膜后及两侧髂血管旁多发肿大淋巴结,考虑转移,脾大,乙状结肠术后改变,腹盆腔少量积液(图 2-2-37)。

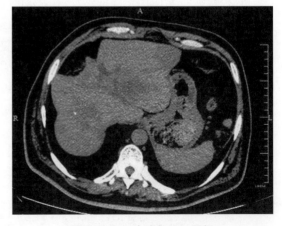

图 2-2-37　全腹部 CT 平扫

【诊断】

结肠恶性肿瘤 $cT_xN_xM_1$ Ⅳ期;难治性癌痛。

【疼痛评估】

患者腹部及后背部疼痛,肝转移灶引起,属于伤害感受性疼痛,NRS 评分 5～7 分,口服盐酸羟考酮缓释片治疗后 NRS 评分 3～5 分,后因消化道出血、肝功能不全,无法口服,改用芬太尼贴剂止痛治疗,对爆发痛予吗啡针剂止痛治疗。后患者抗肿瘤效果不佳,肿瘤进展,疼痛逐渐加重。

【治疗】

患者入院后口服盐酸羟考酮缓释片 30mg q.12h. 止痛治疗,NRS 评分 3 分,爆发痛予以羟考酮胶囊(即释)10mg 口服止痛治疗,1～2 次/d。随后患者肿瘤进展,伴消化道出血,肝功能不全,无法口服,改用芬太尼透皮贴剂 8.4mg q.72h. 止痛治疗,爆发痛予以吗啡针剂皮下注射止痛治疗,3～4 次/d,止痛效果欠佳,芬太尼贴剂加量至 12.6mg q.72h. 止痛,吗啡针剂处理爆发痛,患者日爆发痛仍大于 3 次,且出现恶心、呕吐等不良反应,不能耐受。根据《难治性癌痛专家共识(2017 年版)》及《癌性爆发痛专家共识(2019 年版)》,对于难治性癌痛可使用自控镇痛重新滴定阿片类药物的剂量及快速控制癌痛。遂停用芬太尼贴剂,使用盐酸氢吗啡酮注射液 PCA 泵止痛。计算如下:芬太尼贴剂 12.6mg≈10mg 盐酸氢吗啡酮注射液(静脉),PCA 溶液配制(72h 的总量)为生理盐水 30mL+盐酸氢吗啡酮注射液 30mg,盐酸氢吗啡酮注射液浓度 0.5mg/mL,背景量 0.8mL/h;bolus 为 2mL/次。用药 24h 后评估,NRS 评分 3 分,爆发痛 1 次,镇痛效果可。患者感恶心,便秘,无呕吐,纳差,予以托烷司琼、地塞米松止吐治疗,乳果糖通便治疗,症状明显改善。后予以“卡度尼利单抗注射液+盐酸伊立替康注射液+瑞戈非尼片”治疗,治疗后患者腹痛、后背疼痛缓解,爆发痛次数≤1 次,遂适当微调盐酸氢吗啡酮注射液 PCA 剂量,背景剂量 0.5mL/h,bolus 为 1.5mL/次,浓度 0.5mg/mL,疼痛控制尚可,不良反应可控。

【疗效评价】

患者疼痛 NRS 评分 1～3 分,爆发痛每日 0～1 次,辅以止吐、通便治疗,无明显恶心、呕吐,大便 1 次每 1～2 日。

【病例小结】

自控镇痛技术是指患者感觉疼痛时按压 PCA 泵中的启动键通过由计算机控制的微量泵向体内静脉注射设定剂量的药物,其特点是在医生设置的范围内,患者自己按需调控注射止痛药的时机和剂量达到不同时刻、不同疼痛强度下的镇痛要求。自控镇痛技术优势是能迅速响应患者镇痛不断变化的需求,减少镇痛延迟,更好地达到疼痛缓解最大化和过量风险最小化,可用于剂量滴定、控制爆发痛以及临终患者的持续镇痛治疗。盐酸氢吗啡酮注射液,相较吗啡镇痛作用更强,更易透过血脑屏障,起效后血浆浓度稳定,安全性更优,且不良反应更轻。

(赵灵峰)

病例评析

该例结肠癌伴肝转移晚期患者明确为肝转移灶引起的癌痛。针对癌痛的特点,以及患者病史,根据指南规范止痛治疗,灵活采用多剂型(片剂、针剂、贴剂)、多途径给药(口服、皮下、外贴、PCA 泵静脉),符合癌痛个体化治疗的要求。与普通的镇痛方法相比较,

PCA 具有诸多优点:使用简便,安全可靠,不良反应小,同时也能减轻护理人员的工作量。对于肿瘤晚期患者,要充分结合病史和病情发展灵活应用和调整用药剂型、剂量,也要重视药物的不良反应,如最常见的便秘、恶心呕吐等,要尽早干预,降低不良反应带来的心理负担。

在充分止痛的同时,也要适时进行抗肿瘤的全身以及局部治疗,最大限度地控制引起疼痛的原发或转移病灶,才能更好地控制疼痛。该患者在起病初期针对腹膜后病灶进行了放射治疗,后期治疗中腹膜后病灶一直未成为癌痛来源,减少了神经病理性疼痛的发生。

(姚伟荣)

病例 18　食管癌术后多程治疗后右肱骨转移

【基本病史】

患者,女性,66 岁。2019 年 2 月查胃镜诊断食管癌,次月行"三野胸腹腔镜联合全胸段食管切除伴食管-胃左颈部吻合术+胸腹二野淋巴结清扫+胸腔粘连松解术",术后病理:食管弥漫浸润型低分化鳞状细胞癌。影像学未见转移灶。术后行"注射用紫杉醇(白蛋白结合型)+注射用顺铂"辅助化疗 2 周期后中断治疗。至 2021 年 11 月复查胃镜病理提示食管癌术后复发。2021 年 11 月—2022 年 2 月行"注射用奈达铂+注射用紫杉醇(白蛋白结合型)+帕博利珠单抗注射液"方案治疗 4 周期。后行食管癌放疗。并于 2022 年 3 月—2022 年 11 月行帕博利珠单抗(200mg d1 ivgtt q.3w.)免疫维持治疗。期间于 2022 年 6 月无明显诱因出现左腰部麻木放射至左下肢,伴跛行。2022 年 8 月查胸腰椎 MRI:胸腰骶椎及其部分附件多发病变、所见双侧髂骨、左侧肋骨病变,结合病史,为多发转移瘤。全身骨显像:全身骨骼多发显像剂分布异常浓聚,考虑骨转移。同月开始口服盐酸安罗替尼靶向治疗 2 周期,因出现高血压自行停药。次月左腰部疼痛进行性加重,于 2022 年 9 月行左骶髂转移灶局部姑息放疗,DT 42Gy/12F,放疗后疼痛明显改善。2022 年 11 月出现右上臂疼痛,症状进行性加重,伴右上肢近端肌力减弱。口服曲马多缓释片 100mg q.12h. 止痛,效果欠佳,NRS评分 5~7 分,且出现恶心呕吐症状。2023 年 2 月就诊我院。

入院情况:PS 评分 2 分,NRS 评分 6 分。右上臂内侧触及一软组织肿物,大小约10cm×8cm,表面欠光滑,质地韧,较固定,无明显压痛。右上肢肌力 2 级,肌张力正常。

影像表现:2023 年 2 月 28 日骨 ECT 示全身骨广泛骨转移(颅骨、右侧肱骨上段、胸骨、两侧多发肋骨、脊柱多个椎体、骨盆骨及两侧股骨见多发异常性放射性浓聚灶)(图 2-2-38)。

【诊断】

食管鳞癌术后($pT_3N_0M_0$ ⅡA 期)复发综合治疗后伴骨转移(rⅣ期);难治性癌痛。

【疼痛评估】

患者右上肢近端持续性钝痛,属于骨转移性癌痛合并神经病理性疼痛。目前口服盐酸曲马多缓释片止痛治疗,NRS 评分 6 分,考虑阿片未耐受,疼痛控制不佳。患者现右上肢疼痛伴肌力减弱,严重影响生活质量。

【治疗】

患者入院前口服曲马多缓释片 100mg q.12h.,NRS 评分 5~7 分。基于临床研究的

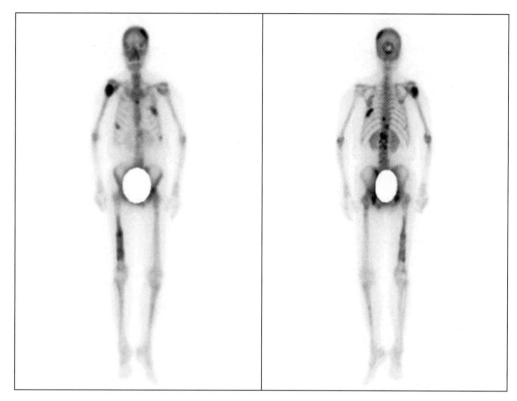

图 2-2-38　骨 ECT

结果,盐酸氢吗啡酮注射液适合持续模式给药(静脉或皮下),镇痛效价优于吗啡。遂暂停口服止痛药,使用盐酸氢吗啡酮注射液 PCA 泵止痛。计算如下:(滴定)曲马多缓释片 100mg×2=200mg≈0.5mg 盐酸氢吗啡酮注射液(静脉),因患者阿片未耐受,遂给予无背景剂量 PCA。PCA 溶液配制:100mL 泵,盐酸氢吗啡酮注射液 20mg,盐酸氢吗啡酮注射液浓度 0.2mg/mL,背景量 0mL/h,bolus 为 2.5mL/次。用药 24h 后评估,NRS 评分 2～3 分,爆发痛次数 4 次,镇痛效果尚可。期间恶心呕吐症状较前改善,但仍有间断干呕不适,综合考虑继续行当前盐酸氢吗啡酮注射液 PCA 止痛方案。

　　患者于 2023 年 3 月行右肱骨头及肱骨上段转移灶姑息放疗,DT 3 000cGy/10F。放疗后右上肢疼痛较前减轻,盐酸氢吗啡酮注射液浓度 0.2mg/mL,以背景剂量 0mL/h,bolus 为 2.5mL/次方案止痛下 24h 追加 1 次(0.5mg),遂转化为盐酸羟考酮缓释片 10mg q.12h. 止痛,效果满意。

【疗效评价】
　　患者疼痛控制在 3 分以下,爆发痛每日 0～1 次。

【病例小结】
　　PCA 技术作为传统药物镇痛的补充措施,适用于癌痛患者阿片类药物的剂量滴定,以及频繁爆发痛的控制。对于口服药物困难,合并严重恶心、呕吐及消化道功能障碍的患者,PCA 也尤为适用。静脉途径因为起效迅速(5min)和 100% 的生物利用度,在癌性爆发痛患者的使用中效果更为确切。

(邱　钧　周　炫)

病例评析

该例晚期食管癌多发骨转移患者,予以阶段性髂骨转移灶放疗后新发肱骨转移,符合转移性骨痛特点。该患者口服曲马多缓释片不能有效控制疼痛,且合并恶心呕吐阿片相关不良反应,经积极改变给药途径,使用无背景剂量单纯盐酸氢吗啡酮注射液 PCA 给药,结合后期姑息放疗治疗,最终有效缓解了癌痛。PCA 技术作为传统药物镇痛的补充措施,用于癌痛患者阿片类药物的剂量滴定,起效迅速,有利于频繁爆发痛的控制。给药模式包括单纯 PCA 和持续输注 +PCA 两种。单纯 PCA 模式适用于疼痛程度变化大,病情不稳定的患者。少数患者需要调整给药浓度,以增强止痛效果,减少不良反应。持续输注加 PCA 模式适用于疼痛程度较重,并间断性加重,全身多处疼痛的患者。临床上可针对患者的疼痛特点,进行不同给药模式的选择。在局部治疗起效、疼痛得到有效控制后,PCA 可以替换为口服给药,甚至逐渐停药。

（姚伟荣）

病例 19 宫颈癌综合治疗后多发骨、胸膜转移

【**基本病史**】

患者,女性,49 岁。2016 年因"同房后阴道出血 1 个月余"就诊。2016 年 12 月行宫颈活检提示宫颈癌。行新辅助化疗后于 2017 年 2 月行广泛子宫全切术 + 左附件切除术 + 右输卵管切除 + 盆腔淋巴清扫术,术后病检示:"子宫颈"低分化鳞状细胞癌,侵及宫颈壁全层,"左右宫角、左右宫旁、左右切缘、左右宫颈旁、子宫体、双附件及阴道壁"均未见癌累犯;"左、右盆腔"淋巴结未见癌转移(分别为 0/4 和 0/3)。术后行辅助放化疗,并定期复查。2019 年 10 月因肺转移行手术治疗及化疗。2022 年 10 月复查提示:双肺多发转移瘤,较前增大,部分肋骨骨质破坏(较前进展),考虑骨转移,给予阿帕替尼靶向治疗。2023 年 3 月患者出现左侧胸背部疼痛,口服盐酸吗啡片、去痛片镇痛效果欠佳。

入院情况:PS 评分 2 分,NRS 评分 7 分。

影像表现:2023 年 3 月胸部 CT 检查提示左侧第 7 肋及部分胸椎骨质破坏,左侧胸膜不均匀增厚,考虑转移(图 2-2-39)。

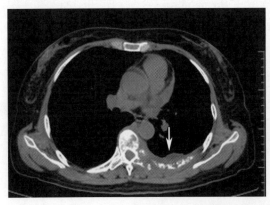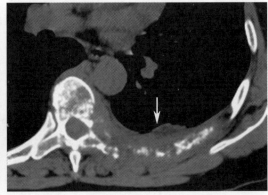

图 2-2-39 胸部 CT 平扫

【诊断】

宫颈癌术后双肺、骨、左侧胸膜转移(低分化鳞状细胞癌,$rT_0N_0M_1$ Ⅳ期);难治性癌痛。

【疼痛评估】

患者左侧胸背部持续性钝痛,属于骨转移及胸膜转移性癌痛合并癌性神经病理性疼痛。目前口服盐酸吗啡片、去痛片止痛治疗,NRS 评分 7 分,考虑阿片耐受,疼痛控制不佳。2022 年 10 月至今(本书成稿时)行阿帕替尼抗肿瘤治疗。

【治疗】

患者于 2022 年 10 月至今(本书成稿时)行阿帕替尼抗肿瘤治疗。入院后给予口服盐酸吗啡缓释片 30mg q.12h.,盐酸吗啡片每次 10mg 治疗爆发痛,联合双氯芬酸钠双释放肠溶胶囊 75mg q.d.,加巴喷丁胶囊 0.3g qd 止痛,24h 出现爆发痛 7 次,共口服吗啡 130mg。后调整口服盐酸吗啡缓释片 60mg q.12h.,盐酸吗啡片每次 20mg 治疗爆发痛,24h 出现爆发痛 4 次,共口服吗啡 200mg。遂调整口服盐酸吗啡缓释片 90mg q.12h.,盐酸吗啡片 20mg/次,每日 2~3 次,双氯芬酸钠双释放肠溶胶囊 75mg q.d.,加巴喷丁胶囊 0.3g q.d.。疼痛评分 NRS 评分 5~6 分。患者疼痛控制欠佳,并出现便秘不良反应。根据《难治性癌痛专家共识(2017 年版)》和《癌性爆发痛专家共识(2019 年版)》,对于难治性癌痛可使用自控镇痛重新滴定阿片类药物的剂量及快速控制癌痛。遂停用口服止痛药,使用盐酸氢吗啡酮注射液 PCA 泵止痛。根据成人癌痛 NCCN 指南推荐阿片类药物滴定原则,从 100% 的等效镇痛剂量开始,计算如下:(24h 量)吗啡 90mg×2+20mg×3=240mg(口服)≈12mg 盐酸氢吗啡酮注射液 ×150%≈18mg/24h(皮下)。PCA 溶液配制:100mL 泵,盐酸氢吗啡酮注射液 20mg,盐酸氢吗啡酮注射液浓度 0.2mg/mL,背景量为 2.5mL/h;PCA 为 3mL/次,间隔 15min。继续行双氯芬酸钠双释放肠溶胶囊 75mg q.d.,加巴喷丁胶囊 0.3g q.d.。用药 24h 后评估,NRS 评分 2 分,爆发痛 1 次,镇痛效果尚可,便秘症状较前缓解。

2023 年 3 月 31 日—4 月 14 日行左侧第 7 肋骨及第 7 胸椎及邻近左侧胸膜局部放疗,放疗剂量(dose in therapy,DT)3 300cGy/11F。放疗后左侧胸背部疼痛减轻,后更换为口服盐酸吗啡缓释片 60mg q.12h.,盐酸吗啡片 10mg/次,每日 1~2 次维持镇痛治疗,疼痛控制尚可。

【疗效评价】

患者疼痛控制在 3 分以下,爆发痛每日 0~1 次。

【病例小结】

该患者因肿瘤骨转移及胸膜转移引起重度疼痛,口服吗啡剂量较大,出现便秘不良反应,且镇痛效果仍然欠佳,属于难治性癌痛。该患者使用盐酸氢吗啡酮注射液皮下自控泵镇痛效果较好,疼痛控制在 NRS 评分 3 分以下,不良反应较轻。使用盐酸氢吗啡酮注射液 PCA 泵相较于口服吗啡镇痛起效更快,镇痛作用更强,不良反应更小,安全性更优。皮下自控镇痛技术相较于静脉泵,可降低对静脉血管的刺激,无需持续冲管,提高患者的舒适度和依从性。因此,临床中对于难治性癌痛患者以及吞咽困难、消化道反应较重等不适合口服止痛的患者,可以使用 PCA 皮下泵治疗。PCA 皮下泵既可以起到有效的止疼效果,又可以减轻患者痛苦及不良体验,提高患者依从性和生活质量。

(冯雪松)

病例评析

该例为宫颈癌晚期并发难治性癌痛,CT显示胸壁转移,肋骨破坏,累及相关肋间神经,属于典型的神经病理性疼痛。由于疼痛持续存在时间较长,患者常会伴有局部神经敏化,给药物治疗带来不确定风险。联合口服阿片类药物、非甾体抗炎药(nonsteroidal anti-inflammatory drugs,NSAIDs)等药物镇痛效果不佳,镇痛药物剂量不足、阿片类药物对神经病理性疼痛不敏感等问题。针对难治性癌痛的特点,更换给药途径,选择了PCSA给予盐酸氢吗啡酮注射液的镇痛方法。PCSA法操作简便,不受血管条件的限制,不增加液体入量,感染风险较低,能实现及时、安全、迅速、有效地镇痛,患者依从性好、满意度高,是难治性癌痛的有效治疗措施之一。该病例最终将抗癌与镇痛有效结合,使患者疼痛进一步减轻,临床获益,故而抗癌和镇痛二者并无本质矛盾,临床上面对癌痛治疗越来越需要多学科介入,接诊医师也需要开拓思维,避免局限于单一维度去治疗癌痛。

(姚伟荣)

病例20　前列腺癌髋臼转移

【基本病史】

患者,男性,69岁。患者2021年6月体检行彩超检查发现前列腺增大突入膀胱,行前列腺MRI提示前列腺右侧外周带、中央带异常信号,考虑前列腺癌,膀胱受侵可能大,盆腔多发结节,考虑转移,左侧髋臼、骶椎异常信号考虑转移,骨ECT提示右侧第8后肋、左侧第3~5后肋及左侧肩胛骨、部分胸腰椎多发骨转移。于我院进一步行前列腺穿刺活检术,术后病理:(前列腺左穿刺)腺泡腺癌(ISUP4组,Gleason评分4+4=8,癌占比10%),(前列腺右穿刺)腺泡腺癌(ISUP4组,Gleason评分4+4=8,癌占比90%),给予雄激素剥夺治疗(androgen-depn-vation therapy,ADT)联合阿比特龙治疗。2022年8月患者疾病进展判定进入转移性去势抵抗性前列腺癌(metastatic castration-resistant prostate cancer,mCRPC),更换为恩扎卢胺治疗,疗效欠佳,体力状况A持续升高,且逐渐出现双下肢疼痛,给予更换为多西他赛化疗。2023年5月患者双下肢疼痛较前加重,呈持续性钝痛,活动后加重,口服盐酸吗啡缓释片每日180mg,疼痛控制不满意,NRS评分6~7分,为求进一步治疗入住我科。

查体:神清语明,呼吸正常,巩膜无黄染,结膜无苍白,浅表淋巴结未触及肿大,双肺呼吸音清,无干湿啰音,心律齐,腹软肝脾未触及肿大,未扪及包块,移动性浊音阴性,双下肢肿胀、压痛阳性。

入院情况:平车送入病房,PS评分4分,NRS评分6~7分。双下肢肿胀、按压痛。

影像表现:2022年7月胸部+上下腹+盆腔CT平扫示前列腺增大,左侧第3、5肋骨局部骨质破坏,第3、9胸椎和第1、2、3、5腰椎内见低密度灶,双侧髋臼局部骨质破坏,盆腔多发淋巴结肿大,腹主动脉末端旁及左侧锁骨上淋巴结稍肿大(图2-2-40)。

【诊断】

前列腺癌 $cT_4N_1M_1$ Ⅳ期;骨转移癌;难治性癌痛。

【疼痛评估】

患者盆骨、腰椎等多发骨转移,双下肢持续性钝痛,疼痛范围广泛,目前盐酸吗啡缓释片

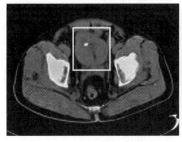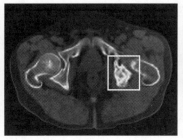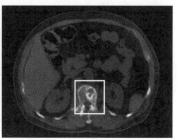

图 2-2-40 胸部+上下腹+盆腔 CT 平扫

每日 180mg,NRS 评分 6～7 分,疼痛控制不满意。

【治疗】

患者入院后口服盐酸吗啡缓释片每日 180mg,持续痛 6～7 分。根据《难治性癌痛专家共识(2017 年版)》《癌性爆发痛专家共识(2019 年版)》及《皮下持续输注癌痛治疗中国专家共识(2020 年版)》,对于难治性癌痛可使用自控镇痛重新滴定阿片类药物的剂量及快速控制癌痛。经科室讨论后于 2023 年 5 月行盐酸氢吗啡酮注射液 PCA 皮下泵止痛。计算如下:(24h 量)吗啡 180mg= 皮下持续输注吗啡 180mg×1/2= 皮下持续输注吗啡 90mg≈18mg 盐酸氢吗啡酮注射液(皮下)。PCA 溶液配制:300mL 泵,盐酸氢吗啡酮注射液 300mg,盐酸氢吗啡酮注射液浓度 1mg/mL,背景量为 0.8mL/h,bolus 为 1.0mL/次。用药 24h 后评估,NRS 评分 4 分,爆发痛 2 次,调整背景量 0.9mL/h,bolus 为 1.0mL/次,用药 24h 后评估,NRS 评分 2 分,爆发痛 0 次,疼痛控制满意。

该患者肿瘤终末期,疼痛控制后经泌尿外科、放疗科、肿瘤内科、心理科多学科会诊后,考虑患者病情较重,暂停抗肿瘤治疗,以对症支持治疗为主。经科室综合讨论后,向患者及其家属行安宁疗护理念的宣教,评估患者及其家属对安宁疗护理念的态度及需求,于 2023 年 6 月签署安宁疗护知情同意书。在院期间除对患者行日常照料、症状控制等,同时给予患者心理护理、灵性照顾服务。

2023 年 6 月,患者病情进展,常有嗜睡,故重新进行疼痛评估。因患者疼痛表达不清,采用修订版面部表情疼痛量表(face pain scale-revised,FPS-R)进行疼痛评定,FPS-R 评分为 2 分,微痛。根据《癌症疼痛诊疗规范(2018 年版)》调整皮下泵背景量为 0.6mL/h,bolus 为 0.6mL/次。用药 24h 后评估,FPS-R 评分为 0 分,无痛。向家属交代可继续减量,家属拒绝。

2023 年 6 月 14 日,患者突发意识障碍,呼之不应,颈静脉无搏动,瞳孔散大,对光反射消失,家属拒绝抢救,床旁心电图提示心搏骤停,宣告临床死亡。

【疗效评价】

患者肿瘤终末期,行盐酸氢吗啡酮注射液皮下泵止痛,直至临终前患者疼痛控制在 3 分以下,爆发痛每日 0～1 次。

【病例小结】

皮下持续输注给药在患者的舒适度及生活质量方面比口服和静脉给药途径具有更多的优点,现已广泛用于临床治疗,尤其皮下持续输注阿片类药物在癌症疼痛治疗中越来越普遍,盐酸氢吗啡酮注射液是一种纯 μ 阿片受体激动剂,镇痛效能比吗啡强,脂溶性约是吗啡的 10 倍,皮下吸收快,适用于皮下给药。该患者处于肿瘤终末期,通过皮下 PCA 达到满意止痛效果,同时实施安宁疗护使患者安详、舒适地走完生命最后一程。

(王丹丹)

病例评析

　　安宁疗护是针对预计生存期只有半年甚至更短时间的疾病终末期患者提供的一项服务,以多学科照护团队形式实施,照护对象主要是患者及其家属,提供包括躯体、心理、社会、灵性的全面照护,从而提高生命末期患者的生存质量,使其能够安宁、有尊严地度过余生,并使家属的身心健康得以维护。晚期恶性肿瘤患者在生理上存在着多种症状,如疼痛、疲乏、恶心、呕吐等,其中疼痛是患者最难以忍受的症状之一,严重影响着患者的生存质量。该例是晚期前列腺癌,主要症状是骨转移痛合并神经病理性疼痛,为阿片耐受难治性癌痛,予以口服强阿片类药物镇痛治疗效果欠佳,经过多学科专家联合会诊后予以重新阿片类药物滴定,改变给药途径行 PCSA,做到了精准、及时、迅速、有效镇痛,给予了终末期癌痛患者规范化个体化安宁疗护方案。PCSA 让患者及其家庭照顾者能够"自控"和"主动"参与镇痛,同时具有感染风险较低、操作简单方便、患者及其家属易接受、依从性好、满意度高的优势,值得临床广泛推广。PCSA 用于终末期患者癌痛治疗过程中,需要医护患配合协作,密切观察,同时积极防治毒副作用,以确保患者用药安全合理。

(余慧青)

病例 21　胰腺癌多程治疗后上腹及腰背痛

【基本病史】

　　患者,女,60 岁。以"腹痛 7 个月余,诊断胰腺癌 5 个月"就诊。2022 年 9 月患者因"持续性上腹痛伴腰背痛 2 月"于重庆市某三甲医院行上腹部增强 CT 提示:胰腺体部占位性病变,考虑胰腺癌,伴腹腔、腹膜后淋巴结转移。完善胰腺穿刺活检病理证实腺癌,诊断为胰腺癌 $cT_2N_xM_0$,先后予以"盐酸吉西他滨 + 注射用紫杉醇(白蛋白结合型)、单药吉西他滨"等多方案多疗程化疗,化疗耐受性差,整体治疗效果不佳。患者上腹痛及腰背痛进行性加重,目前口服吗啡缓释片 90mg q.12h. 止痛效果欠佳,且伴有恶心、呕吐症状,NRS 评分 4~6 分,于 2023 年 3 月入院。

　　入院情况:PS 评分 2 分,NRS 评分 6 分。皮肤巩膜无黄染。上腹部饱满,压痛,无反跳痛及肌紧张。

　　影像表现:上腹部增强 CT 示胰腺体部肿块,考虑胰腺恶性肿瘤,侵及肠系膜上静脉伴少量栓子形成,包绕肝固有动脉、胃左动脉及脾动脉近段。胰周、肠系膜根部多发淋巴结显示(图 2-2-41)。

【诊断】

　　胰腺癌 $cT_4N_1M_0$ Ⅲ期;难治性癌痛。

【疼痛评估】

　　患者胰腺癌局部晚期,合并内脏痛,NRS 评分 4~6 分,口服盐酸吗啡缓释片 90mg q.12h. 止痛,疼痛控制不佳,属于阿片耐受范畴。拟行 PCA 皮下治疗快速镇痛,同时择期行腹腔神经丛毁损术控制癌痛。

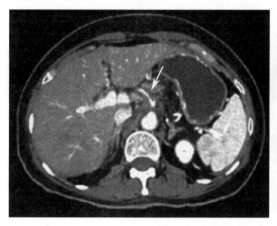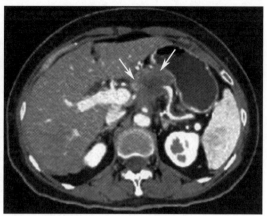

图 2-2-41　上腹部 CT 增强扫描

【治疗】

患者院前已行盐酸吗啡缓释片 90mg q.12h. 止痛,疼痛控制差,24hNRS 评分处于中度疼痛范围,依据《难治性癌痛专家共识(2017 年版)》,该患者已属难治性癌痛范畴,且属于阿片类药物耐受患者,为实现"有效、安全、快速控制疼痛"的镇痛目标,医疗组讨论后拟予以盐酸氢吗啡酮注射液 PCSA 模式快速镇痛,同时后续予以腹腔神经丛毁损术,酌情抗肿瘤治疗。患者 NRS 评分 4～6 分,属中度疼痛,故该患者 24h 阿片类药物背景量拟增加 25%～50%。临床阿片类药物轮替过程如下:24h 阿片类药物剂量 =(90mg×2)×(125%～150%)=225～270mg 盐酸吗啡片 =75～90mg 盐酸吗啡注射液 ≈11.2～13.5mg 盐酸氢吗啡酮注射液。该患者 24h 阿片类药物剂量取 12mg 盐酸氢吗啡酮注射液,根据患者 NRS 评分为 5 分(3 分<NRS 评分<7 分),故相关 PCSA 参数设置如下:持续输注剂量(背景量)12mg/24h,设置背景剂量 0.25mg/h 盐酸氢吗啡酮注射液原液(因 PCA 泵参数设置精确到小数点后 1 位,故取 0.3mg/h),bolus 8mg/20=0.6mg/ 次,锁定时间 30min。24h 后镇痛效果评估:NRS 评分 2～3 分,爆发痛 2 次,疼痛控制可,无明显恶心、呕吐、头昏、便秘等不适,耐受良好。患者拒绝有创操作镇痛治疗,选择保守治疗,后续予以 PCSA 居家治疗。

【疗效评价】

患者 NRS 评分<3 分,爆发痛每日 0～3 次。

【病例小结】

胰腺癌的整体治疗效果并不乐观,预后极差,具有早期病情隐匿不易发现、可手术切除率低、术后易复发转移等临床特点。临床上,对于胰腺癌患者,尤其是中晚期胰腺癌患者,癌痛已严重影响了患者的生活质量。胰腺癌所致的疼痛病因较复杂,基于目前相关的研究,其机制主要有:①胰腺癌对周围神经的直接浸润;②胰腺周围神经炎症或纤维化;③胰腺的肿物或炎症致包膜张力增加,刺激感觉神经纤维;④胰头肿块或炎症致胰管内压力增高。该患者拒绝腹腔神经丛毁损等微创镇痛治疗,此时予以 PCA 治疗则是一种比较理想的治疗选择。盐酸氢吗啡酮注射液是一种半合成的强阿片类药,其药效是吗啡的 5～8 倍,且引起的低血压、呼吸抑制、恶心、呕吐及瘙痒等不良反应比吗啡少。目前,基于盐酸氢吗啡酮注射液的高效、良好的安全性,已被推荐为 PCA 常用的强阿片类药物。

（杨列军）

病例评析

胰腺恶性肿瘤易转移且侵袭性强,特别是神经浸润显著高于其他恶性肿瘤,剧烈的腰腹部疼痛常是晚期胰腺癌的典型特征,严重影响患者生存质量。该例胰腺癌局部晚期并发癌痛,口服吗啡缓释片日剂量达到 180mg 后仍存在中度疼痛,且伴随明显消化道不良反应,难治性癌痛诊断明确。根据患者病情采用盐酸氢吗啡酮注射液 PCSA 方案,备选腹腔神经丛毁损术,实现了"有效、安全、快速控制疼痛"的镇痛目标,后续患者拒绝有创操作镇痛治疗,选择保守治疗,继续 PCSA 居家治疗,疼痛控制较为理想。PCSA 能迅速响应患者不断变化的镇痛需求,减少镇痛延迟,更好地达到疼痛缓解最大化和过量风险最小化,且感染风险小,较为广泛地适用于剂量滴定、控制爆发痛,胃肠道功能障碍以及晚期患者的持续(居家)镇痛治疗。

(张志春)

病例 22　乙状结肠癌术后多程治疗后骶骨转移

【基本病史】

患者,女性,2020 年 9 月 18 日因结肠癌在全麻下行"腹腔镜辅助根治性乙状结肠切除 + 双侧附件切除 + 盆底结节切除术"。术后诊断:乙状结肠癌并双侧卵巢腹膜种植转移(pT$_4$N$_0$M$_{1c}$,Ⅳ期),术后未行化疗。2021 年 7 月复查:癌胚抗原(carcinoembryonic antigen,CEA)50.6ng/mL,糖类蛋白 19-9(carbohydrate antigen 19-9,CA19-9)101.1U/mL。PET/CT 提示吻合口肿瘤复发,腹盆腔、腹膜后多发淋巴结转移,骶骨转移。基因检测:*KRASExon-2 G12D* 突变,*NRAS/BRAF* 未见突变,MSS。2021 年 7 月 19 日—2022 年 1 月 26 日行"贝伐珠单抗注射液 +FOLFIRI"方案治疗 10 周期,疗效评价 SD(根据 RECIST 1.1,下同)。2022 年 3 月 29 日 CT 提示左肾积水,行"经尿道双侧输尿管镜探查 + 输尿管置管术",见肿瘤侵犯,评估 PD,于 2022 年 3 月 31 日行"XELOX"方案治疗 1 周期。2022 年 4 月 18 日全麻下行"腹腔镜探查 + 盆底种植结节切除 + 左下腹壁结节切除"。2022 年 4 月 20 日予"替加氟 + 亚叶酸钙 + 奥沙利铂"腹腔灌注化疗,2022 年 5 月 13 日—8 月 26 日行"XELOX"方案治疗 6 周期,第 5、6 周期联合"贝伐珠单抗注射液"治疗,3、6 周期后复查 CT 评估 SD。因患者出现手足综合征,考虑卡培他滨不耐受,于 2022 年 9 月 20 日改"雷替曲赛 + 贝伐珠单抗注射液"治疗 2 周,2 周期后 CT 评估 SD。为增加疗效,于 2022 年 12 月 17 日—2023 年 1 月 14 日行"雷替曲赛 + 贝伐珠单抗注射液 + 奥沙利铂"方案化疗 2 周期。2023 年 2 月 4 日出现骶尾部疼痛,CT 评估 PD。疼痛与口服氨酚曲马多(每片含盐酸曲马多 37.5mg,对乙酰氨基酚 325mg)1 片 q.6h. 止痛,控制尚可,24h 平均 NRS 评分 2 分。于 2023 年 2 月 9 日—5 月 12 日行"贝伐珠单抗注射液 + 曲氟尿苷/替匹嘧啶片"方案治疗。2023 年 6 月 10 日疗效评估 PD。2023 年 6 月 12 日—7 月 23 日行"卡度尼利单抗联合呋喹替尼"治疗,2023 年 8 月 7 日复查疗效评估 PD。2023 年 8 月 9 日予"FOLFOXIRI"治疗 1 周期。骶尾部酸痛,活动后加重。口服"盐酸羟考酮缓释片 10mg q.12h.,氨酚曲马多 1 片 q.6h."止痛治疗,疼痛控制不佳,静息状态下 NRS 评分 2 分,活动后 NRS 评分 5~7 分,24h 平均 NRS 评分 5 分。2023 年 8 月 15 日转入我科治疗。

入院情况:PS 评分 2 分,NRS 评分 7 分,原左下腹 Trocar 孔可触及硬结,1.5cm×1.5cm,

质硬,界不清,可推动。骶尾部压痛。

影像表现:腹盆腔增强 CT 示吻合口壁 - 骶前间隙复发或转移,肝包膜、腹盆腔转移累及右半结肠,右髂骨及骶骨转移累及双侧梨状肌,腹膜后淋巴结转移(图 2-2-42)。

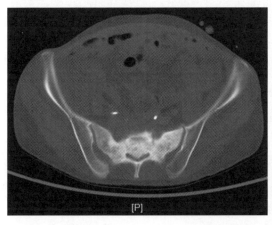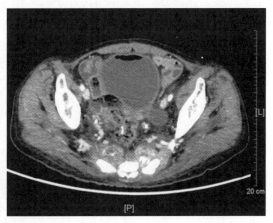

图 2-2-42　腹盆腔增强 CT

【诊断】

乙状结肠溃疡型中分化管状腺癌卵巢、腹膜种植转移术后,腹盆腔右髂骨骶骨双肺转移综合治疗后($pT_4N_0M_{1c}$ ⅣC 期 *KRAS G12D* 突变,MSS);难治性癌痛。

【疼痛评估】

患者骶尾部持续钝痛,属于骨转移性癌痛。口服盐酸羟考酮缓释片联合氨酚曲马多止痛,考虑为阿片耐受。患者静息状态下 NRS 评分 2 分,活动后 NRS 评分 5~7 分,24h 平均 NRS 评分 5 分,每日 8~15 次爆发痛,每次持续 20~30min。治疗当前患者体能差,暂无抗肿瘤治疗,按癌痛治疗处理。

【治疗】

患者入院后停用口服镇痛药。使用盐酸氢吗啡酮注射液 PCA 泵静脉滴定。计算如下:(24h 量)4 片氨酚曲马多(1 片氨酚曲马多≈11mg 口服吗啡)≈44mg 口服吗啡;盐酸羟考酮缓释片 10mg 1/12h=40mg 口服吗啡。取 10%~20% 日剂量作为 PRN(必要时)止痛剂量约 15mg 口服吗啡,换算成静脉盐酸氢吗啡酮注射液 0.75mg。PCA 溶液配制:0.9% 生理盐水 135mL,盐酸氢吗啡酮注射液 60mg。盐酸氢吗啡酮注射液浓度 0.3mg/mL,2.5mL p.r.n.,间隔时间 10min,无负荷剂量和背景剂量。用药 24h 后评估,患者按压 16 次,使用量 40mL,诉疼痛控制可,NRS 评分 0~3 分。考虑患者爆发痛次数多,设置持续量 1.5mL/h(40/24≈1.5mL),PRN 剂量不变。第 2 日评估,患者按压次数 10 次,诉恶心、呕吐、头晕,共使用量 61mL,诉疼痛控制可,NRS 评分 0~3 分。因不良反应大,要求取消持续剂量止痛,仅以 PCIA 方式输注。第 3 日仍以盐酸氢吗啡酮注射液浓度 0.3mg/mL,2.5mL p.r.n. 使用,患者诉疼痛控制满意,按压次数 15 次,使用量 37.5mL,NRS 评分 0~3 分,未再出现恶心、呕吐、头晕等不适。

【疗效评价】

患者疼痛控制在 0~3 分,疼痛控制满意。

【病例小结】

患者乙状结肠癌因髂骨骶骨转移导致骶尾部持续钝痛,属于骨转移性癌痛。其特点是难治性癌痛,爆发痛次数多,每次持续时间不长(20min～30min)。口服盐酸羟考酮缓释片联合氨酚曲马多片,镇痛效果不佳。根据《难治性癌痛专家共识(2017年版)》及《癌性爆发痛专家共识(2019年版)》,对于难治性癌痛可使用患者自控镇痛重新进行阿片类药物剂量滴定并快速控制癌痛。并按照HMORCT09-1的Ⅲ期研究滴定模式选择盐酸氢吗啡酮注射液按上述配泵模式进行配制,患者获得了很好的止痛效果。但第2日增加了持续量,由于患者为骨转移性疼痛,静息状态和活动状态患者的疼痛评分差距很大。这类患者给持续量会导致阿片类药物使用剂量高于只给PCIA给药模式。患者持续稳定给药可导致患者在疼痛评分低时可能出现过量导致中枢神经系统毒性,如恶心、呕吐、头晕症状。反而是第3日仅使用PCIA给药模式,患者在疼痛控制良好的情况下,没有出现中枢神经系统毒性。

(郑佳文　赵　珅)

病例评析

　　该例属于乙状结肠癌晚期并发难治性癌痛,癌痛特点是静息状态下NRS评分2分,活动状态NRS评分可高达7分,疼痛强度波动范围很大。使用盐酸羟考酮缓释片联合氨酚曲马多口服镇痛,其血药浓度相对稳定,适合疼痛强度相对稳定的患者,反而不适合疼痛强度波动大的患者。因此,这类疼痛强度波动大患者通常对保持相对稳定血药浓度的镇痛药物疗效并不佳。该患者NRS评分最高达7分,属于重度癌痛,需要快速镇痛。因此在重新给患者进行阿片类药物滴定时,选择了盐酸氢吗啡酮注射液静脉PCA的滴定模式,取得了很好的镇痛效果。这不仅是静脉给药起效快,而且PCA模式可以减少医务人员处方、取药、配药、注射等多个环节的等待时间,使患者可以通过事先设置好的PCA第一时间自主上药。HMORCT09-1的Ⅲ期研究已经证实,对比传统的医务人员给药的模式,PCA模式可以更快地控制疼痛,降低疼痛强度和提高患者对疼痛控制的满意度。该病例在滴定成功后并未改为阿片类药物口服缓释制剂维持镇痛,而是继续用盐酸氢吗啡酮注射液静脉PCA,这特别适合患者爆发痛频繁发作(8～15次/d),持续时间短的特点(20～30min)。如口服即释吗啡片,镇痛起效时间需要30min左右,镇痛峰值时间在60min左右,盐酸氢吗啡酮注射液起效时间通常只需5min左右,镇痛峰值时间在15min左右,在需要快速缓解爆发痛方面远优于口服强阿片类药物。该例显示患者加用持续量出现了中枢神经系统毒性,与持续稳定给药可能会导致患者在疼痛评分低时出现过量有关。HMORCT09-2的Ⅱ期研究提示,在维持阶段仅给PCIA模式,镇痛效果相当,而阿片类药物用量更少。患者在一次PCIA给药后,只有镇痛药物浓度低于其疼痛阈值才会触发其再次按压PCA按钮,这样的给药模式出现药物过量导致中枢神经系统毒性的发生率会大大减低。PCIA用于晚期癌症患者癌痛治疗过程中,需要医护患加强配合协作,密切观察,同时积极防治毒副作用,以确保用药安全合理,必要时多学科专家联合会诊,更换镇痛方式,如其他疼痛介入措施。

(余慧青)

病例23　转移性胰腺癌多程治疗后腹膜后转移

【基本病史】

　　患者,女性,48岁。患者于2022年7月开始无明显诱因出现左侧腹部、左腰部、左季肋区疼痛,影响睡眠,伴厌油腻。2022年8月就诊于我院,腹部B超:左肾与脾间稍低回声团提示实性占位肿块,源于胰尾可能。腹部增强CT示:胰尾部恶性占位性病变,考虑胰腺癌,并侵犯左肾及脾脏,脾动静脉受侵犯,腹膜后淋巴结转移(图2-2-43)。2022年8月行胰腺穿刺活检术,病理回示:腺癌Ⅱ～Ⅲ级。2022年8月给予静脉化疗4周期,方案:注射用紫杉醇(白蛋白结合型)+盐酸吉西他滨。2022年12月复查CA199较前升高,疗效评价为PD,更换治疗方案为:FOLFIRINOX+免疫治疗。复查示CA199呈下降趋势,2023年4月复查疗效评价为SD。2023年4月患者诉腹部间断疼痛,NRS评分3分,予以洛索洛芬片(60mg q.8h.)止痛治疗,1个月后疼痛控制欠佳,遂予以氨酚羟考酮片(330mg q.8h.)止痛治疗。2023年6月复查CA199较前升高,疗效评价为PD,因此时患者体能状态较差,遂更换治疗方案为:替吉奥(S1)+免疫治疗,2023年7月患者复查疗效评价为PD,2023年7月患者诉腹部疼痛加重,氨酚羟考酮片(330mg q.6h.)仍控制不佳,NRS评分6分,予以盐酸吗啡缓释片(30mg q.12h.)止痛后NRS评分1分。2023年8月患者诉近半个月血尿,伴小便量少,为进一步诊治遂就诊于我院。

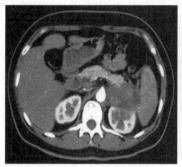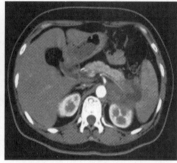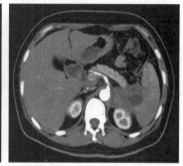

图2-2-43 腹部增强CT检查

入院情况:PS评分1分,NRS评分5分。持续血尿,伴血凝块,查血示血红蛋白56g/L。

影像表现:计算机体层成像尿路造影(computed tomography urography,CTU)检查示胰尾部占位,考虑胰腺癌,脾脏、左肾、左侧输尿管上段、肾盂及肾上腺受侵,腹主动脉、下腔静脉、左肾动静脉、脾动静脉受侵,腹膜后淋巴结转移(图2-2-44)。

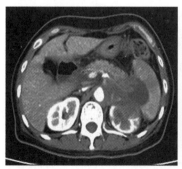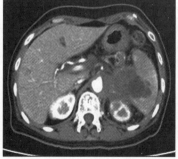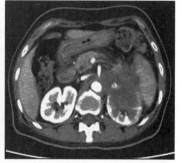

图2-2-44 泌尿系尿路成像CTU检查

【诊断】

胰腺腺癌伴腹膜后淋巴结转移、脾转移、左肾转移、左侧肾上腺转移($cT_4N_xM_1$ Ⅳ期);难治性疼痛。

【疼痛评估】

患者腹部持续性疼痛,属于胰腺尾部癌组织侵犯、腹膜后淋巴结转移引起的剧烈癌痛,NRS 评分最高可达 8 分。既往口服盐酸吗啡缓释片止痛治疗,疼痛控制不佳,考虑阿片耐受。治疗当前患者体能差,且持续血尿和无法口服止痛药物,按止血治疗和癌痛治疗处理。

【治疗】

治疗上予以导尿,持续膀胱冲洗、输血、止血、纠正贫血等对症治疗。患者持续血尿考虑与胰尾部肿瘤侵犯肾脏有关,于 2023 年 8 月行左肾动脉造影 + 栓塞术,术后患者血尿明显好转,2 日后尿管引流液为淡黄色尿液。

患者入院前口服盐酸吗啡缓释片(30mg q.12h.)控制疼痛,于 2023 年 8 月入院后患者腹部持续疼痛,伴严重呕吐,因此无法口服止痛药物。在《难治性癌痛专家共识(2017 年版)》中,患者自控镇痛泵推荐用于爆发痛频繁、胃肠功能障碍、吞咽困难及临终患者的镇痛治疗,并基于既往研究结果得出盐酸氢吗啡酮注射液更适合持续给药(静脉 PCA 或皮下 PCA)模式的结论。因此,对于该患者,给予盐酸氢吗啡酮注射液 PCSA 泵止痛。PCA 溶液配制:0.9% 生理盐水 80mL 泵,盐酸氢吗啡酮注射液 20mg,配制为 100mL 混合液,盐酸氢吗啡酮注射液浓度 0.2mg/mL,背景量 1.0mL/h,bolus 为 1.5mL/次。用药 24h 后评估,NRS 评分 2～4 分,爆发痛 2 次,镇痛效果尚可。呕吐症状也有所缓解。

患者疼痛控制较前明显好转,可正常进食后,将 PCA 泵转换成口服盐酸吗啡缓释片(30mg q.12h.)控制疼痛,爆发痛时使用盐酸吗啡片(30mg p.r.n.)治疗。2023 年复查血象示血红蛋白 80g/L,贫血得到明显改善,但患者体能状态相对较差,结合患者本人及其家属意愿,于 2023 年 8 月行免疫治疗抗肿瘤治疗 1 疗程,于 2023 年 8 月好转出院。

【疗效评价】

患者疼痛控制在 4 分以下,爆发痛每日 0～2 次。

【病例小结】

癌性疼痛是影响肿瘤患者生活质量的主要因素之一,中重度癌性疼痛的发生率约为 38%。癌性疼痛的诊治是临床工作中的重点和难点,PCA 的应用给患者提供了便利,其方法是根据患者自身疼痛感受程度,通过"背景输注 + 患者自控"模式,实现持续有效镇痛,能够有效预防阿片类药物的过量、不足和毒性风险等,并具有给药及时和起效迅速的优点。研究发现,盐酸氢吗啡酮注射液药物在难治性癌痛的临床成功率较高,并具有剂量增加速度更低,按压次数更少,便秘等不良反应发生率更低的优点。因此,在癌性疼痛的治疗过程中,盐酸氢吗啡酮注射液 PCA 泵能够提供更加有效的帮助。

(周东奎)

病例评析

胰腺癌首次确诊时多为晚期且常以腹痛为首发症状。该例为胰腺癌晚期患者经多线抗癌治疗后病情仍进展,出现全身多处转移,其中腹腔重要器官受侵犯明显,以疼痛(内脏性疼痛)为主,属于阿片耐受难治性癌痛,患者口服的强阿片类药物剂量并不大,因其同时伴有因肿瘤侵犯、压迫导致无法耐受的恶心、呕吐等胃肠道症状,此时需要更换镇痛给药途径,以胃肠道外给药较适宜。理论上可选择透皮贴剂、PCA等给药方式,该患者病情需要快速镇痛,同时还需有效、及时处理爆发痛,PCA技术则可满足快速镇痛、及时处理爆发痛双重目的。予以PCSA快速镇痛,给患者提供了后续抗癌治疗机会,其体能状况也得以恢复,后续也进行了阿片类药物的轮替,从予以盐酸氢吗啡酮注射液PCSA轮替为吗啡缓释片镇痛治疗,体现了多模式镇痛治疗用于胰腺癌晚期癌痛患者个体化的应用,有益于各级医院医护人员学习借鉴。

(余慧青)

病例24 宫颈癌术后多程治疗后肝转移

【基本病史】

患者,女性,49岁。2021年7月患者因"阴道接触性出血6个月余,加重11日"就诊,阴道检查:宫颈外口可见一直径约3.5cm菜花样肿物,质糟脆,触之易出血。于2021年7月行"腹腔镜下根治性宫颈双附件切除+盆腔淋巴结切除+盆腔粘连松解术"。术后病理示:宫颈混合性癌(小细胞约占80%,非角化型鳞状细胞癌约占20%),侵及肌层>1/3,未达2/3,周围可见CIN Ⅱ级累及腺体。2023年2月初出现右上腹不适,查全腹CT提示肝多发转移瘤。于2023年2月在局麻下行肝动脉介入栓塞术,同时予以动脉"顺铂"栓塞化疗,术后予以右肋胁部热疗。2023年3月出现右侧上腹部疼痛,予以盆腹腔深部热疗。2023年3月查上腹部增强MRI提示肝脏多发转移瘤介入术后,较前增大、部分新发。腹腔(肝十二指肠韧带区)肿大淋巴结,较前新发。因肝功能异常未行抗肿瘤治疗。自2023年3月按时应用"芬太尼透皮贴8.4mg q.72h."止疼治疗,镇痛效果欠佳,NRS评分7分,2023年4月入院我科。

入院情况:PS评分3分,查体为神志清楚,贫血貌,心肺查体无明显异常,腹部膨隆,右上腹轻压痛,无反跳痛及肌紧张,肝脾肋下未触及,肝区叩痛阳性,双下肢轻度凹陷性水肿。右侧上腹部疼痛,NRS评分7分,为钝痛,呈持续性。

影像表现:2023年4月肝脏超声示肝内多发偏强回声,考虑占位;肝脏大小形态如常,表面光滑;胆道系统走行清晰,肝内可见多发偏强回声,部分相互融合,边界不清,较大者约17.5cm×11.7cm(图2-2-45)。

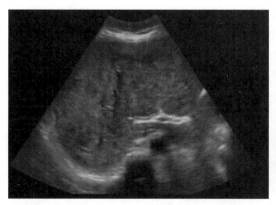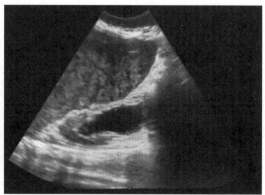

图2-2-45 肝脏超声

【诊断】

宫颈癌术后阴道残端复发,肝转移,腹腔淋巴结转移(小细胞癌,非角化型鳞状细胞癌,$T_4N_1M_1$ Ⅳ期);难治性癌痛。

【疼痛评估】

患者右侧上腹部持续性钝痛,属于肝转移癌性疼痛。目前应用芬太尼透皮贴 8.4mg q.72h. 止痛治疗,NRS 评分 7 分,考虑阿片耐受,疼痛控制不佳。结合当前患者体能差,暂无抗肿瘤治疗,按难治性癌痛治疗处理。

【治疗】

患者入院时应用芬太尼透皮贴 8.4mg q.72h.,右上腹持续痛 7 分。根据《难治性癌痛专家共识(2017 年版)》及《癌性爆发痛专家共识(2019 年版)》,对于难治性癌痛可使用自控镇痛重新滴定阿片类药物的剂量及快速控制癌痛。遂停用芬太尼透皮贴,使用盐酸氢吗啡酮注射液 PCA 泵止痛。计算如下:8.4mg 芬太尼透皮贴 = 硫酸吗啡缓释片 120mg/d= 吗啡注射液 40mg/d≈盐酸氢吗啡酮注射液 6mg/d,因重度疼痛,增加 50% 剂量。估算的转换剂量 =6×150%≈9mg/24h 盐酸氢吗啡酮注射液,PCA 溶液配制:盐酸氢吗啡酮注射液原液 100mg,盐酸氢吗啡酮注射液浓度 1mg/mL,背景量 0.4mL/h;bolus 为 1mL/ 次。用药 24h 后评估,右上腹疼痛 NRS 评分 3 分,爆发痛 4 次,考虑镇痛效果欠佳,遂调整盐酸氢吗啡酮注射液 PCA 剂量,背景剂量 0.6mL/h,bolus 为 1.5mL/ 次。继续用药 24h 后再次评估,右上腹疼痛 NRS 评分 2 分,爆发痛 1 次,疼痛控制尚可,无恶心、呕吐、嗜睡、便秘等不良反应。继续使用盐酸氢吗啡酮注射液 PCA 泵止痛治疗 5 日,患者右上腹疼痛控制可,每日爆发痛均≤1 次,精神及饮食较前好转,盐酸氢吗啡酮注射液泵入完毕后,按止疼药物剂量换算原则,更换为吗啡缓释片 150mg q.12h. 止疼治疗,疼痛控制可,因患者肝功能差、体质差,未行抗肿瘤治疗,患者出院休养。

【疗效评价】

患者疼痛控制在 3 分以下,爆发痛每日 0～1 次。

【病例小结】

患者自控镇痛是目前常见的镇痛方式,克服了传统镇痛方法的缺陷,通过微量泵泵入设定剂量药物,能快速达到并维持镇痛药的血药浓度,通过患者临时自控给药,达到快速止痛效果,同时能够锁定自控给药时间,保证用药安全。患者自控镇痛实现了个性化给药,且镇痛效果良好,减轻了医疗负担。盐酸氢吗啡酮注射液为临床应用较为广泛的强效麻醉镇痛药物,为纯 μ 阿片类受体激动剂,其镇痛效果约为吗啡的 8～10 倍,可提供有效的镇痛镇静效果。另外,盐酸氢吗啡酮注射液具有亲脂性,通过血脑屏障相对容易,且易与血浆蛋白相结合,持续作用时间相对较长,保证了长期镇痛效果。

(刘俊莉　徐永冰)

病例评析

该例宫颈癌晚期伴肝转移并发难治性癌痛,为恶性肿瘤终末期,患者入院时应用芬太尼透皮贴 8.4mg q.72h. 止痛治疗,镇痛效果仍不理想,NRS 评分达 7 分。根据癌痛的性质、程度并结合相关专家共识,将芬太尼透皮贴换为盐酸氢吗啡酮注射液 PCA 泵皮下泵入镇痛,并根据疼痛控制情况及时调整用药剂量,在恶性肿瘤终末期实现快速、有效、持续地消除疼痛,最大限度地减轻患者痛苦。

盐酸氢吗啡酮注射液为纯 μ 阿片类受体激动剂,相较吗啡镇痛作用更强,更易透过血脑屏障,起效后血浆浓度稳定,安全性更优,临床应用较为广泛。但使用盐酸氢吗啡酮注射液的过程中仍有发生呼吸抑制、恶心呕吐、便秘、皮肤瘙痒、尿潴留等不良反应的可能性,因此要预防和警惕药物的不良反应,及时处理,降低不良反应带来的心理负担,提高患者生活质量。

该例在 PCA 氢吗啡酮有效镇痛和滴定后,转换为缓释吗啡,疼痛控制尚可,使用吗啡的剂量大于使用芬太尼透皮贴剂,提示部分癌痛患者镇痛不佳与剂量不足相关,PCA可以快速滴定,使患者获得有效的镇痛治疗。

(张志春)

病例 25　直肠癌术后复发并骶骨转移

【基本病史】

患者,男性,63 岁。2019 年患者因"大便带血 1 个月"至当地医院就诊,行肠镜检查,病理检查示直肠中高分化腺癌,2019 年 11 月患者全麻下行"直肠癌根治术(Dixon)+预防性回肠造口术",术后病理检查示:直肠高中分化腺癌,肿瘤浸润肠壁达肌层,标本两端未见癌累及,周围脂肪组织内见淋巴结 17 枚,其中两枚见癌转移(2/17)。术后行 6 周期辅助化疗(具体方案及剂量不详),后行"回肠造口回纳术"。2022 年 10 月出现排便困难,检查提示直肠癌复发并肺、骶尾椎转移,基因检测提示 *KRAS/NRAS/BRAF* 均为野生型,MSS。行 12 周期"西妥昔单抗+mFOLFOX6"方案化疗,末次化疗时间为 2023 年 5 月,患者因不能耐受化疗,拒绝行后续治疗。2023 年 1 月开始出现骶尾部及双下肢疼痛,曾服用盐酸羟考酮缓释片、吗啡缓释片、加巴喷丁止痛,镇痛效果欠佳,NRS 评分 5～6 分,2023 年 9 月就诊我院。

入院情况:PS 评分 3 分,NRS 评分 6 分。骶尾部压痛阳性。直肠指检:入指约 3cm 可触及环直肠壁肿物,质中,固定,长度触诊不清,向直肠后壁触诊尾骨并用左手进行双触诊,可出现疼痛,退指指套无血染。

影像表现:2023 年 9 月腹盆腔 CT 增强示直肠术后肠壁增厚,骶骨、尾骨、双侧髂骨不规则骨质破坏伴软组织肿块形成,骶孔受压,双肺及肝 S_5 转移(图 2-2-46)。

【诊断】

直肠癌术后(直肠中高分化腺癌,$pT_3N_1M_0$ ⅢB 期,*RAS/RAF* 野生型)双肺、肝、髂骨、骶尾骨转移(rⅣ 期);难治性癌痛。

【疼痛评估】

患者骶尾部持续性钝痛,偶发刺痛、电击样痛,时伴双下肢牵涉刺痛,左下肢明显,翻身活动时骶尾部、双下肢疼痛加重,触及相应皮肤未见明显疼痛加重,属于骨转移性癌痛合并癌性神经病理性疼痛。目前口服盐酸羟考酮缓释片联合加巴喷丁止痛治疗,NRS 评分 6 分,考虑阿片耐受并事件性疼痛,疼痛控制不佳。当前患者体能差,不能耐受抗肿瘤治疗,按癌痛治疗处理。

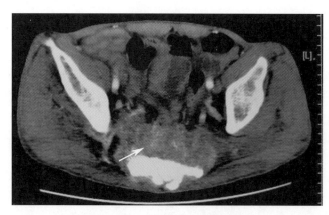

图 2-2-46　盆腔 CT 增强扫描

【治疗】

患者入院时口服盐酸羟考酮缓释片 280mg q.12h.，口服吗啡片 90mg 每日 3 次，持续痛 NRS 评分 5～6 分，服用盐酸羟考酮缓释片后出现整片药粒随大便排出情况，镇痛药物疗效评估不准确。根据《难治性癌痛专家共识（2017 年版）》及《癌性爆发痛专家共识（2019 年版）》，对于难治性癌痛可使用自控镇痛重新滴定阿片类药物的剂量及快速控制癌痛。遂停用口服止痛药，2023 年 9 月使用盐酸氢吗啡酮注射液 PCA 泵止痛。计算如下：（24h 量）盐酸羟考酮缓释片 280mg×2=560mg≈42mg 盐酸氢吗啡酮注射液（静脉），吗啡 90×3=270mg≈13.5mg 盐酸氢吗啡酮注射液（静脉），因中度疼痛，增加 25% 剂量。估算的转换剂量=（42+13.5）×125%≈69mg/24h（静脉盐酸氢吗啡酮注射液）。PCA 溶液配制：200mL 泵，盐酸氢吗啡酮注射液 160mg，盐酸氢吗啡酮注射液浓度 0.8mg/mL，背景量 3.6mL/h，bolus 为 8.6mL/次。联合地塞米松、普瑞巴林、塞来昔布，用药 24h 后评估，NRS 评分 3 分，爆发痛 2 次，镇痛效果尚可。因经济原因患者拒绝继续使用盐酸氢吗啡酮注射液。

患者不愿继续使用盐酸氢吗啡酮注射液，既往口服强阿片类药物止痛效果不理想，申请多学科会诊。疼痛科：患者病变广泛，局部止痛效果欠佳，目前我院未开展神经毁损治疗，患者不愿继续使用盐酸氢吗啡酮注射液，且存在口服盐酸羟考酮缓释片吸收不全情况，更换为口服硫酸吗啡缓释片 800mg q.12h.［背景量 = 前 24h 阿片总量 = 盐酸氢吗啡酮注射液 3.6mL/h×24h×0.8mg/mL+2（爆发痛次数）×8.6mL×0.8mg/mL= 盐酸氢吗啡酮注射液 82.88mg= 吗啡 1 657.6mg，轻度疼痛不增量］，地塞米松使用 10mg q.d. d1～d5，塞来昔布 0.4 q.12h.，普瑞巴林加量至 150mg q.12h.，联合阿米替林 25mg q.n. 止痛治疗，伊班膦酸 4mg q.28d.，适时加入局部放疗，待疼痛控制平稳，可考虑转换为芬太尼透皮贴。骨科：影像学检查已为典型骨转移，结合病史骨活检检查可延后完善，药物+局部放疗止痛。放疗科：疼痛控制可耐受放疗后立即加用放疗。

2023 年 9 月转换为硫酸吗啡缓释片继续镇痛治疗，联合地塞米松、普瑞巴林、阿米替林、塞来昔布，疼痛改善，可平卧完善放疗相关准备，后于 2023 年 9 月行髂骨、骶骨、尾骨转移灶及其周围软组织肿块放疗，DT 30Gy/10F，3Gy/F。

患者后期由我科及宁养院共同管理，患者可免费获取阿片类药物及其他辅助镇痛药物，将大大减轻患者经济负担。

【疗效评价】

经过阿片类药物类型及剂量调整,辅助镇痛药物加量及局部放疗后,患者疼痛控制在NRS评分3分以下,爆发痛每日0~1次。

【病例小结】

自控镇痛技术应用于癌痛治疗,优势是能迅速响应患者镇痛不断变化的需求,减少镇痛延迟,更好地达到疼痛缓解最大化和过量风险最小化,可用于剂量滴定、控制爆发痛,胃肠道功能障碍以及临终患者的持续镇痛治疗。盐酸氢吗啡酮注射液,相较吗啡镇痛作用更强,更易透过血脑屏障,起效后血浆浓度稳定,安全性更优。对于经济情况差的患者,PCA泵控制良好情况下,转换为费用相对低的其他类型未使用过(近期未用)的强阿片类药物继续止痛治疗;对于使用大剂量强阿片的癌痛患者,辅助用药在不良反应可耐受情况下足量使用,以更好增加镇痛效果,减少强阿片类药物用量;全身镇痛同时加用局部止痛治疗,最终达到控制疼痛的目的。

(杨 蕾)

病例评析

骨转移癌应遵循全身药物治疗和局部治疗相结合的模式。局部治疗包括姑息性放疗和微创介入治疗。全身药物治疗推荐阿片类药物、非甾体类药物、双膦酸盐/地诺单抗、放射性核素等联合应用。对于自发性与诱发性骨痛的发生,应尽量减少诱因,同时处方救援镇痛药物。该病例前期口服阿片类药物生物利用率低且不良反应大,止痛效果不佳。PCA与传统口服给药比较,不仅可用于剂量滴定、控制爆发痛,还用于吞咽困难、胃肠道功能障碍以及临终患者的持续镇痛治疗,具有镇痛效果好、血药浓度稳定、患者自控给药、满意度高及不良反应发生率低等优点。该例治疗体现了多学科理念,通过大剂量阿片类药物、抗惊厥药物、抗抑郁药物、非甾体抗炎药物的联合应用,患者获得有效镇痛结果,提示对于多种疼痛机制的癌痛治疗需要有针对性地联合用药。需要注意的是抗惊厥、抗抑郁药物仍需要滴定,而且镇痛治疗的剂量与心理治疗的药物剂量不同。癌痛全程管理需要由多学科的团队合作,该病例进行了多学科会诊,包括疼痛科、肿瘤科、放疗科、骨科等共同制定和实施治疗方案,综合诊治,整体提高了疼痛控制率,最后患者得到医院和养护院的共同管理治疗,以人为本,从身体到心理,最大化地减轻痛苦,实现了安宁疗护的意义,该诊疗模式值得借鉴和推广。

(丁 园)

病例 26 横结肠癌多程治疗后脊柱多发骨转移

【基本病史】

患者,男性,57岁。2022年1月患者因"腰痛3个月"就诊,分别完善肠镜提示结肠癌,活检病理示(横结肠)中分化腺癌,PET/CT提示横结肠管壁局限性增厚,代谢增高,考虑结肠癌;横结肠灶周、肠系膜及小网膜囊多发增大淋巴结,代谢不同程度增高,考虑为转移;肝脏弥漫分布大小部分结节,考虑转移;全身骨骼多处骨密度不均匀,考虑转移,基因检测提示 *KRAS* 突变,故诊断为横结肠中分化腺癌Ⅳ期 cT_3N+M_1(*KRAS* 突变)。姑息一线:2022年1月—

2月行"贝伐珠单抗注射液+FOLFOXIRI"方案治疗3周期。3周期后疗效评价PD。姑息二线:2022年3月行"贝伐珠单抗注射液+曲氟尿苷替匹嘧啶"方案治疗1周期。期间出现腰部疼痛进行性加重,行腰椎骨转移灶姑息放疗,症状未明显改善。半月前,患者出现颈椎活动后电刺激样疼痛,口服盐酸羟考酮缓释片、普瑞巴林胶囊止痛,效果差,NRS评分7～8分,2022年4月转诊我院。

入院情况:PS评分3分,NRS评分8分。痛苦面容,大汗淋漓,被迫仰卧位,无法配合翻身,活动后颈部、腰部疼痛加重。

影像表现:2022年4月全脊柱MRI示脊柱多发骨转移瘤,以C_3、C_4及L_3明显,局部椎管变窄;L_3椎体病理性骨折,双侧腰大肌水肿(图2-2-47)。

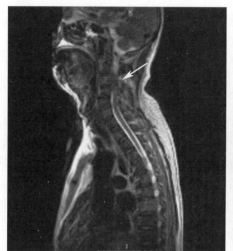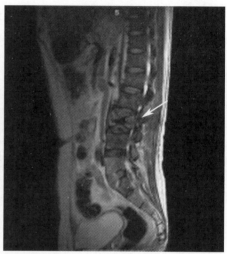

图2-2-47　全脊柱MRI平扫

【诊断】

横结肠中分化腺癌cT_3N+M_1 IV期(*KRAS*突变);肝转移癌;骨转移癌;难治性癌痛。

【疼痛评估】

患者腰部持续性钝痛、颈椎活动后神经性疼痛,属于骨转移性癌痛合并神经病理性疼痛。目前口服盐酸羟考酮缓释片联合普瑞巴林胶囊止痛治疗,NRS评分8分,考虑阿片耐受,疼痛控制不佳。患者当前体能差,暂无抗肿瘤治疗指征,按癌痛治疗处理。

【治疗】

患者入院前口服盐酸羟考酮缓释片70mg q.12h.,NRS评分7～8分。盐酸氢吗啡酮注射液适合持续模式给药(静脉或皮下),镇痛效价优于吗啡。遂暂停口服止痛药,使用盐酸氢吗啡酮注射液PCA泵止痛。换算过程如下:24h盐酸氢吗啡酮注射液总量=盐酸羟考酮缓释片70×2≈12mg盐酸氢吗啡酮注射液。因患者合并重度疼痛,增加50%剂量,故24h盐酸氢吗啡酮注射液剂量=12×150%=18mg。PCIA参数设置:270mL储液袋=盐酸氢吗啡酮注射液216mg+0.9%氯化钠注射液54mL;背景量1mL/h;bolus为1mL/次。同时,给予奥氮平5mg q.d.、卡马西平0.2g b.i.d.口服联合用药。用药24h后评估,NRS评分2～3分,爆发痛次数3次,镇痛效果尚可。

患者于 2022 年 4 月行 $C_3 \sim C_6$ 骨转移灶姑息放疗,DT 2 500cGy/5F/1W,期间配合输注甲泼尼龙减轻水肿等放疗反应。放疗后颈椎疼痛较前减轻,故适当下调盐酸氢吗啡酮注射液 PCA 剂量,背景剂量 0.8mL/h,bolus 为 1mL/次,疼痛控制较满意。

【疗效评价】

患者疼痛控制在 3 分以下,爆发痛每日 0～1 次。

【病例小结】

骨转移所致癌痛可发生溶骨性破坏和肿瘤组织浸润,侵蚀和破坏支配骨髓的感觉神经。此类病症往往使患者活动后出现常人无法忍受的神经性癌痛。患者自控镇痛(PCA)泵给药方便,起效快,尤其对于使用大剂量吗啡、爆发痛频繁的患者,使用 PCA 可快速镇痛,使患者拥有更多自主权,操作简单方便,提高患者用药的依从性,改善患者的生活质量。此外,盐酸氢吗啡酮注射液可治疗难治性疼痛,其对癌痛患者的治疗效果可能优于其他阿片类镇痛药物。

(周 炫 邱 钧)

> **病例评析**
>
> 该患者为横结肠癌伴全身多部位转移,结合影像学表现、临床症状及镇痛治疗轨迹,其疼痛病因主要为椎体转移伴脊髓压迫,属于难治性癌痛中的骨转移性癌痛伴癌性神经病理性疼痛。就该患者而言,除伴有难治性癌痛外,同时存在脊髓压迫症,其临床上属于肿瘤急症,治疗上应予以脱水减轻脊髓压迫减少神经功能损伤,并积极行外科干预或放疗干预等病因处理。该病例首先行 PCIA 快速镇痛并后续病因干预(减症放疗),放疗期间辅以激素减轻水肿,疼痛得到缓解。就此类型患者而言,脱水减轻脊髓压迫治疗措施仍需进一步前移,同时亦需考虑到放疗期间可能出现局部水肿明显导致脊髓压迫进一步加重风险,是否可以寻求脊柱外科帮助在外科手术减压快速减轻脊髓压迫症状前提下后续辅以局部放疗。因此,多学科会诊模式在难治性癌痛诊疗中亦为重要,值得大家思考并付诸临床工作中。
>
> (杨列军)

病例 27　晚期胰腺癌的临终镇痛

【基本病史】

患者,男性,59 岁。2019 年 10 月患者因"上腹痛 2 个月余"就诊,影像学提示胰腺癌肝转移可能,肝脏穿刺病理回报:低分化腺癌,诊断为胰腺癌肝转移,患者前往南京某医院行微波消融术一次,术后患者间断发热,考虑与介入治疗相关,经抗感染治疗好转。患者 24h 平均 NRS 评分 6 分,给予曲马多缓释片 0.1g q.12h. 治疗;爆发痛每日 5 次,NRS 评分 8～10 分。后调整为盐酸羟考酮缓释片 20mg q.12h. 口服镇痛治疗,24h 平均 NRS 评分降至 4 分,爆发痛每日 3 次,最大 NRS 评分为 6～8 分。自出现疼痛以来,爆发痛较频繁且未规范处理,患者间断自服布洛芬镇痛、效果不佳。1 个月前患者出现进食减少伴恶心、呕吐,呕吐物为胃内容物或胃液,口服盐酸羟考酮缓释片后恶心加重,进食困难,伴便秘,1 个月体重减轻约 5kg,疼痛明显加重,NRS 评分最高达 10 分,且出现喘憋伴烦躁,睡眠差,为求改善不适症状、控制疼痛,2020 年 6 月就诊我院。

入院情况：PS 评分 4 分，NRS 评分 8 分，呼吸困难，伴间断喘憋加重时有惊恐发作状态，呼吸 26 次 /min，腹式呼吸轻度受限，双下肺叩浊音，双下肢轻度凹陷性水肿。

影像表现：2020 年 6 月胸腹部 CT 示胰腺癌伴肝脏多发转移，双肺多发转移瘤（图 2-2-48）。

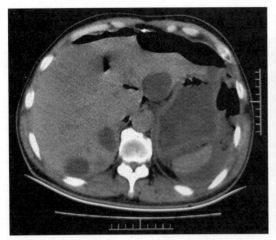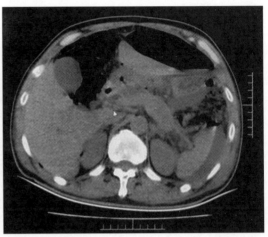

图 2-2-48　上腹部 CT 平扫

【诊断】

胰腺癌伴肺、肝多发转移（低分化腺癌，$T_4N_2M_1$ Ⅳ 期）；难治性癌痛；双肺炎症。

【疼痛评估】

患者于 2019 年 10 月开始出现上腹部疼痛，主要为右上腹及剑突下重度持续性胀痛，同时存在腰背部放射性疼痛。2020 年 6 月来院就诊，目前口服羟考酮缓释片止痛治疗，NRS 评分 8 分，疼痛控制不佳。疼痛原因考虑：肿瘤本身以及肿瘤转移（肝转移及腹腔神经丛受侵等）、肿瘤治疗过程中（微创介入治疗）引起疼痛；肿瘤相关性疼痛（肠胀气、便秘、胸腹腔积液等引起的疼痛）。既往不规范使用口服类弱、强阿片类药物，疼痛控制不理想且出现便秘。患者知晓病情，心情低落；因疼痛、发热、睡眠障碍常有烦躁。

【治疗】

通过评估和结果分析，经共同决策，为患者使用了"安宁临终四宝"，即阿片类药物、镇静药物、激素、镇痛泵。具体措施如下：

1. 癌痛治疗　药品种类及用药方式选择：入院后经常规、全面、量化评估，患者为重度癌痛，NRS 评分为 8 分，伴有腹胀、食欲不振、恶心、呕吐、便秘，口服阿片类药物后消化道症状加重，存在难以耐受的胃肠道反应。根据《难治性癌痛专家共识（2017 版）》，对于难治性癌痛患者口服镇痛效果不佳或无法耐受不良反应的患者可改变给药途径，应用皮下途径泵入阿片类药物镇痛治疗。因考虑患者同时存在呼吸困难，应用吗啡注射液出现呼吸抑制风险较高，故选用安全系数更高镇痛效力更强的盐酸氢吗啡酮注射液以皮下持续患者自控镇痛（PCA）泵入镇痛治疗。

2. 用药剂量选择　患者既往口服盐酸羟考酮缓释片 20mg q.12h. 镇痛治疗，规律用药超过 1 周，为阿片耐受患者。现疼痛控制不佳，NRS 评分高达 8 分，吗啡口服当量为 80mg/24h，因目前仍为重度癌痛，药物需加量 50%，故换算口服吗啡日剂量 120mg，按照 3∶1 比例换算为皮下吗啡日用量 40mg,按照 10:1 比例换算为皮下盐酸氢吗啡酮注射液日用量 4mg,考虑患者目前体质差且伴有呼吸困难,在此基础上首次使用时减量 50%,给予 2mg/24h,配制方法:40mg 盐酸氢吗啡酮注射液/100mL 溶液,浓度为 0.4mg/mL,给予盐酸氢吗啡酮注射液 PCA 泵背景量 0.2mL/h,爆发痛时给予 bolus 为 0.2mL/次,用药 24h 后评估,PCA 共 2 次。24h 平均 NRS 评分 2 分,镇痛效果患者满意。

3. 临终镇静治疗 患者入院时存在疼痛伴烦躁、呼吸困难,BORG 呼吸困难评分 5 分,给予临终镇静治疗。考虑患者进食困难,遂给予静脉泵入右美托咪定镇静治疗,配制方法:盐酸右美托咪定注射液 200μg/50mL,3mL/h(0.2μg/kg/h)持续泵入。患者呼吸困难和精神状态都明显改善,效果满意,稳定后下转至当地县医院。

【疗效评价】

患者的疼痛、呼吸困难、烦躁等症状得到有效缓解。24h 平均 NRS 评分≤2 分,爆发痛每日 0~1 次。经临终镇静治疗,患者不适主诉减少,患者于住院 50 日后去世,超过预期生存期。

【病例小结】

该例胰腺癌晚期并发难治性癌痛、呼吸困难,口服药镇痛效果不佳且不良反应难以耐受,及时调整给药途径和方式,采用 PCA 皮下镇痛泵联合静脉镇静泵,体现了对终末期患者痛苦症状的全面评估和规范治疗。皮下自控镇痛技术用于难治性癌痛治疗,操作简单,可在基层或居家应用。对终末期同时存在呼吸困难的患者盐酸氢吗啡酮注射液联合盐酸右美托咪定注射液临终镇痛镇静,较低剂量即可起到较好效果。该病例在症状控制后还实现了向二级医院下转更好的释放优质医疗资源。对于终末期患者应用临终镇痛镇静时也应考虑患者的整体代谢水平,必要时应减量 1/3~1/2 后再使用,以免引起药物过量导致严重的不良反应。

(郭艳汝)

病例评析

关注整体痛,合理使用"镇痛剂、镇静剂、激素、镇痛泵",同步临终镇静(盐酸右美托咪定注射剂)。制订治疗方案要考虑患者的身体疼痛、心理状态、经济承受力、期望值、社会资源等。该病例在给予患者规范化镇痛治疗时,从药物选择,给药途径、模式方面做了个体化考量;同时考虑患者为临终期难治性疼痛伴呼吸困难,及时给予了同步临终镇静(需要注意的是,目前国内临终镇静治疗没有相应的法规指导,应熟知临终镇静治疗方案,做好患者家属的沟通,避免医疗纠纷的风险);还关注到患者及其家属的心理、经济状态等,最终取得满意的镇痛效果。

(林榕波)

第四节 自控镇痛治疗其他部位肿瘤

病例 1 晚期恶性黑色素瘤安宁疗护难治性癌痛

【基本病史】

患者,女性,71 岁。以"左腋窝皮肤黑色素瘤术后 3 年余"为主诉入院。2018 年 9 月因"发现左腋窝黑色肿物"就诊,在全麻下行"皮肤恶性肿物切除术+腋窝淋巴结清扫术",术后病理:左腋窝皮肤雀斑样恶性黑色素瘤,$pT_{1b}N_0M_0$ⅠA 期。基因检测:*BRAF*、*CKIT*、*NRAS*、*PDGFRA* 未见突变。2018 年 9 月—2019 年 7 月于行帕博利珠单抗免疫治疗 1 年。因腰部疼痛于 2020 年 9 月行 PET/CT 检查示:多发骨转移,锁骨上淋巴结转移,肺转移。2020 年 10 月行骨盆骨转移放疗,具体:L_5+全盆腔骨转移灶,95%PTVDT30Gy/10 次。2020 年 10 月—2022 年 5 月行"替莫唑胺+阿帕替尼+特瑞普利单抗"治疗及"地舒单抗注射液"抗骨溶治疗,期间评价疗效 SD。2022 年 5 月患者出现全身酸痛,以右侧锁骨区疼痛明显,伴乏力、纳差、恶心、呕吐,停止抗肿瘤治疗,使用"芬太尼透皮贴 4.2mg q.72h."外贴止痛,疼痛控制不佳。

入院情况:PS 评分 4 分,NRS 评分 6 分。神志清楚,左腋窝可见一长约 5cm 陈旧性手术瘢痕,右锁骨区触及一大小约 7cm×6cm 不规则肿块,右颈部、左锁骨上、左颈部、右下腹皮下、左腹股沟可触及多个直径 1~3cm 肿块,部分融合成团,质地硬,边界不清,表面皮肤无破溃,伴压痛,活动度欠佳。

影像表现:2022 年 8 月胸部+全腹 CT 平扫+重建示左腋窝皮肤恶性黑色素瘤术后免疫治疗后复查,肺转移,双侧颈部、锁骨区、纵隔、心膈角区、腹膜后及盆腔淋巴结广泛转移,腹腔、胸壁、腹壁及盆壁皮下广泛转移,右锁骨、脊椎及骨盆广泛骨转移;双侧肾上腺增粗,不除外转移;左侧胸腔少量积液,盆腔少量积液(图 2-2-49)。

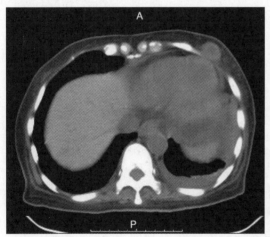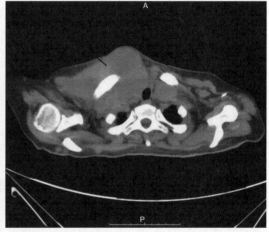

图 2-2-49 胸+全腹部 CT 平扫

【诊断】

左腋窝皮肤恶性黑色素瘤术后(pT$pT_1bN_0M_0$ⅠA 期)伴肺、腹膜、双侧臀肌内、腹盆部皮下、多发骨转移及左锁骨上淋巴结转移(rⅣ期);难治性癌痛。

【疼痛评估】

患者右锁骨区及全身多发肿物持续性疼痛,属于肿瘤相关性疼痛,躯体痛。使用"芬太尼透皮贴 4.2mg q.72h."外贴止痛,疼痛控制不佳,24h 平均 NRS 评分为 5~6 分。

【治疗】

患者入院后予"芬太尼透皮贴 4.2mg q.72h."外贴止痛,每日爆发痛 1~2 次,予吗啡注射液 5mg 皮下注射镇痛,持续痛评分 5~6 分。根据《难治性癌痛专家共识(2017 年版)》及

《癌性爆发痛专家共识（2019 年版）》，该患者可诊断为难治性癌痛，可使用自控镇痛重新滴定阿片类药物的剂量及快速控制癌痛。遂使用盐酸氢吗啡酮注射液 PCA 止痛。首泵配制 20mg 盐酸氢吗啡酮注射液总量为 20mg/100mL（0.2mg/mL），先使用无背景剂量疼痛滴定：背景量 0mL/h，追加 2.5mL 每次，锁定时间 10min，24h 评估疼痛情况追加 6 次，NRS 评分 2～3 分。因中度疼痛，增加 50% 剂量。估算的转换剂量 =2.5×0.2×6×150%=4.5mg/24h（静脉盐酸氢吗啡酮注射液），于 2022 年 8 月调整 PCA 参数为：背景量 4.5÷0.2÷24≈1.0mL/h，追加 1.5mL 每次锁定时间 10min，NRS 评分 2～3 分，爆发痛 3 次，后连续 3 日疼痛控制可，每日爆发痛次数 ≤3 次，遂维持该剂量。

2022 年 8 月患者腰背部疼痛加剧，翻身活动受限，夜间入睡困难，NRS 评分 7 分，爆发痛 7 次，遂调整 PCA 参数为：背景量 1.5mL/h，bolus 为 2mL/次，锁定时间 15min。疼痛 NRS 评分控制在 1～2 分，每日爆发痛 ≤2 次。

因患者为肿瘤终末期，进食量减少，恶病质，多脏器功能衰竭，PS 评分 4 分，进入安宁疗护，给予营养、止痛等姑息治疗。至患者死亡，使用 PCA 泵疼痛控制良好，改善了临终前症状，减轻痛苦，安稳离世。

【疗效评价】

使用盐酸氢吗啡酮注射液 PCA 泵疼痛控制良好，NRS 评分 <2 分，每日爆发痛次数 ≤2 次。

【病例小结】

疼痛作为肿瘤终末期患者最主要的症状之一，是安宁疗护的首选切入点。癌痛的发作与加重易使患者产生负面消极情绪，同时面临着死亡的威胁，使得肿瘤临终患者承受着巨大的心理压力，进而产生心理应激反应，往往会增加患者及其家属的痛苦。《NCCN 成人癌痛临床实践指南》中推荐将 PCA 应用于癌症患者的疼痛控制。盐酸氢吗啡酮注射液是纯阿片受体激动剂，其脂溶性及镇痛强度远远高于吗啡，更不易与其他药物产生反应，更适合静脉给药。针对肿瘤终末期存在吞咽困难或因恶心呕吐、消化道出血等无法通过口服药物止痛的患者，盐酸氢吗啡酮注射液 PCA 技术可实现持续有效镇痛，同时将阿片类药物的过量、不足和毒性风险降至最低，避免阿片类药物的延迟给药，最大限度地满足患者的症状管理。

（黄雅莉　丁　园）

病例评析

患者为老年女性，因左腋窝皮肤黑色素瘤起病，行手术及术后辅助免疫治疗，两年后出现复发，给予相应抗肿瘤治疗。至 2022 年 5 月患者出现全身疼痛，遂使用芬太尼透皮贴剂 4.2mg q.72h. 外贴止痛，疼痛控制不佳，为此来院就诊。入院时一般情况不佳，NRS 评分 6 分。影像学检查提示全身多处转移性病变。结合患者病史及相关检查，考虑患者疼痛为癌性疼痛，因既往有长期使用三阶梯镇痛药物史，现考虑难治性癌痛诊断成立。此患者入院时身体状况不佳，治疗目的主要为姑息镇痛。通过计算芬太尼透皮贴剂及临时控制爆发痛的吗啡注射液使用剂量得出第 1 个 24h 的 PCA 静脉泵使用方案，后通过相关数据调整后续每日剂量。该例为多发转移，转移灶较大，导致疼痛剧烈。由于局部治疗困难，而且为多发转移引发疼痛，有效的全身镇痛治疗非常重要。该例采用在芬太尼贴剂并不能有效镇痛后,及时采用 PCA 联合氢吗啡酮注射剂,使患者获得及时有效的治疗,同时在疼痛再出现加重时及时增加镇痛药物剂量使疼痛维持在 NRS 评分 2 分以下,值得借鉴。该病例用药方式正确,剂量调整准确,对终末期患者的生活质量提高提供了极大的帮助。通过 PCA 静脉镇痛技术在晚期姑息镇痛患者中的镇痛作用确切,不良反应轻微,值得临床推广应用。

(任　涛)

病例 2　肌纤维母细胞肉瘤术后多发转移

【基本病史】

患者,男性,27 岁。主诉"右上颌恶性肿瘤治疗 1 年余,右脸颊疼痛 2 个月",于 2021 年 10 月入院。患者 2020 年 3 月因"牙痛 1 个月"至某口腔医院就诊,CT 提示右侧上颌窦、颧骨、上牙槽骨及硬腭骨质破坏并软组织密度影,考虑恶性肿瘤并周围受侵犯。2020 年 3 月在该院行右上颌部肿瘤切除术,术后病理示低恶度肌纤维母细胞肉瘤。2020 年 5 月—6 月行重离子放疗。2021 年 1 月右颈部出现包块至广州某医院就诊,PET/CT 提示右侧上颌窦术后缺如,残腔边缘局部代谢轻度增高,右侧腮腺、右颌下、颏下、右侧颈部、右锁骨上区多发肿大淋巴结,代谢活跃,考虑转移瘤(图 2-2-50)。

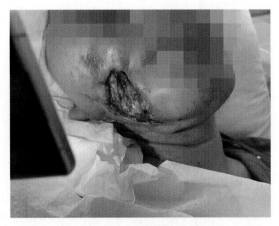

图 2-2-50　右脸颊部癌性伤口

颈部淋巴结穿刺病理提示肌纤维母细胞肉瘤。2021 年 2 月—7 月给予环磷酰胺+阿霉素+长春新碱/异环磷酰胺+依托泊苷(Cyclo phosphamide + doxorubicin + Vincristine/ifosfamide + etoposide,CAV/IE)方案化疗 8 周期,疗效评价:疾病进展(PD)。治疗过程中因右脸颊及颈部疼痛,先后使用塞来昔布、盐酸曲马多及芬太尼透皮贴镇痛,效果欠佳。8 月复查提示肿瘤转移至双肺及骨,右脸颊部破溃,间断发热伴疼痛加重,目前服用盐酸羟考酮缓释片 40mg q.12h.,NRS 评分 7 分。

入院情况:身高 172cm,体重 48kg,PS 评分 3 分,NRS 评分 7 分。右上颌骨质部分缺失,右脸颊颜面部肿胀,局部皮肤破溃,表面可见脓性分泌物。

入院检查:右上颌破溃分泌物培养找见金黄色葡萄球菌。

【诊断】

右上颌肌纤维母细胞肉瘤术后多发转移Ⅳ期;难治性癌痛;面部软组织感染;重度营养不良。

【疼痛评估】

患者右脸颊部及颈部持续胀痛,转头时疼痛加重,考虑肿瘤局部压迫、骨破坏、局部炎性反应、肿瘤侵犯面部神经所致疼痛。疼痛为混合感受性疼痛,包括感受性疼痛合并神经病理性疼痛。目前口服盐酸羟考酮缓释片 40mg q.12h.,NRS 评分 7 分,持续爆发痛,夜间无法入睡,有效睡眠时间低于 2h。

【治疗】

与患者及其家属充分沟通后,形成一致的治疗策略。患者疾病无法逆转,生命进入倒计时,治疗重点应该从抗肿瘤治疗转变为有效的症状控制,缓解疼痛,提高生存质量,让其有尊严、无痛苦地走完人生最后一程。给予镇痛、抗感染、营养支持治疗,同时关注患者精神需求,给予心理抚慰。

患者居家时口服盐酸羟考酮缓释片 40mg q.12h.,NRS 评分仍有 7 分,夜间有效睡眠不足2h,根据疼痛原因及镇痛效果判定为难治性癌痛。根据《癌症疼痛诊疗规范》以及 NCCN、ESMO 等的指南都提及对于口服药物不能控制的难治性癌痛,可以改变给药途径。综合以上情况,选择盐酸氢吗啡酮注射液静脉 PCA,联合普瑞巴林(150mg p.o. q.12h.)及双膦酸盐的镇痛方案,并加用小剂量苯二氮䓬类药物(奥氮平片 2.5mg p.o. q.n.)。在整个治疗过程中,密切监测药物的不良反应。

具体的静脉 PCA 泵滴定过程如下,根据患者每日口服 80mg 盐酸羟考酮缓释片,且 NRS评分7分,增加50%的背景量,换算成盐酸氢吗啡酮注射液每日10mg起始,即维持量0.42mg/h,bolus 为 0.63mg/ 次,控制 15min。第 1 日患者 PCA 按压 7 次,NRS 评分 5 分,总结第 1 日总量:10mg+0.63mg×7 次 =14.4mg。第 2 日以 14.4mg 作为背景剂量,即维持量0.6mg/h,bolus 0.9mg/次,控制 15min。第 2 日患者 PCA 按压 5 次,NRS 评分 4 分,总结第 2 日总量:14.4mg+0.9mg×5 次 =18.9mg。第 3 日以 18.9mg 作为背景剂量,即维持量 0.79mg/h,bolus1.2mg/次,控制 15min。第 3 日患者 PCA 按压减至 2 次,NRS 评分 2 分,达到预期的镇痛目标。于是,按照第 3 日的参数设定患者的静脉 PCA 泵。

【疗效评价】

患者疼痛 NRS 评分控制在 2～3 分,PCA 每日 0～2 次,夜间睡眠维持 6h 左右。

【病例小结】

癌痛在癌症患者中广泛存在,在安宁疗护患者中发生率更高,且多为难治性癌痛。患者口服阿片类药物效果欠佳,右颊部破溃、肺部转移导致进食困难,可以预见随着病情进展,口服药物也将愈加困难;患者呈恶病质状态,合并发热,如果使用透皮贴剂,药物释放和吸收将受到很大影响。综合考虑,更换成静脉 PCA 对于患者的镇痛效果及未来疾病发展都是合适的。对于难治性癌痛,单一的阿片类药物往往不够,需要根据病情选择苯二氮䓬类、抗抑郁药、抗神经病理性疼痛药物等联合。

(施 敏)

病例评析

安宁疗护患者处于疾病晚期,并发症多,病情重,疼痛原因复杂,多为难治性癌痛。所以,安宁疗护癌痛患者很难通过单一的镇痛药物控制疼痛,需要个体化的联合用药方案。同时,患者处于生命终末期,身体疼痛只是一部分,还需要医护人员关注患者的精神、心理需求,践行医学的人文关怀。该例病例特点:病程长,既往接受过多种抗肿瘤治疗方法及阿片类药物治疗,镇痛效果欠佳,选择苯二氮䓬类、抗抑郁药、抗神经病理性疼痛药物等联合治疗的方法值得推荐。总之每一个生命都值得善待,愿每一个患者不再疼痛,安宁离世。

（吕 霞）

病例3 臀部平滑肌肉瘤多发转移癌痛

【基本病史】

患者,女性,47岁。2022年因"左侧臀部肿物"就诊,2022年11月行左侧臀部肿物穿刺病理:间叶源性恶性肿瘤,结合免疫组化考虑为上皮样平滑肌肉瘤。患者未行手术治疗,分别于2022年11月、2023年1月行盐酸多柔比星脂质体注射液+异环磷酰胺化疗。2023年5月入院胸部CT示双肺多发转移瘤,较前增多、增大,考虑恶性肿瘤进展,拟继续化疗。因患者镇痛效果差、焦虑请疼痛科会诊。患者口服盐酸羟考酮缓释片、布洛芬镇痛,NRS评分5～7分。

入院情况:PS评分3分,NRS评分5～7分。左臀可触及一大小约13cm×11cm肿物,质韧,移动度差,局部压痛明显,肤温稍高,左髋关节活动受限,四肢末梢循环及感觉运动可。

影像表现:2023年5月,MRI示左臀不规则肿块,伴邻近骨质吸收破坏;左股骨近端、左髋骨及坐骨肿瘤侵犯(图2-2-51)。

【诊断】

上皮样平滑肌肉瘤($T_3N_0M_1$ IV期);难治性癌痛;焦虑状态。

【疼痛评估】

患者左臀、胸肋区持续性钝痛,左臀疼痛向左下肢放射,属于骨转移性癌痛合并癌性神经病理性疼痛。口服盐酸羟考酮缓释片联合布洛芬止痛治疗,NRS评分5～7分,考虑阿片耐受,疼痛控制欠佳。患者呈焦虑状态,伴随明显的焦虑情绪(烦躁,易怒,易激惹等),睡眠差。拟疼痛控制后按计划化疗。

【治疗】

患者入院后口服布洛芬缓释胶囊0.3g qn,盐酸羟考酮缓释片20mg q.12h.,吗啡注射液10mg皮下注射每日2～3次,持续痛5～7分。根据《难治性癌痛专家共识(2017年版)》及《癌性爆发痛专家共识(2019年版)》,对于难治性癌痛可使用自控镇痛重新滴定阿片类药物的剂量及快速控制癌痛。遂停用口服止痛药,使用盐酸氢吗啡酮注射液PCA泵止痛。给药途径选择为皮下。计算:(24h量)盐酸羟考酮缓释片20mg×2=40mg≈8mg盐酸氢吗啡酮注射液(皮下),吗啡(皮下)30mg≈6mg盐酸氢吗啡酮注射液(皮下),因重度疼痛,增加50%剂量。估算的转换剂量=(8+6)×150%≈21mg/24h(皮下盐酸氢吗啡酮注射液),PCSA溶液配制:50mL泵,盐酸氢吗啡酮注射液22mg,盐酸氢吗啡酮注射液浓度0.44mg/mL,负荷剂量5mL;背景量为等效换算量的2/3即1.3mL/h;bolus为2.6mL/次;锁定时间20min。用药8h后评估,NRS评分4分,爆发痛1次;24h后评估,NRS评分2分,爆发痛1次,镇痛效果尚可。

患者疼痛控制满意,但焦虑情绪未能有效缓解,再次请我科会诊。根据患者镇痛效果及诉求,我科优化个体化镇痛方案,采用联合用药方式,PCSA溶液配制:200mL泵,盐酸氢吗啡酮注射液88mg,盐酸氢吗啡酮注射液浓度不变0.44mg/mL,咪达唑仑注射液20mg,咪达唑仑

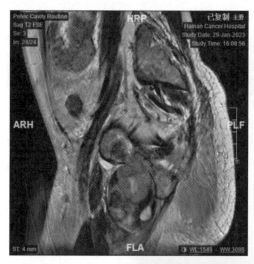
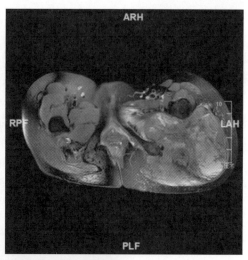
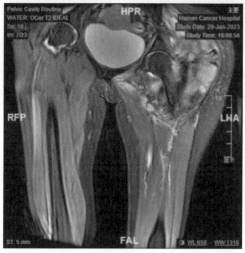

图 2-2-51 骨盆 MRI 平扫

浓度 0.1mg/mL,镇痛泵输注参数同前。24h 后评估,患者焦虑症状明显缓解,睡眠改善,NRS 评分 2 分,无爆发痛。遂适当下调输注参数,背景量 1.1mL/h;bolus 为 2.2mL/ 次;锁定时间 20min。24h 后再次评估,NRS 评分 1～2 分,爆发痛 0～1 次,疼痛控制尚可。指导患者饮食,适当使用缓泻剂辅助排便。

疼痛控制后按原方案化疗:盐酸多柔比星脂质体+异环磷酰胺,期间恶心呕吐、食欲下降等不适,行护胃镇吐等对症处理。

化疗结束后患者出院,携带 PCSA 居家治疗,每周随访并更换腹部皮下输注部位 1 次,临近镇痛泵药剂用尽前,来我科门诊开具并更换新的灌装药袋。居家镇痛期间 NRS 评分 1～2 分,爆发痛每日 0～1 次,自行给予解救剂量后均可迅速缓解。

【疗效评价】

患者疼痛控制在 3 分以下,爆发痛每日 0～1 次,生活质量改善。

【病例小结】

患者自控镇痛(PCA)易于实现难治性癌痛患者的快速滴定,维持血药浓度稳定,缓解疼痛的同时减少不良反应,还可以设定锁定时间及控制密码,严格限制使用剂量。PCSA 在 PCA 基础上突出了皮下给药途径的优势,在适宜剂量下应用更加方便,有效降低感染等不良反应的风险,同时也更适合癌痛患者居家镇痛。此例患者癌痛伴焦虑状态,在快速滴定完成的基础上调整个体化用药方案,予咪达唑仑联合用药。咪达唑仑为苯二氮䓬类药物,具有镇静、催眠、抗惊厥等作用,静脉/皮下途径数分钟即可起效。咪达唑仑本身不具有止痛效果,但是与阿片类药物联用可增强镇痛作用,并降低患者的焦虑评分,尤其适用于烦躁不安、无法入睡、合并谵妄等症的肿瘤晚期患者。对于 PCA 居家镇痛的患者,由于采取联合用药模式,再配合较为完善的监管及随访制度,基本能够及时有效的监测患者疼痛变化及 PCA 使用情况,最大限度降低药物滥用和流弊的风险。

(李　缙　邱　宾)

病例评析

间叶来源的恶性肿瘤属于对放疗、化疗均不敏感的难治性恶性肿瘤。该病例是因恶性肿瘤髋关节及多个肋骨骨转移导致的重度疼痛,治疗以放疗、化疗、小分子靶向药物及免疫治疗加镇痛药物、抗焦虑等疗法综合治疗为主。该病例突出的特点是除疼痛外,患者焦虑症状较严重,镇痛治疗及抗焦虑治疗比较到位,如果能用局部加上放射止痛治疗更佳。难治性癌痛往往合并多重因素,治疗需综合治疗。处理好患者合并症状是完全缓解癌痛的重要一环。总之,综合治疗难治性癌痛是根本。

(吕　霞)

第三章　鞘内输注系统治疗难治性癌痛病例评析

第一节　鞘内输注系统治疗头颈部肿瘤

病例 1　左侧舌癌术后颈枕部转移

【基本病史】

患者,女性,57 岁。2018 年 12 月因"左舌疼痛半年余"就诊于当地医院口腔颌面外科。2018 年 12 月于全麻下行"左舌恶性肿物扩大切除术",术后病理回报:鳞状细胞癌Ⅱ级。术后患者规律复查,2019 年 7 月,检查发现左侧淋巴结肿大、压痛,考虑淋巴结转移可能,遂在全麻下行"淋巴结区域性切除术+左侧颈淋巴结根治性清扫术",术后病理回报:间质内少量癌组织。此后患者规律接受化疗联合靶向治疗。2020 年 3 月,患者胸部 CT 提示肺部转移。患者左侧耳后无明显诱因出现一肿物,因无明显压痛,未予重视。2021 年 7 月,左侧肿物进行性增大,左侧头部、颈部、肩部疼痛较前加剧,为持续性钝痛,夜间加剧,NRS 评分 9～10 分,间断爆发痛,服用盐酸羟考酮缓释片、氨酚羟考酮、普瑞巴林后疼痛缓解不佳,遂于 2021 年 7 月就诊于我院疼痛科。

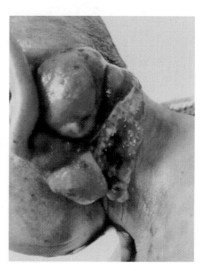

图 2-3-1　患者耳后、颈枕部肿物图片

入院情况:左侧耳后可见一 10cm×20cm 大小肿物,肿块周围红肿,内有破口、溃疡、渗出。周围有明显触痛,疼痛可放射至左肩部,NRS 评分 9～10 分(图 2-3-1)。

【诊断】

癌性疼痛,癌性神经病理性疼痛;左舌癌术后转移复发。

【疼痛评估】

患者左侧头部、颈部持续性钝痛,肩部放射性刺痛,既有转移性癌痛,又有癌性神经痛。目前口服盐酸羟考酮缓释片 50mg q.12h.+氨酚羟考酮 1 片 q.6h.+普瑞巴林 75mg b.i.d. 止痛治疗,NRS 评分 9～10 分,夜间疼痛加剧,且出现明显恶心呕吐、头晕及便秘等阿片类药物不良反应,疼痛控制不佳,考虑阿片耐受,在不影响患者抗肿瘤治疗的基础上,同步为患者进行癌痛治疗。

【治疗】

考虑患者既往癌痛治疗效果不佳,休息时疼痛评分仍有 9 分,爆发痛时可达 10 分,出现恶心呕吐、头晕等阿片类药物不良反应。经术前充分讨论及评估,于 2021 年 7 月在局部麻醉

（局麻）下行脑桥前池鞘内药物输注系统（PORT）植入术。选择 L2/3 椎间隙穿刺，在 C 臂引导下将鞘内导管置入患者脑桥前池（图 2-3-2）。

经皮下隧道 PORT 埋入患者右上腹部皮下，外接 PCA 泵。PCA 泵药盒容量 300mL，最低流速 0.1mL/h，吗啡浓度为 0.033mg/mL（10mg/300mL）。设定背景剂量 0.1mL/h，自控量设为 0.1mL（3.3μg），锁定时间 30min。该患者起始每天所需吗啡剂量约 80μg。术后未停用口服药物，NRS 评分降至 3 分。术后 1 周，患者停用口服盐酸羟考酮缓释片，NRS 评分 1～2 分。术后 2 个月，鞘内吗啡需要量逐渐增至 800μg/d，此后一直稳定为此剂量，NRS 评分 1～2 分，无爆发痛发生。患者未出现明显的包括呼吸抑制、头痛、恶心呕吐

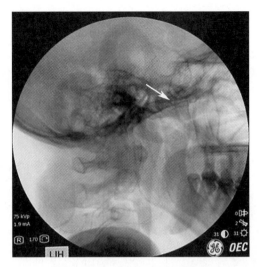

图 2-3-2　术中 X 线影像图

等不良反应，且生活质量较前明显提升。随访该患者至术后 3 个月，死于癌症晚期多脏器衰竭。

【疗效评价】

镇痛效果确切，日间疼痛 NRS 评分 1 分，夜间 NRS 评分 1～2 分，无爆发痛出现，治疗效果满意。

【病例小结】

难治性头面部癌痛患者仅靠口服药物治疗往往效果不佳，且常伴有明显的阿片类药物不良反应，痛不欲生。为该类型患者行经腰骶蛛网膜下腔入路脑桥前池吗啡泵置入手术产生了良好的镇痛效果，不影响患者的化疗、免疫及靶向治疗。既有效缓解患者疼痛问题，又最大限度减少药物不良反应，提高患者终末期生活质量。对于晚期难治性头面部癌痛的患者，经腰骶蛛网膜下腔入路脑桥前池吗啡泵置入术不失为一种好的选择。

（李欣宁　王亚平）

病例评析

该病例为左侧舌癌术后复发后再次手术，术后复合化疗免疫治疗及靶向治疗，患者在化疗期间出现左侧外耳道及耳后转移肿物，肿物肿大、破溃、渗出，带来头颈部、肩部明显持续性疼痛，分析原因系患侧颈浅丛受累引起混合性疼痛，疼痛程度极重，患者应用常规药物治疗效果不佳，不堪其扰。考虑到患者已出现明显阿片类药物不良反应，且为头颈部疼痛，位置较为特殊，目前普通鞘内镇痛技术虽广泛应用于躯干和下肢难治性癌痛的临床镇痛治疗，但对于难治性头面部癌痛效果不佳。因脑桥前池所处特殊位置，将药物于此处释放可以用最少的药物，获得最大的镇痛效果，既不需要使用大剂量阿片类药物，又可显著控制患者疼痛。针对晚期头面部癌痛的复杂性、难治性，脑桥前池吗啡泵可有效、简单、快速、可控下镇痛治疗。但因脑桥前池吗啡泵镇痛的药效学与药代学研究并不明了，其最佳给药方案及配方仍需要大样本、多中心对照研究进一步阐释。脑桥前池

吗啡输注的镇痛作用机制研究不够,中枢致幻相对明显,初步考虑是药物弥散渗透至周围神经组织,作用于阿片受体产生镇痛作用,但确切的机制、药物脑脊液动力学、药效学机制尚需进一步研究。

(路桂军)

病例2　结肠癌颈椎转移

【基本病史】

患者,女性,66岁。2019年1月因腹痛血便就诊,肠镜检查发现肝曲结肠肿物,术后病理结果:(升结肠)腺癌(中分化)。2019年2月行腹腔镜下右半结肠切除术,术后予化疗及靶向治疗。2022年7月无明显诱因出现左侧颈肩部疼痛,呈持续性酸胀痛。后疼痛逐渐加重,无明显加重及缓解因素,严重影响睡眠,爆发痛每日5次,伴左上肢肿胀。全身PET/CT检查提示:右半结肠癌,左侧锁骨上、下淋巴结转移,颈椎体转移突破椎管。入院时应用盐酸羟考酮缓释片30mg q.12h.、芬太尼透皮贴8.4mg q.72h.,普瑞巴林150mg q.12h.,疼痛控制较差,NRS评分4~8分,严重影响生活质量。2023年8月就诊我院。

入院情况:PS评分3分。左上肢肿胀明显,左侧颈部可触及肿块,约5cm×6cm,质硬,压痛,NRS评分7分。双上肢浅感觉无减退,双上肢活动自如,肌力肌张力未见异常,腱反射正常,霍夫曼征(Hoffmann征)阴性。

影像表现:C_7椎体及附件异常信号并颈部多发淋巴结肿大,多考虑肿瘤,请结合临床。C_4~C_7椎间盘膨突出。颈椎退行性变(图2-3-3)。

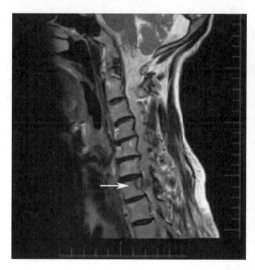 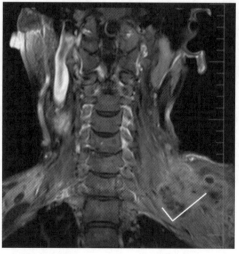

图2-3-3　颈肩部MRI检查

【诊断】

右半结肠腺癌术后颈椎转移($T_3N_{2b}M_1$ Ⅳ期);难治性癌痛。

【疼痛评估】

患者左侧颈肩部持续性钝痛,阵发性加重,颈椎转移且椎管受累,合并有脊髓压迫、淋巴结回流障碍导致的癌性骨转移痛和癌性神经痛。目前盐酸羟考酮缓释片、芬太尼透皮贴联合普瑞巴林止痛治疗，NRS 评分 4～8 分，考虑阿片耐受，疼痛控制不佳。当前患者体能状况较差，暂无抗肿瘤治疗，予以镇痛治疗。

【治疗】

患者入院时疼痛控制欠佳，属于难治性癌痛，遂停用口服止痛药及芬太尼透皮贴剂，使用吗啡 PCA 静脉泵重新进行滴定。计算如下：（24h 量）盐酸羟考酮缓释片 30mg×2= 60mg≈40mg 注射吗啡（静脉），芬太尼透皮贴 8.4mg/72h≈40mg 注射吗啡（静脉）。估算的转换剂量 =（40+40）≈80mg/24h（静脉吗啡），PCA 溶液配制为 50mL 泵，盐酸吗啡注射液 80mg，吗啡浓度 1.6mg/mL，背景量为 2mL/h，bolus 为 1.5mL/ 次。用药 24h 后评估，NRS 评分 3 分，爆发痛 1 次，镇痛效果尚可。

患者静脉吗啡滴定后，疼痛评分 3 分以下，行全麻气管插管下经皮穿刺枕大池吗啡输注系统植入术。手术操作如下：数字减影血管造影（digital subtraction angiography，DSA）定位寰枕关节间隙，常规消毒铺巾，寰枕关节间隙局部麻醉，采用 18G 硬膜外穿刺针进行穿刺，逐层突破皮肤、皮下组织、寰枕筋膜、到达蛛网膜下腔（图 2-3-4A），拔出穿刺针芯，穿刺针有清亮脑脊液流出，置入鞘内导管，导管头端位于寰椎前方（图 2-3-4B），将导管远端连接皮下隧道至右肋弓下腹壁，切开腹壁皮肤约 10cm，皮下隧道针从切口穿出，分离皮下筋膜形成 10cm×8cm 囊袋，将药物灌注泵连接导管远端，固定于皮囊袋处，充分止血，缝合皮肤，腹部切口及背部穿刺点贴无菌敷料，手术结束。术后基础量 0.999mg/24h，单次给药 0.1mg，2h 给药一次，24h 自控次数为 0～1 次。

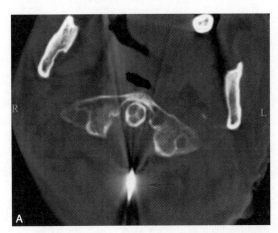
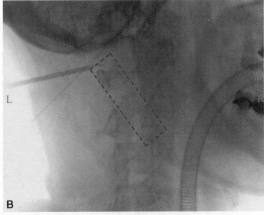

图 2-3-4 枕大池穿刺及置管操作（红色虚线框为置入导管）

【疗效评价】

患者疼痛控制在 3 分以下，爆发痛每日 0～1 次。

【病例小结】

目前吗啡 IDDS 已成为治疗晚期难治性癌痛的有效手段。IDDS 可安全有效地改善各类患者的癌痛，降低全身阿片类药物的毒性，同时还与精神状态和躯体功能的改善，情绪、生活质量的改善和生存期的延长密切相关。有研究报道，CT 引导下经皮穿刺行枕大池植入吗啡输注系统，可以为胸部以上部位晚期癌痛患者提供良好的临床镇痛效果。枕大池位于高位延髓中枢,毗邻脑干及中脑导水管等疼痛感觉传导中枢,枕大池部位仅需要 T_{12} 脊髓节段 24% 的吗啡剂量就可以达到理想的镇痛效果。该病例中采用了经皮穿刺枕大池吗啡输注系统治疗难治性癌痛,取得了良好的效果,且未发生严重不良反应。

(牛杰杰)

病例评析

该例系右半结肠癌术后复发,左锁骨上、下淋巴结转移压迫患侧臂丛神经导致的难治性癌痛,同时转移瘤局部浸润导致淋巴回流障碍可使疼痛进一步加剧,常规途径给药往往疼痛控制不佳,采用 IDDS 治疗是一种有效可行的方法。目前在 IDDS 的治疗中,最常用的方法是经腰椎穿刺鞘内置管,被广泛用于上胸段以下部位的镇痛治疗。该患者疼痛部位位于颈肩部,腰椎穿刺置管路径较长,且由于肿瘤侵犯,椎管内情况复杂,鞘内导管能否置到目标节段(C_4)存在较多变数。该病例采用了枕大池处穿刺置管输注吗啡,取得了良好的镇痛效果,且无明显并发症。枕大池为延髓与小脑之间相对宽敞的空间,与颈部其他部位相比,尽管此处穿刺较为安全,但操作实施应由受过专业训练的医生去完成;对于枕大池高位神经中枢吗啡输注的安全性和相关的不良反应防治,应予以重视,其与其他途径阿片类药物的等效关系尚不明确,实际使用剂量要小于脊髓鞘内给药,因此需要小剂量开始逐渐滴定;此外,与其他途径的阿片类药物常见的不良反应不同,术后谵妄在枕大池吗啡输注中最常见,具体发生机制尚不清楚,通常认为是一种急性大脑神经功能失常,常合并有认知和记忆功能异常。

(金　毅)

第二节　鞘内输注系统治疗胸部肿瘤

病例 1　肺癌继发肋骨转移胸段背痛伴呃逆

【基本病史】

患者,男性,62 岁。2020 年 6 月患者因"咳嗽、咳痰,痰中带血 1 日"就诊,胸部增强 CT 发现右肺下叶占位性病变,倾向恶性,伴有肺门及纵隔淋巴结肿大,行电子支气管镜检查,术后病理:鳞状细胞癌。经多学科讨论后给予化疗以及胸部放疗,后定期复查。2021 年 4 月患者病情进展,予二线抗肿瘤治疗。2022 年 6 月出现头痛,头部增强 MRI 提示右侧额叶小脑半球转移瘤,行射波刀治疗。2022 年 9 月复查病情进一步进展,患者拒绝抗肿瘤治疗。2023 年 1 月出现右侧胸段背部疼痛、头痛伴咳嗽、呃逆,胸部 CT 提示右侧第 6 后肋近端局部骨质破坏。口服盐酸羟考酮缓释片、普瑞巴林止痛,镇痛效果欠佳,NRS 评分 7～8 分,遂就诊于疼痛科。

入院情况:PS 评分 3 分,胸背部持续性疼痛,口服盐酸羟考酮缓释片 70mg q.12h.,必要时口服磷酸可待因 15mg 镇咳以及吗啡片 10mg 控制爆发痛,NRS 评分 7～8 分,同时伴有便秘以及呃逆,不良反应难以忍受且疼痛控制欠佳。

影像表现:胸部 CT 平扫示右肺肿物及周围肺不张;右侧胸腔积液;右侧第 6 后肋近端局部骨质破坏(图 2-3-5)。

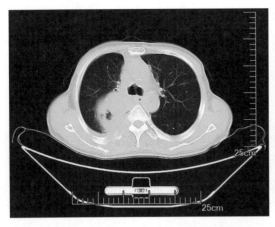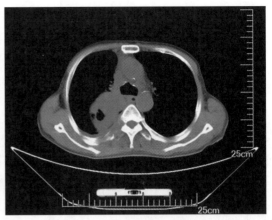

图 2-3-5　胸部 CT 平扫

【诊断】

右肺鳞癌伴脑、骨转移(鳞状细胞癌,$T_3N_3M_{1b}$ Ⅳ期);难治性癌痛。

【疼痛评估】

患者胸背部持续性针刺样、烧灼样疼痛、伴咳嗽、呃逆,属于肋骨转移导致的癌痛,合并癌性神经病理性疼痛。目前口服盐酸羟考酮缓释片联合普瑞巴林止痛治疗,NRS 评分 7 分,换算为吗啡口服剂量达到 250mg/d,疼痛控制不佳,考虑阿片耐受。治疗当前患者体能差,暂无抗肿瘤治疗,按癌痛治疗处理。

【治疗】

患者入院前阿片类药物剂量换算为吗啡每日口服剂量约为 250mg,疼痛控制差且存在不良反应,遂停用口服阿片类药物,使用盐酸氢吗啡酮注射液皮下 PCA,计算如下:24h 盐酸羟考酮缓释片口服剂量 =140mg×1.5=210mg≈14mg 盐酸氢吗啡酮注射液(皮下),口服吗啡 40mg=2.6mg 盐酸氢吗啡酮注射液(皮下),患者为重度疼痛,需增加 50% 剂量,因此估算患者 24h 皮下盐酸氢吗啡酮注射液需要的剂量 =(14+2.6)×150%≈25mg,将 25mg/d 作为背景剂量,解救剂量设定为每小时剂量 25mg×10%=2.5mg。PCA 溶液配制:盐酸氢吗啡酮注射液 300mg,盐酸氢吗啡酮注射液浓度 1mg/mL,总量 300mL,背景量 1mL/h,bolus 为 2.5mL/次。用药 24h 后评估,NRS 评分 2 分,爆发痛 2 次,镇痛效果良好,但患者的便秘及呃逆无明显改善。加用米氮平 7.5～15mg、奥氮平 1.25～2.5mg 晚睡前口服,辅助改善功能性胃肠病,膈肌痉挛和胃肠道逆蠕动,并加用普瑞巴林 75mg b.i.d. 及巴氯芬但效果仍欠佳。行膈神经以及星状神经节阻滞,呃逆仍无改善。

以上治疗效果不佳,且患者意愿强烈,考虑鞘内镇痛治疗。完善术前检查,胸腰椎核磁示椎管通畅,2023 年 2 月于局麻下行鞘内导管植入术。DSA 引导下,于 L_1～L_2 间隙行蛛网膜下腔穿刺,见脑脊液流出通畅,经穿刺针置入蛛网膜下腔导管,导管头端位于 T_6 水平。

鞘内泵参数设定:24h 盐酸氢吗啡酮注射液皮下 25mg= 鞘内 0.25mg。解救剂量设为 0.25mg×10%=0.025mg。鞘内 PCA 溶液配制:盐酸氢吗啡酮注射液浓度 0.06mg/mL,总量 300mL;背景量 4mL/h;bolus 为 0.4mL/次。

术后皮下 PCA 泵与鞘内 PCA 泵并行,皮下盐酸氢吗啡酮注射液量先减少 50%,每 24

小时评估患者疼痛情况,然后根据疼痛情况每 3 日减少 25%,直到完全脱离皮下止疼泵,疼痛控制满意,NRS 评分 2～3 分,但仍存在严重的呃逆。

顽固性的呃逆一直是困扰患者的问题,且患者进食后呃逆严重,但鞘内泵植入术后 2 周随访,患者诉呃逆情况消失。

【疗效评价】

患者疼痛控制在 3 分以下,爆发痛每日 1～2 次。

【病例小结】

该患者口服大剂量阿片类药物(吗啡等效剂量 250mg/d)镇痛效果依然不佳,且便秘等不良反应不能耐受,遂考虑患者自控皮下镇痛,突出了 PCA 技术的特色和皮下途径给药的独特优势。便秘为阿片类药物终身不能耐受的不良反应,皮下给药与口服给药均为全身给药,皮下 PCA 并不能缓解长期口服阿片类药物导致的便秘,因此该患者最终采用了鞘内持续输注盐酸氢吗啡酮注射液,不仅疼痛缓解良好,由于剂量只有静脉给药剂量的 1%,对胃肠道的影响非常轻微,因此显著改善了患者的便秘。

呃逆是膈肌与肋间肌突发不自主痉挛性收缩伴声带闭合,涉及反射弧的任一处,包括:呃逆反射中枢病变,延髓附近的病变如延髓、脑桥及小脑;电解质紊乱,主要与低钙、低镁血症有关,可能由于脑水肿期大量脱水剂的应用;可能与肺部感染、病情严重程度及铂类药物化疗的不良反应。

在术后的随访过程中,严重困扰患者的呃逆得到了缓解,启发我们是否蛛网膜下腔给药对发出膈神经的颈脊神经达到治疗作用,目前没有相关的文献支撑这一理论,也提示我们做更多的相关研究。

(陈　妍)

病例评析

该病例为肺癌晚期患者口服大剂量阿片类药物疼痛控制不佳,同时也因口服大剂量阿片类药物导致严重便秘,且伴有顽固性呃逆。针对患者特点发挥多学科诊疗的作用,采取了化疗、靶向、放疗、口服镇痛药物、皮下 PCA 泵、鞘内 PCA 泵等诸多方法。采用皮下 PCA,可以快速处理患者的重度疼痛,同时有助于患者的疼痛滴定。便秘为阿片类药物不可避免的不良反应,且目前临床还没有有效的治疗药物。采用鞘内阿片类药物持续输注,可以极大减少阿片类药物的剂量及其对胃肠道的影响。该患者采用此方法后,疼痛与便秘均获得有效缓解,说明治疗方法得当。同时在全身阿片类药物转换为鞘内阿片的过程中,全身阿片类药物突然撤药,可能导致脑室阿片类药物的浓度急剧降低,而脊髓鞘内输注的阿片类药物不能及时补充,可能会诱发阿片类药物戒断反应。该患者采取皮下 PCA 与鞘内 PCA 并行,逐步过渡为鞘内 PCA 的方法值得借鉴。

此病例的不足之处在于对于诸多药物和诸多方法的联合使用未交代到位,比如米氮平、奥氮平、普瑞巴林、巴氯芬均为中枢作用机制的,患者又同时在使用大剂量阿片类药物且为晚期癌症患者,联合使用具有一定的潜在风险,如果有必要可以交替尝试可能更安全。

(金　毅)

病例 2　肺癌骨转移胸背部疼痛

【基本病史】

患者,男性,65 岁。2019 年因右肺部肿物行右肺上、中叶切除术,术后病理:右肺上叶鳞状细胞癌,术后未行其他治疗。2021 年 2 月 PET/CT 示右肺癌术后复发;右侧第 1、2 肋骨转移;胸段食管前方、纵隔及双肺门多发淋巴结转移。患者于 2021 年 3 月行支气管镜下肿物切除,2021 年 3 月行支气管镜下光动力治疗。后给予化疗、免疫及双膦酸盐治疗。2021 年 5 月患者右上肢疼痛、胸背部疼痛,全身骨扫描示 T_1 椎体、右侧第 1、2 肋骨局部溶骨性骨质破坏,考虑转移。2021 年 8 月我院行肺 CT 示:右肺癌术后复发伴骨转移瘤,双肺门、右侧腋窝多发淋巴结,考虑转移瘤。后予以右肺上叶病灶及右肺门病灶姑息性放疗。5 月前右上肢疼痛逐渐加重,并出现左上肢及胸背部疼痛,口服盐酸羟考酮缓释片、普瑞巴林胶囊镇痛治疗,效果欠佳,NRS 评分 7 分,2021 年 10 月就诊于我院。

入院情况:PS 评分 3 分,双上肢轻瘫,双上肢及胸背部持续性刺痛,口服盐酸羟考酮缓释片 110mg q.12h.,普瑞巴林 150mg q.12h.,NRS 评分 7 分。

影像表现:全脊柱磁共振扫描示 C_7、T_2 椎体及右侧附件骨、所及右侧第 1、2 后肋骨骨质破坏,考虑为骨转移瘤伴软组织肿块形成(图 2-3-6)。胸、腹、盆 CT 示右肺癌术后复发伴骨转移瘤,同前相仿;右肺门淋巴结增大(图 2-3-7)。

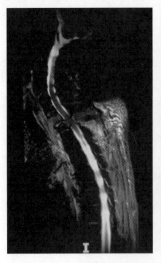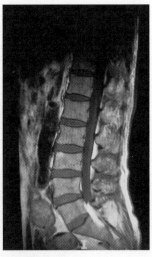

图 2-3-6　全脊柱 MRI 平扫

【诊断】

右肺癌术后淋巴结、骨转移(鳞状细胞癌,$pT_xN_xM_1$ Ⅳ期);难治性癌痛。

【疼痛评估】

患者双上肢及胸背部持续性刺痛,伴频繁爆发痛,活动后加重,属于癌性骨转移痛,合并癌性神经病理性疼痛;现应用盐酸羟考酮缓释片联合普瑞巴林胶囊止痛治疗,NRS 评分 7 分,考虑为阿片耐受患者,疼痛控制差,既往接受过化放疗治疗,暂无抗肿瘤治疗,给予癌痛治疗。

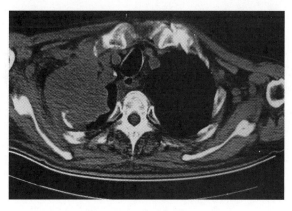

图 2-3-7　胸、腹、盆 CT

【治疗】

入院评估患者疼痛为重度癌痛,合并频繁爆发痛,需要迅速且有效的镇痛,静脉 PCA 作为传统药物治疗效果不佳或合并严重并发症患者的补充治疗手段,特别适用于住院患者快速控制爆发痛;遂停用口服药物改为静脉 PCA 治疗。按照口服羟考酮∶口服吗啡 =1∶1.5,口服吗啡∶静脉吗啡 =3∶1,静脉吗啡∶静脉氢吗啡酮 =7∶1 进行换算;患者入院后口服盐酸羟考酮缓释片 110mg q.12h.= 羟考酮 220mg/d= 口服吗啡 330mg= 静脉吗啡 110mg≈ 静脉氢吗啡酮剂量 16mg/d。患者为重度疼痛,给予 50% 增量,16×150%=24mg/24h,即 1mg/h,解救剂量 = 日盐酸氢吗啡酮注射液剂量 ×10%=2mg 盐酸氢吗啡酮注射液,配制静脉 PCA 为 80mL 氯化钠注射液 +20mL 盐酸氢吗啡酮注射液,盐酸氢吗啡酮注射液浓度 0.2mg/mL;参数设置:背景量为 5mL/h,bolus 为 9.9mL/ 次;用药 24h 后评估,患者共自控给药 1 次,NRS 评分 1 分,镇痛效果满意。

次日完善全脊柱核磁共振后行 IDDS,采用部分植入系统,外接 PCA 泵,导管尖端 C6,即停止静脉 PCA 泵,改为鞘内 PCA 泵镇痛。对于阿片类药物耐受患者,鞘内阿片类药物的初始日剂量可按照日等效口服吗啡的 1/100～1/300 计算。对于该患者,按照 1/200 进行换算,静脉 PCA 盐酸氢吗啡酮注射液日剂量为 24mg= 口服吗啡 480mg= 鞘内吗啡 2.4mg/d,即 0.1mg/h,配制的鞘内 PCA:氯化钠注射液 51mL+ 盐酸吗啡注射液 30mg+0.75% 罗哌卡因 6mL;泵内药物浓度为吗啡 0.5mg/mL,罗哌卡因 0.75mg/mL。鞘内 PCA 参数设置为:bolus 为 0.2mL/ 次;24h 后疼痛评估,共自控给药 1 次,NRS 评分 1 分。镇痛效果尚可,患者出院。

【疗效评价】

患者疼痛控制在 3 分以下,爆发痛每日 0～1 次。

【病例小结】

该病例原发肺癌骨转移,既往多次行手术、放化疗等抗肿瘤治疗,疼痛为骨转移相关性难治性癌痛,要求姑息性镇痛治疗以改善患者生存质量;针对其多部位重度疼痛、频发爆发痛的特点,先给予院内静脉 PCA 泵注盐酸氢吗啡酮注射液充分镇痛后转换为居家鞘内 PCA 泵注吗啡联合罗哌卡因镇痛治疗,均取得良好效果。满足患者迅速有效减轻疼痛的诉求。与传统口服给药相比,自控镇痛技术在迅速、有效地控制爆发痛方面有独特的优势。

（邵洪雪）

病例评析

该病例口服较大剂量阿片类药物疼痛依然控制不理想。入院后选择盐酸氢吗啡酮注射液静脉 PCA 快速止痛和剂量滴定,取得良好疗效。盐酸氢吗啡酮注射液脂溶性较吗啡高,单次静脉注射起效时间更短,代谢产物无活性,适合持续输注给药和 PCA 快速滴定。考虑患者是以神经病理性疼痛为主的混合性疼痛,因此及时转换为鞘内药物输注,采用吗啡联合罗哌卡因,方法及药物选择得当。对于神经病理性疼痛,单纯使用阿片类药物需要较大剂量甚至可能效果不佳,局部麻醉药可以阻断疼痛向中枢的传递,减少鞘内阿片类药物的用量,增强镇痛效果。对于存在节段性神经病理性疼痛的癌痛患者,起始鞘内吗啡即可复合局部麻醉药(布比卡因或罗哌卡因),局麻药从低浓度开始。随着时间的延长,鞘内局麻药也会出现耐受,可缓慢增加浓度,避免影响患者肌力和产生不适应的麻木感。

(金 毅)

病例 3 肺癌伴骨转移合并带状疱疹神经痛

【基本病史】

患者,男性,69 岁。2022 年 8 月无明显诱因出现右侧胸背部疼痛,呈烧灼样疼痛,偶有咳嗽、咳痰,痰少色黑,未予重视,后症状加重,出现活动后气促。2022 年 11 月腰背部疱疹,曾多次就诊我院皮肤科、神经外科,经治疗后疼痛好转,2022 年 12 月就诊我院呼吸科查胸部 CT 发现右侧胸膜旁多发占位伴右侧多发肋骨吸收破坏、纵隔淋巴结增大,考虑恶性肿瘤性病变,病理活检:右肺浸润性腺癌($cT_3N_2M_{1c}$ ⅣB 期),转至外院行 6 次化疗、放疗,3 次免疫治疗。后患者胸背部疼痛进行性加重,予酮咯酸氨丁三醇静脉滴注 30mg q.d.+普瑞巴林胶囊 75mg b.i.d.+盐酸羟考酮缓释片 80mg q.12h. 镇痛治疗,疼痛减轻不明显,夜间疼痛加重,NRS 评分 7 分。遂于 2023 年 8 月 2 日转入我科行镇痛治疗。

入院情况:NRS 评分 7 分。右胸背部可见散在疱疹色素沉着,局部皮肤感觉减退,诱发触痛(+),右侧季肋区(7~10 肋)可见 5×7cm 包块,触痛(+),T_{12} 椎体压触痛(+),叩击痛(+)。

影像表现:右侧多发肋骨多发转移瘤伴部分病理性骨折。纵隔淋巴结增大,气管受压,T_{12} 椎体右侧椎间孔占位性病变(图 2-3-8)。

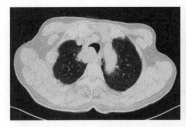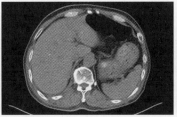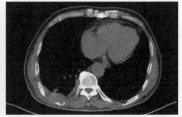

图 2-3-8 胸部 CT 平扫

【诊断】

右肺癌淋巴结、肋骨转移($cT_3N_2M_{1c}$ ⅣB 期);难治性癌痛;带状疱疹后遗神经痛。

【疼痛评估】

患者右侧胸背部持续性针刺样疼痛,局部烧灼样疼痛,夜间疼痛加重,属于带状疱疹引起的神经病理性疼痛伴癌性骨转移疼痛。目前口服盐酸羟考酮缓释片 80mg q.12h. 及普瑞巴林 75mg b.i.d. 联合止痛,疼痛控制欠佳,夜间爆发痛次数＞3 次,NRS 评分 7 分。当前患者一般情况差,暂无抗肿瘤治疗,予癌痛镇痛治疗。

【治疗】

患者入院前应用盐酸羟考酮缓释片及普瑞巴林效果欠佳,属于阿片类药物耐受的难治性癌痛,考虑给予 IDDS 自控镇痛。患者于 2023 年 8 月 3 日在全麻下行 DSA 引导下药物输注系统植入术,鞘内导管尖端位于 T_{10} 椎体水平上缘。外接 PCA 泵,配方计算如下:(24h 量)盐酸羟考酮缓释片 80mg×2=160mg=8mg 盐酸氢吗啡酮注射液(静脉),按照鞘内：静脉 1：10 剂量换算,24h 盐酸氢吗啡酮注射液 0.8mg,0.8mg/24h 约 0.03mg/h,首次 5 倍剂量,予盐酸氢吗啡酮注射液(0.1mg/mL)1.5mL 镇痛。术后鞘内镇痛方案为:盐酸氢吗啡酮注射液 2mg(0.1mg/mL)+0.075% 罗哌卡因 1.5mg+ 生理盐水,总剂量 20mL,持续剂量 0.1mL/h,自控量 0.1mL/次,锁定时间 20min,用药 24h 后评估,NRS 评分 2 分,爆发痛 1 次,镇痛效果尚可。

2023 年 8 月 8 日患者背部疼痛加重,NRS 评分 8 分,予盐酸氢吗啡酮注射液鞘内 PCA 泵注量增加 1 倍剂量至 0.2mL/h,自控量 0.2mL/次,普瑞巴林 75mg b.i.d. 治疗带状疱疹后遗神经痛,并加用氟哌噻吨/美利曲辛片 1mg/20mg q.d. 抗焦虑,洛索洛芬钠 60mg b.i.d. 改善低颅压性头痛。后右胸背部疼痛缓解,右侧 T_8 区诱发触痛(－),疼痛评分 NRS 评分 2～3 分,爆发痛 1～2 次。

2023 年 9 月 2 日患者左侧肩背部出现约 5cm×5cm 肿块,考虑转移瘤,触痛明显,伴夜间疼痛,NRS 评分 8 分,调整 PCA 泵配方:盐酸氢吗啡酮注射液 20mg+ 罗哌卡因 150mg+ 生理盐水 165～200mL,持续量 0.2mL/h,PCA 0.5mL/次。肩部疼痛未缓解,夜间爆发痛,NRS 评分 7 分,故加用盐酸羟考酮缓释片 20mg q.12h.、氟比洛芬酯 50mg 夜间静滴,疼痛较前缓解,NRS 评分 3 分,爆发痛 1～2 次。

2023 年 9 月 5 日夜间疼痛 NRS 评分 5 分,在鞘内 PCA 基础上,予调整盐酸羟考酮缓释片 30mg q.12h.,口服依托考昔片 60mg q.12h.,配合普瑞巴林胶囊 75mg b.i.d.、氟哌噻吨/美利曲辛片 1mg/20mg q.d.,疼痛较前明显减轻,NRS 评分 1～3 分,爆发痛 0～1 次。

【疗效评价】

患者疼痛控制在 NRS 评分 3 分左右,爆发痛每日 0～1 次。

【病例小结】

自控镇痛技术应用于癌痛治疗,优势是能迅速响应患者镇痛不断变化的需求,减少镇痛延迟,更好地达到疼痛缓解最大化和不良反应最小化,可用于剂量滴定、控制爆发痛,胃肠道功能障碍以及临终患者的持续镇痛治疗,盐酸氢吗啡酮注射液用于椎管内镇痛相较吗啡镇痛作用更强,更易进入脊髓,起效快,起效后血浆浓度稳定,相对吗啡产生的便秘、小便困难及皮肤瘙痒的不良反应更少,安全性更优。

(吴雅婷　杨代和)

病例评析

该患者的疼痛由肺恶性肿瘤及其转移导致,同时合并带状疱疹引起的神经病理性疼痛。采用了多种口服药物,包括阿片类药物、抗焦虑药等,疼痛缓解不明显,后行鞘内盐酸氢吗啡酮注射液 PCA 效果明显,但随着病程加重,同时治疗过程中发生了导管向下移位,仅通过调整鞘内 PCA 药物和剂量,镇痛效果仍显不足,作者采用了联合盐酸羟考酮缓释片、依托考昔、普瑞巴林等多种口服药,尽管疼痛得到缓解,但方法值得商榷。可以进一步调整鞘内盐酸氢吗啡酮注射液剂量,增加局麻药浓度;因导管位置下移,可适当降低药物的浓度,通过增加给药的容量获得补偿。多种药物联合尤其与中枢镇静、催眠、抗焦虑和抗抑郁药物联合,一定要注意药物的协同作用以及对药物代谢的影响,防止药物过量。

此外,该患者同时合并有带状疱疹,且 IDDS 植入时,距第 2 次带状疱疹发病仅 1 个月余,尚处于带状疱疹的急性期,治疗中没有体现针对性治疗。$T_8 \sim T_{12}$ 大范围的疼痛中,是与带状疱疹有关还是与肿瘤转移侵犯有关,病历中缺少具体评估。如果针对患者急性带状疱疹性神经痛做一些针对性的介入治疗,可能更为合理。由此可见,肿瘤患者与普通带状疱疹神经痛患者在治疗上既要区别对待又要综合考量。

（金　毅）

病例 4　肺癌多程治疗后骨转移

【基本病史】

患者,男性,48 岁。于 2018 年 4 月行全麻下胸腔镜右肺上叶癌根治术,术后病理示:右肺上叶浸润型腺癌,术后分期为 $pT_{2a}N_0M_0$ ⅠB 期,基因检测 *EGFR L858R* 突变,术后完成 6 周期辅助化疗。2019 年患者开始感右胸背部肩胛骨区域疼痛不适,疼痛为持续性胀痛,伴阵发性加剧,2019 年 3 月骨扫描示第 8 后肋骨转移,予口服止痛药缓解疼痛。同时定期予以伊班膦酸钠抗骨转移治疗。先后予以培美曲塞联合洛铂化疗、埃克替尼靶向治疗后,患者右背部疼痛有所缓解,2021 年 1 月再次出现原部位疼痛明显加剧,考虑疾病进展。2021 年 2 月胸部 MRI 平扫+增强示提示右侧第 8 后肋骨质破坏,考虑转移瘤。改口服盐酸羟考酮缓释片止痛,并于 2021 年 2 月—2021 年 3 月行第 8 后肋骨转移灶放疗。先后予以多西他赛联合顺铂、阿美替尼靶向治疗。2022 年起患者再次感疼痛明显加重,疼痛扩散至整个右侧前胸、胸背部,疼痛为持续性胀痛、刀割样。2022 年 2 月胸部 MRI 平扫:第 8 后肋及多发胸椎骨质破坏,结合病史考虑转移瘤。先后予以针灸、肋间神经阻滞,联合口服盐酸羟考酮缓释片 170mg q.12h.、普瑞巴林 75mg q.12h.,疼痛仍不能缓解,难以忍受,NRS 评分 6～8 分。2022 年 6 月就诊我院。

入院情况:PS 评分 2 分,肺部未闻及干湿性啰音。右前胸壁及右后背胸壁叩击痛阳性,NRS 评分 8 分。

影像表现:(2022 年 2 月)胸部 MRI 平扫示第 8 后肋及多发胸椎骨质破坏,结合病史考虑转移瘤(图 2-3-9)。

【诊断】

肺癌术后多发骨转移($rT_{2a}N_0M_1$ Ⅳ期);难治性癌痛。

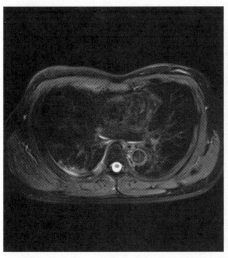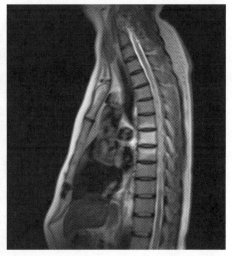

图 2-3-9　胸部 MRI 平扫

【疼痛评估】

患者后背持续性疼痛,扩散至整个右侧前胸,属于骨转移性癌痛合并癌性神经病理性疼痛。目前口服盐酸羟考酮缓释片联合普瑞巴林止痛治疗,NRS 评分 8 分,考虑阿片耐受,疼痛控制不佳。抗肿瘤治疗方面继续阿美替尼靶向治疗,其余按癌痛治疗处理。

【治疗】

患者于 2022 年 6 月行 CT 引导下 T_3、T_4 胸段脊髓神经根射频消融术,手术后 1h 患者感疼痛缓解明显,术后第 1 日,患者仍诉右胸背部疼痛,前胸壁疼痛较前好转,NRS 评分 7 分。术后第 2 日,患者症状大致同前,NRS 评分 7 分。术后第 3 日,患者诉右背部疼痛较前加重,NRS 评分 8 分。术后第 4 日患者出现自杀倾向。予以静脉枸橼酸舒芬太尼注射液 PCA 泵控制疼痛。PCA 溶液配制:100mL 泵,枸橼酸舒芬太尼注射液 250μg,枸橼酸舒芬太尼注射液浓度 2.5μg/mL,背景量为 1.0mL/h;bolus 为 1.0mL/ 次;锁定时间 15min。根据患者追加情况及疼痛情况背景剂量在 1.0～2.5mL/h 调整。患者仍诉右侧胸背部疼痛剧烈,控制不佳。

与患者充分沟通后,于 2023 年 6 月局麻下行半植入式鞘内输注泵置入术,手术当日 12:30 配 PCA 泵,PCA 溶液配制:300mL 泵,200mg 吗啡,280mL 0.9% 氯化钠。吗啡浓度 0.67mg/mL,输注泵起速 0.1mL/h,bolus 为 0.1mL/ 次;锁定时间 30min。术后第 1 日,患者右前胸及右背部疼痛较前缓解,NRS 评分降为 5 分。无头晕、呕吐、呼吸抑制等药物不良反应。术后第 2 日,根据前一日疼痛情况调整参数为起速 0.2mL/h,bolus 为 0.1mL/ 次;锁定时间 30min。术后第 3 日,NRS 评分降为 4 分,但患者诉右侧肩胛下角周围有明显痛点。

患者诉右侧肩胛下角周围有明显痛点,疼痛定位为 T_7、T_8 肋间神经后,与患者充分沟通,于 2023 年 6 月行右肋间神经射频消融术,继续鞘内泵注吗啡,参数同前。术后第 1 日,患者右前胸、右背部疼痛及右侧肩胛下角疼痛较前明显缓解,NRS 评分 3 分。无阿片相关不良反应事件发生。术后第 3 日,NRS 评分降为 2 分,患者精神、情绪良好。术后切口定期复查恢复良好,无感染征象。

【疗效评价】

患者疼痛控制在 3 分以下,每日爆发痛 0～1 次。

【病例小结】

IDDS 是指将镇痛药物注入蛛网膜下腔,经脑脊液循环直接作用于脊髓、脑产生镇痛作用的技术,是国内外公认的控制晚期癌痛的领先技术,具有创伤小、疗效优、用药量少、不良反应小等优点。可分为全植入式和半植入式。全植入式是将可储药、可体外调节流速的智能金属镇痛泵植入患者体内,通过导管将镇痛药物直接注入蛛网膜下腔,阻断疼痛信号经脊髓向大脑传递,直接作用于疼痛、神经传导通路,从而达到减轻疼痛的目的。半植入式是将导管埋在患者体内,将泵留在体外,便于加药,费用较全植入式更低,是晚期肿瘤患者更为经济的镇痛手段。鞘内镇痛常用药物如吗啡、盐酸氢吗啡酮注射液,在脑脊液中溶解度高,可在鞘内扩散较长距离,随着脑脊液循环作用于中枢阿片受体而产生全身镇痛作用,是多学科镇痛专家共识推荐的鞘内镇痛一线用药。

（郭　妮）

> **病例评析**
>
> 该例肺腺癌骨转移并发难治性癌痛患者,根据该患者癌痛的特点,针对不同的阶段,先后采取了口服非甾体类解热镇痛药、阿片类镇痛药、放疗、间断神经阻滞、静脉 PCA 泵、脊髓神经根消融术、患者自控鞘内泵、肋间神经消融术等多种镇痛方法,最终有效消除缓解了患者痛苦,使患者重拾生活的信心。关于半植入式 IDDS,更加推荐体外使用 PCA 泵,采用 PCA 方式鞘内给药。该患者使用静脉 PCA 泵时疼痛控制不佳,改用鞘内给药 PCA 泵后达到理想的控制状态,通过前后对比突显出鞘内镇痛用药量少、疗效优的特点。该患者全程参与镇痛过程,精确调节鞘内给药剂量、实现个体化镇痛治疗,更加符合"精准医疗"原则。建议癌性混合痛患者肋间神经射频前先期做诊断性治疗,可以预评估射频镇痛效果,提高微创镇痛效率。进一步关注半植入式 IDDS 鞘内导管头端位置,强化病灶靶点阿片类药物浓度,进一步提高镇痛效果。
>
> （路桂军）

病例 5　肺癌术后骨转移胸背部疼痛

【基本病史】

患者,女性,38 岁。患者于 2019 年 5 月 5 日行全麻下右肺癌根治术。术后病理:右肺中叶浸润性腺癌,胸膜侵犯。基因检测:*EGFR p.I740-K745dup*、*EGFR* 扩增;*PD-L1* 检测结果提示:肿瘤细胞 *PD-L1* 阳性率<1%,肿瘤相关免疫细胞 *PD-L1* 阳性率 10%,*EGFR* 基因 *T790* 突变检测:阴性(–)。术后接受化疗、靶向、微波消融术等抗肿瘤治疗。2021 年 10 月出现右胸背部疼痛,疼痛性质为刺痛,NRS 评分 7～8 分。PET/CT 检查:右肺癌术后及治疗后,右肺多发散在结节,转移可能,右侧胸膜多发结节状及片状局灶性高代谢灶,考虑胸膜转移。口服盐酸吗啡缓释片 240mg q.12h.,盐酸吗啡片 60mg 2～3 次/d,疼痛仍不能得到有效缓解,于 2022 年 5 月 7 日入我科接受止痛治疗。

入院情况:体温 37.3℃;心率 85 次/min;呼吸频率 16 次/min;血压 137/100mmHg。神清语明,轮替指鼻试验阴性,无颈强直,右胸背部局部压痛(+),NRS 评分 8 分,腹平坦,无明显压痛、反跳痛及肌紧张。四肢肌力正常,双下肢无明显水肿。

影像表现：2022年4月9日胸部CT示右肺术后改变；右肺间质性改变，双肺慢性炎症；右侧胸腔积液；右侧胸膜肥厚；左肺多发小结节，转移瘤可能（图2-3-10）。2022年5月10日全脊柱MRI：T_4、T_8、L_2椎体、骶骨多发异常信号，考虑转移瘤可能，T_9椎体异常信号，转移瘤不除外（图2-3-11）。

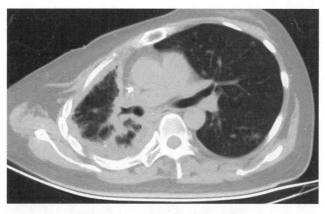

图2-3-10 胸部64层CT平扫

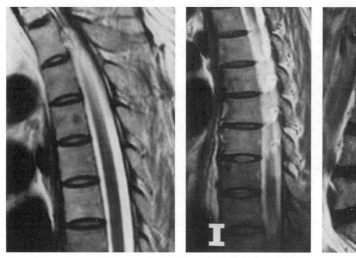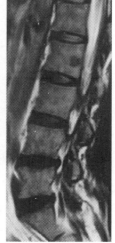

图2-3-11 全脊柱MRI平扫

【诊断】

右肺癌术后双肺、胸膜、骨转移（$cT_1N_3M_1$，Ⅳ期）；难治性癌痛。

【疼痛评估】

患者胸背部疼痛，属于肿瘤直接侵犯或压迫周围组织导致的疼痛，性质是骨转移性癌痛合并癌性神经病理性疼痛。NRS评分8分，口服盐酸吗啡缓释片240mg q.12h.，盐酸吗啡片60mg每日2～3次镇痛治疗，24h口服吗啡剂量约为600mg。患者疼痛控制不佳。

【治疗】

2022年5月11日行IDDS植入术，止痛药物配比如下：氯化钠注射液50mL+盐酸吗啡注射液30mg（浓度0.5mg/mL）+盐酸罗哌卡因注射液70mg，背景剂量0.2mL/h，单次追加量

（bolus）0.2mL/次,术后疼痛缓解,疼痛评估为 NRS 评分 2 分,爆发痛每日 3 次,镇痛效果满意,鞘内输注吗啡总剂量约每日 2.7mg。

2022 年 5 月 13 日请多学科会诊,包括肿瘤内科、胸部放疗科、骨科,综合会诊意见:评估病情进展,肺内转移灶行微波消融术,支气管行动脉造影化疗灌注,结合基因检测结果建议患者继续口服奥希替尼治疗。

【疗效评价】

术后患者 NRS 评分 3 分以下,爆发痛每日 0～3 次。

【病例小结】

IDDS 植入术是治疗难治性癌痛的重要手段之一。鞘内输注吗啡用量小,镇痛效果确切,能够明显改善患者的生活质量。针对患者特点发挥多学科诊疗的作用,采取了化疗、靶向、射频消融术等综合治疗模式,为患者肿瘤及疼痛控制奠定了良好基础。

（滕　蕾）

病例评析

该例为青年女性患者,肺癌晚期,右肺癌术后双肺、胸膜、骨转移（$cT_1N_3M_1$,Ⅳ期）,疼痛机制涉及骨转移疼痛、神经病理性疼痛,属难治性癌痛患者。长期口服大剂量吗啡止痛治疗,镇痛效果不佳。结合患者疼痛机制复杂,吗啡大剂量应用效果欠佳,及时给予鞘内输注系统植入术,及时控制了疼痛。疼痛控制后给予多学科会诊,调整抗肿瘤治疗方案,采取了鞘内输注吗啡联合奥希替尼治疗方式,有效控制疼痛及肿瘤进展,提高患者生活质量。该病例的特点是在剧烈疼痛,以往镇痛方案效果欠佳时,及时调整镇痛方案;尽快控制疼痛的同时,考虑多学科会诊,调整抗肿瘤治疗,有助于改善患者的镇痛结果。

（路桂军）

病例 6　肺癌继发胸椎骨转移胸背痛

【基本病史】

患者,男性,62 岁。2017 年 1 月患者体检发现右肺占位,行手术切除治疗,术后病理提示肺高中分化腺癌,术后予化疗 4 周期,术后恢复良好。2019 年 11 月出现右侧胸背部疼痛,影像学提示 $T_3 \sim T_6$ 椎体转移。复发后完善基因检测,无驱动基因突变。2020 年 6 月始于我院内科行抗肿瘤药物治疗,并定期应用唑来膦酸抗骨转移治疗。2022 年 12 月行右侧 T_4、T_5 脊髓神经根射频消融术,术后患者疼痛缓解差,患者拒绝行 PCA 治疗,遂予盐酸羟考酮缓释片控制疼痛。2023 年 6 月患者因疼痛无法控制再次于我科就诊,目前口服盐酸羟考酮缓释片、氨酚羟考酮、普瑞巴林止痛。镇痛效果欠佳,NRS 评分 7～8 分,每日爆发痛次数频繁。

入院情况:PS 评分 2 分,右侧胸背部疼痛,口服盐酸羟考酮缓释片 70mg q.12h.,氨酚羟考酮 1 粒 q.4h.,普瑞巴林 75mg q.12h.,NRS 评分 7～8 分,局部皮肤痛觉过敏,每日爆发痛次数 4～6 次,爆发痛 NRS 评分 9～10 分。

影像表现:胸椎 MRI 提示 $T_3 \sim T_6$ 椎体及附件可见低信号影,压脂序列信号增高,T_4、T_5 椎体明显,邻近软组织 T_2WI 信号稍高（图 2-3-12）。

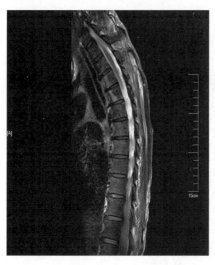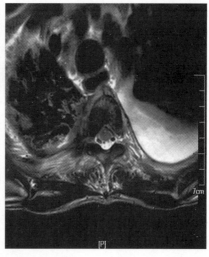

图 2-3-12　胸椎 MRI 平扫

【诊断】

右肺癌术后胸椎转移（rT_0N+M_1 Ⅳ期）；难治性癌痛。

【疼痛评估】

患者右侧胸背部疼痛，为持续针刺样刀割样疼痛，每日爆发痛次数4～6次，体位改变时疼痛加重，目前使用盐酸羟考酮缓释片、氨酚羟考酮及普瑞巴林止痛治疗，NRS 评分7～8分，为骨转移伤害感受性疼痛合并癌性神经病理性疼痛，神经毁损及口服药物治疗，疼痛控制不佳。

【治疗】

考虑患者为难治性癌痛，经神经毁损、口服阿片类药物及抗惊厥药物治疗后效果欠佳，遂决定改变给药方式，可选择 PCA 或者 IDDS，患者自身原因拒绝使用静脉及皮下 PCA，遂于 2023 年 6 月行 IDDS（全植入）。术后予盐酸氢吗啡酮注射液进行鞘内镇痛，计算如下：（24h量）盐酸羟考酮缓释片 70mg×2≈0.104mg 盐酸氢吗啡酮注射液（鞘内），氨酚羟考酮 6 粒 = 盐酸羟考酮缓释片 30mg≈0.022mg 盐酸氢吗啡酮注射液（鞘内），目前 NRS 评分7～8分，为重度疼痛，增加 50% 剂量。估算的转换剂量 =（0.104mg+0.022mg）×150%≈0.189mg/24h（鞘内盐酸氢吗啡酮注射液）。全植入鞘内泵溶液配制：40mL 泵，盐酸氢吗啡酮注射液 6mg，盐酸氢吗啡酮注射液浓度 0.3mg/mL，全植入泵程控剂量 0.189mg/24h。用药后 24h，胸背部疼痛控制良好，NRS 评分 1 分，爆发痛 2 次，镇痛效果良好。术后 1～3 日切口区域疼痛，予氟比洛芬酯静脉滴注止痛治疗，切口疼痛控制良好。2023 年 6 月 15 日 NRS 评分 1 分，出现 4 次爆发痛，考虑镇痛不足，遂上调 10% 剂量至 0.208mg/24h。用药 24h 后评估，疼痛控制良好，NRS 评分 1 分，爆发痛 0 次，患者出现严重嗜睡反应，考虑药物过量。与患者及其家属沟通后，再次调整剂量为 0.189mg/24h，同时予普瑞巴林 75mg q.12h. 辅助镇痛，出现爆发痛时予氨酚羟考酮治疗，疼痛可迅速控制，患者及其家属表示满意。

【疗效评价】

疼痛控制 NRS 评分 0～1 分，爆发痛次数 1～2 次，口服氨酚羟考酮可迅速控制疼痛。

【病例小结】

鞘内药物输注系统植入术应用于癌痛治疗，优势是所需药物剂量少、不良反应小、镇痛效果好,可明显改善患者生存质量,文献报道 IDDS 有效镇痛后能延长患者生存期。IDDS 可适用于多模式治疗方法后癌痛未得到充分控制者以及无法耐受阿片类药物不良反应者。

患者滴定过程中虽疼痛控制良好,但是仍会间歇出现爆发痛,增加抗惊厥类药物普瑞巴林和抗炎药物氨酚羟考酮,患者疼痛可取得进一步改善。由此可见,对于癌痛治疗即使是鞘内给药,也应该重视辅助药物的应用。

(周　鑫)

病例评析

该例为肺恶性肿瘤骨转移,经历了口服阿片类药物、抗惊厥药物、肋间神经毁损治疗效果欠佳。静脉 PCA 与 IDDS 镇痛的区别在于外周与中枢给药镇痛。IDDS 技术所需药量低,不良反应小,同时可获得最大限度镇痛,可明显提高患者生活质量,延长患者生存。由于骨转移为 $T_4 \sim T_5$,位置较高,需要注意置管要接近疼痛部位。骨转移一般分为成骨性、溶骨性及混合性(成骨与溶骨并存)。该例没有提供 CT 骨窗,不能判断骨转移类型,如果为溶骨性骨转移,及时行椎体成形术,可以稳定骨结构,减少骨不良事件,对改善疼痛非常重要。对于难治性癌痛患者,IDDS 植入手术是一种选择,需要加强管理,及时调整药物剂量,必要时可以联合用药。除常规强阿片类药物治疗,应注意辅助药物使用,根据患者疼痛病因及类型,给予个体化治疗方案。

(刘维帅)

病例 7　肺癌臂丛神经压迫

【基本病史】

患者左侧肩背部痛半年余。2020 年 10 月患者无意中发现左侧肩背部肿物,并伴发左上臂内侧放射性针刺样痛,左侧面部无汗及眼窝凹陷,眼皮下垂。经评估 NRS 评分白天(6±1)分,夜间(8±1)分,患者为求进一步诊治,2021 年 3 月至我院求医。完善颈部肿物 MRI 示:左侧肺尖、颈根部占位(图 2-3-13)。肺上沟瘤肿瘤标志物示:CA125、CA724、细胞角蛋白 19 片段明显增高。PET/CT 示:左侧肺尖、颈根部占位,考虑肺恶性肿瘤;纵隔、双肺门淋巴结转移;C_3 左侧横突、T_6、T_9、L_3 椎体、右侧髋臼多发骨转移,继而行肺尖穿刺活检明确病理为:低分化腺癌。完善检查后予颈椎 C_5、C_6、C_7 切开内固定术,术后症状未缓解,并且患者渐出现左上肢上举无力,左手掌及指尖麻木等症状。病程中患者自诉半年内体重减轻 10kg。

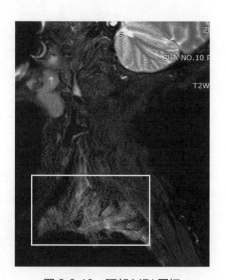

图 2-3-13　颈部 MRI 平扫

【诊断】

肺上沟瘤多发骨转移($cT_xN_3M_1$ Ⅳ期);难治性癌痛。

【疼痛评估】

患者左侧肩背及上肢内侧持续性刺痛伴麻木,属于骨转移性癌痛合并癌性神经病理性疼痛。目前口服盐酸羟考酮缓释片(80mg q.12h.)联合普瑞巴林(75mg bid)止痛治疗,NRS 评分 7~8 分,考虑阿片耐受,疼痛控制不佳。患者当前为新发肿瘤,因疼痛暂未行抗肿瘤治疗,先处理癌痛。

【治疗】

考虑患者背景痛控制欠佳,采用 PCA 重新滴定阿片类药物的剂量及快速控制癌痛。遂逐渐停用口服止痛药,使用芬太尼 PCA 泵止痛。计算如下:(24h 量)盐酸羟考酮缓释片 80mg×2=160mg≈320mg 吗啡(口服)≈106.6mg 吗啡(静脉),因重度疼痛,增加 50% 剂量,又因切换给药方式或药物时可减 50% 剂量,最后估算的转换剂量为 106.6mg 静脉吗啡≈106.6μg 芬太尼,PCA 溶液配制:200mL 泵,芬太尼浓度 1μg/mL,背景量为 4mL/h;bolus 为 4mL/次。用药 24h 后评估,NRS 评分 2 分,爆发痛 1 次,镇痛效果尚可。

2021 年 4 月于我科行吗啡泵植入术,术后逐渐停用静脉芬太尼用量,改为鞘内剂量。经换算后初始剂量为 1mg/d,bolus 0.05mg/次;初始有轻度尿潴留症状,2 周后逐渐耐受,尿潴留缓解。病程中根据疼痛情况逐渐调整鞘内剂量,1 个月后剂量增加至 1.2mg/d,bolus 0.09mg/次,NRS 评分白天(2±1)分,夜间(3±1)分。疼痛缓解后转我院肿瘤科进行抗肿瘤治疗,精神状态明显改善。

2 个月后患者自诉左侧上肢麻木刺痛逐渐加重,考虑到吗啡对于神经病理性疼痛的缓解效果欠佳,以及局麻药的独特作用,遂于鞘内泵内加入布比卡因 37.5mg,加入后患者针刺麻木感减轻。

【疗效评价】

NRS 评分白天(2±1)分,夜间(3±1)分,爆发痛每日 0~1 次。

【病例小结】

鞘内药物输注技术是在穿刺针引导下,将一特制的导管放置于蛛网膜下隙相应部位,由皮下隧道方式将导管与输注泵相连接,通过设定好的程序,输注系统可以将药物持续、缓慢、匀速地输入到蛛网膜下隙的脑脊液中,从而给患者带来稳定、良好的镇痛效果。由于吗啡直接作用于中枢,可以大大减少患者的口服药用量以及不良反应。

(金　童　林福清)

病例评析

该病例患者初入院时诊断未明确,经完善检查后首先明确了患者的肺恶性肿瘤诊断,进而确诊疼痛性质为恶性肿瘤所带来的骨转移性疼痛以及神经病理性疼痛,为患者后续的治疗提供了正确方向。入院后,首先使用 PCA 泵迅速缓解患者剧烈的疼痛,随后为患者植入鞘内药物输注系统,为下一步介入治疗提供了准备时间,减少了疼痛给患者带来的困扰。由于肿瘤压迫了臂丛神经及颈部交感神经,患者左侧上肢出现针刺样疼痛、皮温较低、水肿、肌力下降等症状且患者出现典型 Honor 综合征(面部无汗、眼窝凹陷),属于难治性癌痛,考虑到吗啡镇痛对神经病理性疼痛的镇痛效果不足,及时于泵体内加入布比卡因缓解患者的神经病理性疼痛。需要注意的是,神经病理性疼痛如果病因不能去除,持续伤害刺激会导致出现神经敏化,阿片镇痛效能下降,需要及时调整剂量和联合用药。局麻药也存在耐受问题,所以祛除病因也是非常重要,可以联合抗肿瘤治疗,局部病灶可以给予放射粒子植入术,减少肿瘤对臂丛神经的损伤。

(刘维帅)

第三节　鞘内输注系统治疗腹盆腔肿瘤

病例 1　晚期胰腺癌疼痛

【基本病史】

患者,女,46 岁。因"腹部疼痛 1 年余,加重伴腰背部疼痛 1 个月余"入院。患者 2021 年 7 月开始自觉腹部不适,未引起重视。2022 年 3 月下旬腹部疼痛逐渐加重,上腹部增强 CT 提示:胰腺体尾部占位性病变。2022 年 3 月 30 日行"胰体尾切除 + 脾切除 + 肠粘连松解术",腹痛完全缓解,术后病理:胰腺中分化腺癌。2022 年 6 月行全身化疗。2022 年 8 月腹痛再发,呈全腹持续性胀痛,口服盐酸羟考酮缓释片 10mg 1/12h,2022 年 9 月增量至 20mg 1/12h,NRS 评分 3~4 分。2022 年 10 月患者放弃化疗,腹部疼痛加重,为持续性胀痛伴爆发痛,以右上腹为剧,同时伴有下腰和背部牵涉痛。爆发痛每日发作 4~6 次,持续 5~30min,发作时头部大汗,NRS 评分 7~8 分,右侧卧位或蛙趴式可部分缓解,采用盐酸氢吗啡酮注射液静脉 PCA,0.5mg/h 持续静脉滴注 +PCA 每次 1mg(锁定时间 15min),疼痛爆发时 PCA 给药仅可缓解数分钟,同时口服盐酸羟考酮胶囊 10mg,方可忍受疼痛,NRS 评分 5~6 分。2023 年 11 月就诊我院。

入院情况:患者痛苦面容、呈头高、蜷缩强迫位。腹中线可见 12cm 长手术瘢痕。腹软,全腹压痛(+),右肋弓下缘较剧。右上腹近肋弓处可触及 1cm×2cm 大小不规则包块,质硬,边界不清晰。右下肺听诊无呼吸音、叩诊浊音。肠鸣音减弱,每分 1~2 次。

影像表现:2022 年 11 月 11 日胸腹部 CT 示胰腺癌术后改变,术区多处渗出,右前腹壁及邻近腹腔软组织结节,考虑转移组织;腹腔、腹膜后、腹主动脉周围、盆腔多发淋巴结转移,双侧胸腔积液,右侧为重,右肺部分萎陷;左侧少量积液(图 2-3-14)。

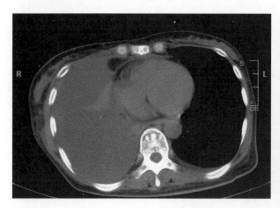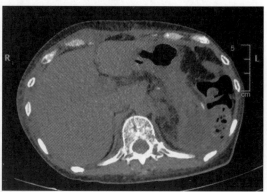

图 2-3-14　胸腹部 CT 影像(横断面)

【诊断】

胰腺癌多发转移 $cT_4N_2M_1$;难治性癌痛。

【疼痛评估】

患者呈持续性全腹胀痛,以右上腹为主,可向腰背部放射,考虑肿瘤相关性内脏痛,同时伴有背部牵涉痛和爆发痛。目前采用盐酸氢吗啡酮注射液静脉 PCA 治疗,背景量 0.5mg/h, bolus 1mg,每日 5～6 次,同时口服盐酸羟考酮缓释片 20mg q.12h.,NRS 评分 5～6 分,爆发痛每日 4～5 次,发作时 NRS 评分可达 7 分以上。患者及其家属已放弃肿瘤相关治疗。

【治疗】

改用盐酸吗啡静脉 PCA 泵镇痛,配制及参数设定:正在使用的 24h 阿片类药物剂量换算为静脉吗啡剂量,即口服盐酸羟考酮缓释片 20mg×2×1.5=60mg 吗啡(口服)=20mg 吗啡(静脉);静脉盐酸氢吗啡酮注射液 0.5mg/h×24h+1mg×6 次 PCA=18mg×5=90mg 静脉吗啡。24h 合计静脉吗啡 110mg。根据患者目前中至重度疼痛,可增加 50% 剂量。估算 24h 静脉吗啡剂量为:110×150%=165mg。配制 PCA 溶液:150mL PCA 药盒,300mg 吗啡注射剂,吗啡浓度 2mg/mL。设置参数:背景剂量 6mg/h;bolus 为 10mg/ 次;锁定时间 15min。使用吗啡 PCA 后 24h 评估;PCA 给药 4 次,爆发痛 4 次,PCA 后 NRS 评分 3～4 分。调整参数背景量增至 8mg/h、bolus 剂量不变,同时联合使用塞莱昔布胶囊 0.2g b.i.d.,普瑞巴林 75mg 1/12h,度洛西汀 20mg q.n.,同时阿普唑仑 2mg q.n. 改善睡眠。再过 24h 后评估:NRS 评分 1～3 分,爆发痛减至 2 次,发作时 NRS 评分 3～4 分,PCA 给药可缓解。按此参数设置维持镇痛治疗。

镇痛治疗同时观察不良反应及处理如下。①便秘:患者入院时多日未解大便,肠鸣音每分 1～2 次,排气少。入院后予以禁食,灌肠,少量大便解出,排气。莫沙必利 5mg 每日 3 次;定期灌肠。②嗜睡:静脉泵联合口服药物镇痛第 2 日患者嗜睡,易唤醒,行心电监护监测,生命体征平稳,予以观察。镇痛第 3 日,嗜睡好转。

患者腹部 CT 提示腹腔神经丛被肿瘤完全包裹,放弃腹腔神经丛阻滞(毁损)治疗。考虑静脉吗啡耐受等问题。待患者全身状态改善、术前准备完善后,于 2022 年 11 月 16 日上午行 "鞘内靶控药物灌注系统(部分植入式)植入术"。C 型臂 X 线下定位 L_3/L_4 节段为穿刺点,右侧季肋部标记 PORT 植入部位,X 线影像下确认导管尖端位于 T_6 节段。术毕接体外吗啡 PCA 泵鞘内注射。镇痛泵配制及参数设置:术前 24h 患者静脉吗啡用量约为 220mg,转换为鞘内吗啡剂量为 2.2mg/24h。鞘内吗啡 PCA 泵配制:60mg 吗啡注射液(0.4mg/mL)+187.5mg 布比卡因(0.125%)+生理盐水后共 150mL;设置背景量 0.08mg/h,PCA 量 0.2mg。

使用鞘内吗啡 PCA 泵术后评估与处理:①术后静脉补液、去枕平卧预防颅低压反应;为防止出现戒断反应,继续静脉吗啡 PCA 泵,停背景量,保留 PCA 静脉给药 10mg/bolus。②术后当日:PCA 鞘内按压 2 次、静脉 1 次,患者后背部疼痛缓解明显,NRS 评分 1～2 分。术后第 1 日(24h):PCA 鞘内按压 3 次,静脉 2 次,NRS 评分 1～2 分。调整鞘内泵参数为持续量 0.12mg/h,PCA 量 0.2mg。术后第 2 日(24h):患者 24h 鞘内 PCA 按泵次数为 2 次,静脉泵 PCA 量 1 次;维持参数不变。术后第 3 日(24h):停用吗啡静脉 PCA 泵,鞘内 PCA 泵维持治疗持续量 0.12mg/h,PCA 量 0.2mg,NRS 评分 2～3 分。

使用吗啡 PCA 泵出现不良反应及处理如下。①头晕:患者术后第 1 日出现头晕不适,无恶心、呕吐,平卧位后有所缓解。考虑术后颅低压,嘱患者平卧位,鞘内注射生理盐水 10mL,静脉补液,头晕不适缓解。②戒断反应:患者术后当日夜间睡梦出现呓语,手臂挥动,大汗,静脉泵按泵一次后,症状缓解;术后第 1 日患者出现 2 次疼痛,鞘内按泵后疼痛缓解,但感全身烦躁、大汗,测脉率快,静脉泵按泵后缓解;术后第 2 日出现上诉情况 1 次,术后第 3 日及后未再出现上诉症状。

【疗效评价】

NRS 评分 2～3 分;术后切口愈合良好,精神状态较前好转,夜间睡眠明显改善,无须蛙趴式、蜷缩状态。

【病例小结】

患者"难治性癌痛"诊断明确。通常需要根据癌痛机制的不同联合辅助镇痛药物。IDDS 与全身用药相比，鞘内注射镇痛药物用量小，且不良反应更小，可明显改善患者的生存质量。癌性疼痛是 IDDS 主要适应证之一。

局麻药经抑制神经细胞钠离子通道阻断了神经的兴奋及传导，低浓度时其镇痛效果显著，复合阿片类药物经鞘内注射可通过不同的脊髓作用机制产生协同作用，不仅达到了镇痛的目的，更降低了阿片类药物的使用剂量，提高了治疗的安全性。

（曾永芬　刘红军）

病例评析

癌痛属于混合型疼痛，兼具伤害感受性疼痛和神经病理性疼痛的特点。该病例癌性疼痛伴有爆发痛、骨转移痛，在静脉用药基础上联合抗惊厥、抗抑郁及非甾体抗炎药等辅助用药。因静脉阿片类用药量大，疼痛缓解效果欠佳，采用鞘内吗啡联合布比卡因局麻药自控镇痛，减少全身阿片类药物反应，减少不良反应，达到良好镇痛效果，提高患者生活质量。该病例治疗过程记录非常详细，可以展现治疗前后疼痛变化，是非常好的示范病例。

此外，在控制患者疼痛时，我们应该同时关注患者晚期身体情况，多学科综合治疗，镇痛同时保证患者营养补充、电解质平衡，维持患者良好生命体征，改善患者身体、心理上不适。

（刘维帅）

病例 2　肾恶性肿瘤术后继发多处转移

【基本病史】

患者，老年男性。于 2022 年 7 月因"右侧肩部及季肋区疼痛 7 个月余"入院。患者自述 3 年前因血尿行左肾切除术确诊肾恶性肿瘤，术后定期当地复查，病情平稳。7 个月前患者感右肩部及季肋区疼痛，呈间断性烧灼样痛，NRS 评分 4 分，口服布洛芬、去痛片可缓解，当地医院考虑为肿瘤多发转移，于右侧第 2、3 肋骨转移灶、右侧横突、T_{11} 椎体转移灶放疗，疼痛未见明显减轻。2 个月前患者感疼痛较前加重，NRS 评分 6 分，口服硫酸吗啡缓释片 10mg q.12h. 疼痛可缓解。3 个月前患者感疼痛再次加重，NRS 评分 8 分，口服硫酸吗啡缓释片 30mg q.12h. 疼痛缓解不佳，仍需间断口服去痛片。遂采用 PCA 技术进行止痛，给予盐酸氢吗啡酮注射液镇痛泵背景剂量 0.25mg/h、bolus0.2mg/ 次、锁定时间 20min，用药 24h 后评估，疼痛较前明显减轻，NRS 评分 3 分，爆发痛 2 次，镇痛效果良好，维持当前诊疗方案。1 个月前患者感右侧季肋区疼痛明显，呈间断性电击样疼痛，NRS 评分 6 分，给予普瑞巴林 75mg b.i.d. 及艾司唑仑 10mg 睡前口服，患者感疼痛较前缓解，夜间睡眠尚可，疼痛控制尚可。1 周前疼痛再次加重，既往镇痛效果不理想，NRS 评分 7 分，且伴有恶心、呕吐、便秘等阿片类药物不良反应。

影像表现：①双肺多发实性结节，考虑转移结节；②右侧胸膜局限性增厚，考虑为转移表现；③第 2、3 后肋及 T_2～T_4 椎体、右侧横突、T_{11} 椎体及右侧附件骨质破坏，考虑转移（图 2-3-15）。

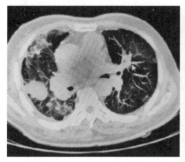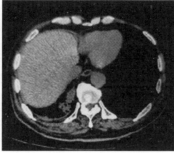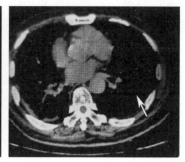

图 2-3-15　肺及全腹部 CT

【诊断】

肺癌双肺、胸膜、多发骨转移；难治性癌痛。

【疼痛评估】

右肩部及季肋区疼痛，呈间断性烧灼样，口服吗啡缓释片 30mg q.12h.，普瑞巴林 75mg b.i.d. 联合静脉 PCA 0.25mg/h、0.2mg/bolus、20min 止痛，疼痛缓解不佳，NRS 评分 7 分，伴有恶心、呕吐、便秘等阿片类药物不良反应。

【治疗】

患者口服以及静脉给予阿片类药物效果不佳，所以尝试更换给药方式，与患者家属进行沟通后，给予患者行椎管内镇痛装置置入术。次日患者入手术室右侧卧于手术床上，暴露腰部皮肤，常规消毒铺单在 C 臂透视下显示 L_4～L_5 双侧横突边缘与椎体边缘，暴露 L_4～L_5 椎体间隙，在 L_4 位置放置定位针，局麻在正位透视下进针，经侧位透视确定进针深度后，确定针尖位于蛛网膜下腔后，沿穿刺针置入导管，在 C 形臂引导下将导管置入 T_7 水平位置，退出导丝，建立皮下隧道，穿行至左侧肋软骨下，置入输注港体，固定，缝皮，包扎，术后观察伤口无血渗出，蝶形针连接注射液泵给予盐酸氢吗啡酮注射液 0.01mg/h、0.01mg/次、20min，术后 24h 评估，NRS 评分 2 分，爆发痛 1 次，恶心、呕吐便秘等药物不良反应较前减轻，住院期间疼痛控制良好。

【疗效评价】

患者背景疼痛控制在 3 分以下，爆发痛每日 1～2 次，不良反应尚可耐受。

【病例小结】

在该病例中，患者表现为难治性癌性疼痛，在口服大剂量阿片类药物的情况下疼痛不能缓解。入院后首先给予静脉镇痛泵，2 个月后镇痛效果欠佳且阿片类药物不良反应明显。有研究表明即便曾口服或静脉使用大剂量阿片类药物疗效欠佳的患者，部分患者脊髓阿片受体对阿片类药物未完全脱敏，鞘内使用吗啡亦可有良好的镇痛效果，故考虑给患者植入鞘内镇痛泵。鞘内镇痛是指将镇痛药物注入蛛网膜下腔，具有起效迅速、镇痛效果确切、用药量小、不良反应较少等优点，是治疗难治性癌痛的理想手段之一。在术后 24h 内，患者疼痛明显减轻，夜间睡眠质量好，疼痛及呕吐次数较术前减少。

在药物选择上，在鞘内泵中使用了盐酸氢吗啡酮注射液，盐酸氢吗啡酮注射液常用于对吗啡耐受或不良反应较严重的患者,在癌痛与非癌性弥漫性疼痛中被列为一线用药。其常见不良反应包括胃肠道反应和中枢神经系统反应,如便秘、恶心、呕吐、头痛、皮肤瘙痒等。但由于鞘内给药量远远小于静脉给药剂量,故在该病例中患者不良反应较轻。

(李思锦 郭潇阳)

> **病例评析**
>
> 　　该病例患者属于骨转移痛,经口服给予长效阿片类药物控制背景痛,静脉给予 PCA 控制爆发痛后,疼痛控制仍欠佳,且出现阿片类药物相关不良反应。经调整为鞘内给药方式后,阿片类药物剂量需求明显减少,相关不良反应减轻,体现出了鞘内给药方式的优势。需要注意的是,骨转移病灶的部位不能作为植入鞘内导管的穿刺点,如果椎管因骨转移有侵入椎管、出现狭窄,导致置管困难,一般不建议采用鞘内给药治疗。对于椎体转移需要鞘内置管的患者,建议术前给予 MRI 椎管检查,除外置管范围有椎管狭窄。患者在疼痛控制稳定的情况下,进一步针对骨转移痛的病因治疗尤为重要,针对该患者,后续可请多学科会诊看能否行化疗、外科干预或双膦酸盐护骨治疗。
>
> (刘维帅)

病例 3　直肠癌术后复发转移盆腔痛

【基本病史】

患者,男,72 岁。因"顽固性肛周疼痛 1 年余"入院。2014 年 6 月患者因便血就诊,肠镜示"肛门口近肛缘可见肠壁肿块隆起,肿块占据肠腔 3/5",遂在我院行直肠癌根治术,术后病理示:直肠黏液腺癌 $pT_4N_1M_0$。术后行 6 疗程辅助化疗,未行放疗,随后每年复查,未见肿瘤复发。2018 年 4 月患者出现肛周疼痛,2018 年 7 月查 CT 示"直肠癌术后,左下腹壁造瘘口疝,盆底软组织结节,考虑肿瘤转移可能性大,盆腔肠系膜间隙小淋巴结,考虑局部复发"(图 2-3-16)。

2018 年 7—8 月患者接受放射治疗。此后患者仍感肛周持续疼痛,呈钻顶样、撕裂样、刀割样疼痛,伴肛门坠胀感,疼痛程度 NRS 评分:平时 5～6 分,爆发痛时 7～8 分,疼痛严重影响睡眠,不能平卧,遂至疼痛科就诊。患者口服盐酸羟考酮缓释片 120mg q.12h.,洛索洛芬片 60mg t.i.d.,加巴喷丁片 0.3g t.i.d.,疼痛稍缓解但仍影响睡眠,伴恶心、呕吐等不适,经阴部神经射频消融治疗后,疼痛明显缓解。半年后,患者病情进展,疼痛加剧,收住入院拟全麻下行"持续鞘内药物输注泵全植入术"。

入院查体:患者左下腹壁见造瘘袋,盆底触痛(+),局部无红肿和波动感,皮温正常,疼痛评分 NRS 评分 5～8 分。

【诊断】

直肠黏液腺癌术后($pT_4N_1M_0$,Ⅲ期)盆底转移(rⅣ期);难治性癌痛。

【疼痛评估】

患者疼痛性质呈撕裂样、刀割样,考虑神经受累;伴肛门坠胀痛感,属于伤害感受性疼痛,内脏痛;爆发痛频繁,NRS 评分 7～8 分。

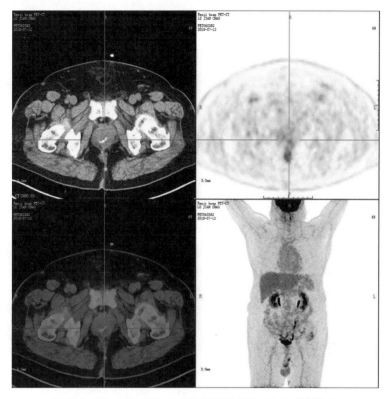

图 2-3-16 PET/CT:盆底软组织结节伴 FDG 代谢增高

【治疗】

患者 2021 年 8 月 26 日入院后予停用口服盐酸羟考酮缓释片,经静脉自控镇痛泵行吗啡剂量滴定,PCA 泵参数设定:吗啡 5mg/h;自控每次 0.5mg,锁定时间 30min,每 4 小时行疼痛强度至 NRS 评分低于 3 分,24h 静脉吗啡总量累计 127mg。

2021 年 8 月 28 日,患者全麻下行全"全植入式鞘内药物输注泵植入术"。取左侧卧位,C 行臂 X 线定位 L₃ 椎弓根内侧缘入路,穿刺针达蛛网膜下腔后,取出针芯,见脑脊液回流畅,置入导管,尖端达 T₁₀ 椎体上缘水平,固定导管;右上腹切皮,制作皮下囊袋,置入泵体;经皮下隧道,连接导管和泵体,逐层缝合,腹带固定。泵内药物:200mg 吗啡 +150mg 罗哌卡因(共 40mL);参数设置为背景 1mg/d(罗哌卡因 0.75mg/d),bolus 为 0.05mg/次(罗哌卡因约 0.037 5mg/次),锁定时间 60min。患者手术顺利、安返病房。

2021 年 8 月 29 日术后第 1 日,肛周疼痛较术前明显缓解,可平卧,NRS 评分 4～6 分。静脉泵背景量减半改为 2.5mg/h;自控每次 0.5mg,锁定时间 30min。未见戒断症状。抗生素使用方案为:头孢替安 2g q.d.,静脉滴定。

2021 年 8 月 30 日术后第 2 日,疼痛进一步缓解,NRS 评分:侧卧位 2～3 分,平卧 NRS 评分 6～7 分,患者诉尿道口疼痛不适,遂将鞘内泵参数调整为背景 1.2mg/d(罗哌卡因 0.9mg/d),bolus 为 0.05mg/次,20 次 /d。静脉泵背景剂量下调至 1.5mg/h,自控 0.5mg/次,锁定时间 30min。

术后第 3 日、第 4 日,疼痛评分静息时 NRS 评分 2～3 分,爆发痛 4～6 分。尿道口疼痛有缓解,无戒断症状。

2021 年 9 月 2 日术后第 5 日,停用静脉吗啡,患者生命体征平稳,疼痛明显缓解,伤口干净,出院继续抗肿瘤治疗。

【疗效评价】

患者直肠癌术后肿瘤复发导致剧烈疼痛,无法平卧,口服第三阶梯强阿片类药物盐酸羟考酮缓释片,联合一阶梯镇痛药和抗惊厥药,疼痛仍缓解不佳,且药物不良反应难以耐受。采用吗啡联合罗哌卡因鞘内持续疼痛,获得满意疗效。

【病例小结】

高患者肿瘤复发转移后,出现难治性癌痛,口服阿片类药物效果不佳。阴部神经脉冲射频治疗后半年内,疼痛有所缓解。随着肿瘤进展,疼痛性质和强度发生变化。术前静脉吗啡泵剂量滴定,术后逐渐减停静脉泵,患者未出现戒断症状。患者植入术后镇痛满意,伤口愈合顺利。

(边文玉　范颖晖)

病例评析

该患者在直肠恶性肿瘤术后 4 年出现盆底转移,肿瘤压迫、浸润,刺激阴部神经、盆腔软组织,导致剧烈疼痛,属于内脏痛,如果侵及盆底,会导致神经病理性疼痛。由于盆腔多发转移,持续的剧烈疼痛,长期使用大剂量阿片类药物,出现外周神经敏化,阿片耐受等问题,属于难治性癌痛。通过鞘内给药方式,改变了给药方式,可以大幅减少了阿片类镇痛药的用量,提升镇痛效果。通过调整给药剂量和联合用药,逐渐减少静脉 PCA 的给药可直至停止静脉 PCA 给药模式,减少了大剂量静脉 PCA 给药停药出现戒断反应的风险。该患者手术后 2 年余,疼痛控制良好,生活质量明显改善。

(刘维帅)

病例 4　直肠癌顽固性会阴痛

【基本病史】

患者,男性,58 岁。2019 年因"排便习惯改变半年"就诊,完善 CT、胃肠镜等检查提示:直肠中段腺癌侵及肠周脂肪组织伴肠系膜、腹膜后多发淋巴结、肝多发及双肺多发转移,诊断为直肠癌($cT_3N_2M_1$ ⅣB 期)。基因检测:*KRAS Exon2* 突变。2019 年 6 月—2021 年 7 月予化疗联合贝伐珠单抗治疗。2021 年 10 月复查 CT 发现双肺多发实性结节,符合转移瘤改变。直肠 MRI:病变段肿块范围有所增大。评级疾病进展,再次予化疗联合贝伐珠单抗治疗。2 周期后复查直肠 MRI 提示直肠病变较前缩小。后患者因"肠梗阻"行"乙状结肠双腔造口术";因患者无法耐受原化疗方案,于 2023 年 5 月开始不规律应用呋喹替尼 +TAS102 至 2023 年 6 月。

患者自 2021 年出现肛周坠胀伴刺痛,口服吗啡缓释片、普瑞巴林止痛,效果不佳,行骶管阻滞 2 次,短时间内疼痛缓解,于 2023 年 3 月行 CT 引导下奇神经节射频热凝术,术后疼痛短期内缓解后,又复加重,NRS 评分 6~7 分,遂再次就诊我院。

影像表现:入院行腰椎 MRI 示直肠乙状结肠交界处管壁增厚(图 2-3-17)。

【诊断】

直肠腺癌伴肝、肺、肠系膜腹膜后淋巴结转移($cT_3N_2M_1$ ⅣB 期);难治性癌痛、神经病理性疼痛。

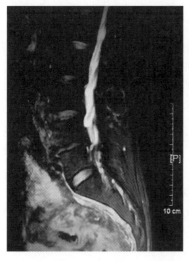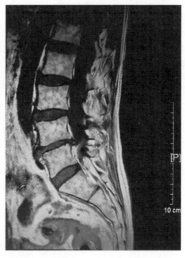

图 2-3-17　腰椎 MRI 平扫

【疼痛评估】

患者肛周持续性坠胀伴刺痛,考虑肿瘤局部浸润、转移刺激邻近组织所致,属于内脏性疼痛合并癌性神经病理性疼痛,既往长期口服盐酸吗啡缓释片联合普瑞巴林止痛治疗,考虑阿片耐受,NRS 评分 6~7 分,24h 内爆发痛 5~6 次,疼痛控制不佳,伴明显恶心、欲呕感,食纳差。患者目前生命征平稳,暂无抗肿瘤治疗,按癌痛方案治疗。

【治疗】

患者入院后口服盐酸羟考酮缓释片 20mg q.12h.,使用盐酸羟考酮胶囊 10mg 5 次/24h(爆发痛 p.r.n.),背景痛 5~6 分,伴恶心、欲呕、头昏感,患者难以耐受口服更大剂量药物。遂于 2023 年 6 月 15 日行 DSA 引导下经蛛网膜下腔向尾端置管吗啡泵植入术,重新滴定阿片类药物的剂量及快速控制癌痛。遂停用口服止痛药,使用 IDDS 止痛。计算如下:(24h 量)盐酸羟考酮缓释片 70mg≈140mg 吗啡(口服),吗啡 300mg(口服)≈吗啡 1mg(蛛网膜下腔),因重度疼痛,增加 50% 剂量。估算的转换剂量 =140×150%≈210mg/24h(口服吗啡)≈0.7mg(蛛网膜下腔吗啡),PCA 溶液配制:100mL 泵,吗啡 100mg+罗哌卡因 100mg,吗啡浓度 1mg/mL,背景量 2mL/h(开启 10min q.12h.);bolus 为 0.5mL/次。用药 24h 后评估,NRS 评分 3~4 分,爆发痛 2 次;予以调整吗啡泵入时间(开启 20min q.12h.),用药 24h 后再评估,NRS 评分 2 分,无爆发痛,镇痛效果可,患者可自行下地活动,无恶心、呕吐、头晕、排尿困难等不适。

【疗效评价】

患者疼痛控制在 3 分以下,无爆发痛。

【病例小结】

蛛网膜下腔吗啡泵植入术可将药物持续、匀速、缓慢地直接作用于脊髓阿片受体而达到控制疼痛的目的,与静脉及口服药物相比,具有镇痛效果强、药物用量少、不良反应少等优点;并可根据患者疼痛需求变化实时调整药物用量,有效抑制爆发痛发作次数,减少镇痛延迟,最大限度满足不同患者的镇痛需求,提高患者生存质量,适用于各种难治性顽固性疼痛的治疗。

（林孙枝）

病例评析

该病例主要表现为肛周顽固性疼痛,经包括奇神经节射频热凝术在内的多种治疗手段,效果不佳,鞘内吗啡泵采取逆向置管的方法给药,使镇痛靶点更加精准,有镇痛效果好,用药量小及不良反应少等优点。

由于晚期直肠癌可多发广泛转移,现阶段针对癌痛采用了化疗、口服用药、椎管内阻滞、奇神经节射频消融、蛛网膜下腔 PCA 泵植入等多种镇痛方法,体现了癌痛治疗过程阶梯化、个体化、多学科协作特点,实现及早、持续、有效地控制疼痛。但如果再出现其他部位癌痛,则向尾部置管的鞘内泵,可能会导致镇痛区域不能全覆盖。吗啡在脑脊液中半衰期长,长期使用过程中仍有可能发生呼吸抑制、恶心呕吐、便秘、皮肤瘙痒、尿潴留等不良反应,需注意预防、及时处理,降低不良反应带来的额外负担,提高患者生活质量。

(刘维帅)

病例 5　肠癌术后骶前转移伴肛门疼痛

【基本病史】

患者,男,59 岁。2018 年 3 月因"大便带血"行肠镜提示距肛门 10cm 可见肠后壁高低不平,菜花样新生物,于 2018 年 3 月行"直肠肿瘤切除术加肠粘连松解术",术后病理提示:直肠管状绒毛状腺瘤癌变。2018 年 9 月复查肠镜提示:距肛门 12cm 处见吻合线,其旁黏膜增厚、充血糜烂,病理提示绒毛状腺瘤伴局灶高级别上皮内瘤变,灶性区符合癌变。2018 年 9 月在全麻下行"Dixon 术+肠粘连松解术+腹腔冲洗引流术",术后病理显示(直肠+部分乙状结肠)见少许癌(中分化腺癌),侵及外膜,未见脉管癌栓及神经侵犯,切缘干净。术后"奥沙利铂+卡培他滨"方案化疗 7 周期。2021 年 5 月复查 CT 提示肝内多发转移,考虑病情进展,予以"FOLFIRI+贝伐珠单抗注射液"治疗 7 周期,2021 年 8 月行超声引导下肝肿瘤射频消融术。2022 年 6 月,CT 提示病情进展,予以"奥沙利铂+雷替曲塞+贝伐珠单抗注射液"治疗 2 周期,复查 CT 提示病情进展,更换方案为"呋喹替尼"4 周期,2023 年 1 月复查 CT 提示病情进展。更换方案为"瑞戈非尼+特瑞普利单抗"治疗 2 周期,2023 年 3 月复查 CT 提示病情进展。2023 年 4 月出现肛门部疼痛,为烧灼样、刀割样疼痛,静息时可耐受,活动后疼痛明显加重,NRS 评分 6～7 分,强迫卧位,外院口服曲马多、盐酸羟考酮缓释片、吗啡缓释片等效果不佳,行骶尾部神经阻滞及奇神经节射频毁损治疗无效果。2023 年 5 月就诊于我科。

入院情况:PS 评分 2 分,肛门部疼痛,NRS 评分 6～7 分。

影像表现:2023 年 5 月盆腔 MRI 提示"直肠腺瘤癌变术后",直肠及肛管未见明确异常。骶前结节影,提示复发(图 2-3-18)。

【诊断】

直肠癌术后肝转移、骶前转移($rpT_3N_0M_1$ Ⅳ 期);难治性癌痛。

【疼痛评估】

患者肛门部疼痛,静息时可耐受,NRS 评分 2～3 分,坐立、直立及行走时疼痛加重,NRS 评分 6～7 分,为烧灼样、刀割样疼痛,考虑与骶前转移灶有关,疼痛性质为癌性神经病理性

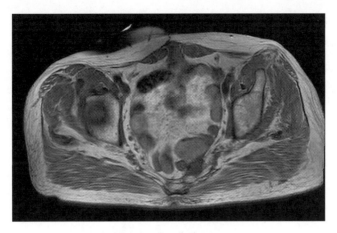

图 2-3-18　盆腔 MRI

疼痛。既往口服曲马多、盐酸羟考酮缓释片及吗啡缓释片效果不佳,强迫卧位,严重影响患者生活质量。

【治疗】

因考虑患者为典型的神经病理性疼痛,入院后予以普瑞巴林 150mg q.12h.,美沙酮 5mg q.8h. 联合酮洛酸氨丁三醇治疗,患者静息时疼痛减轻,NRS 评分 0~1 分,但直立、坐位及行走时疼痛未明显减轻,NRS 评分 6~7 分,行肿瘤姑息治疗 MDT 建议:①积极镇痛治疗,因患者既往已尝试行神经毁损及神经阻滞治疗效果不佳,可行鞘内镇痛泵植入术改善疼痛症状;②建议可行局部放疗改善疼痛症状;③积极治疗原发病,更换化疗方案为 “曲氟脲苷替匹嘧啶片 + 贝伐珠单抗注射液”。于 2023 年 5 月行 C 型臂下鞘内镇痛泵植入术,导管头端位于 L_2 水平,鞘内泵内用药配方:盐酸氢吗啡酮注射液 20mg+ 罗哌卡因 0.4g+ 生理盐水 140mL,持续量 0.1mL,追加量 0.2mL,锁定时间 15min。术后疼痛明显减轻,NRS 评分 1~2 分,按压镇痛泵后可活动 1~2h。每日鞘内泵用量 3.2~3.6mL。患者后因经济原因拒绝放化疗,要求筛查临床试验。2023 年 6 月,患者疼痛加重,且鞘内镇痛泵加量为持续量 0.2mL,追加量为 0.4mL 时出现恶心呕吐不良反应,予以止吐药物治疗效果不明显。考虑患者既往口服阿片类镇痛药同样出现较严重恶心呕吐不良反应,遂予以更换镇痛泵内药物为:芬太尼 1mg+ 罗哌卡因 0.6g+ 生理盐水 120mL,持续量 0.1mL,追加量 0.2mL,锁定时间 15min,疼痛控制满意,NRS 评分 1~2 分,按压镇痛泵后可活动 1~2h。同时行 CT 提示病情进展,且患者临床试验筛选失败。与患者家属沟通后予以 “曲氟脲苷替匹嘧啶片 + 贝伐珠单抗注射液” 抗肿瘤治疗 2 个周期,复查 CT 提示病情好转。

【疗效评价】

患者静息时 NRS 评分 0~1 分,活动时 NRS 评分 3~4 分,按压镇痛泵可活动 1~2h。

【病例小结】

鞘内自控镇痛是将 IDDS 植入蛛网膜下腔,通过 IDDS 系统将药物输注到椎管内,作用于脊髓相应位点,阻断疼痛信号通过脊髓向大脑传递,使疼痛信号无法到达大脑皮层,从而达到控制疼痛的作用。阿片类药物在鞘内应用可直接与大脑及脊髓的阿片受体结合,通过阻止阿片受体与 P 物质结合而阻断伤害性信号传导作用,达到高效镇痛的效果,而因其直接与受体结合,阿片类药物用药量较少,所以不良反应的发生也相应大大减少。针对阿片类镇痛药物效果不佳、难治性癌性神经病理性疼痛或与体位相关的疼痛,鞘内镇痛可作为优选方案,可能达到意想不到的治疗效果。

(刘　畅)

【病例评析】

该病例为骶前肿瘤复发累及盆腔神经引起的肛门痛,静息时疼痛减轻,但直立、坐位及行走时疼痛剧烈。针对此类疼痛,单纯增加口服镇痛药物剂量可能无法达到理想的镇痛效果;行骶尾部神经阻滞及奇神经节射频毁损疗效也不佳,改用鞘内输注吗啡镇痛治疗,并根据患者的耐受情况调整镇痛泵内配方及药物浓度后,患者疼痛控制满意,且可下床活动,大大提高了患者的生活质量。患者后期疼痛加重,鞘内镇痛泵加量后出现恶心呕吐不良反应,予以止吐药物处理效果不明显,考虑是长时间使用一种阿片类药物容易出现药物耐受,采用不同种类的止痛药物进行轮替,加强镇痛疗效的同时降低了不良反应。这是一例成功的疼痛规范化诊疗和全程管理病例,为患者带来舒适、安全、高品质的无痛生活,体现了鞘内镇痛泵技术的优势和良好效果。

(郑辉哲)

病例 6　胆囊癌术后系膜及腹膜多发种植转移

【基本病史】

患者 2022 年 6 月在我院检查发现肝功能异常,上腹部间断性疼痛伴恶心,疼痛可自行好转。2022 年 7 月上旬患者出现上腹部阵发性绞痛,逐渐出现发热、皮肤巩膜黄染,伴浓茶色尿,收住我院肝胆外科。腹部增强 CT 提示:胆总管下段结石伴肝内外胆管扩张、胆囊多发结石、慢性胆囊炎。考虑胆总管结石、化脓性胆囊炎,遂行内镜逆行胰胆管造影(ERCP),经十二指肠镜乳头扩张术,内镜下胆管结石取石术、鼻及胆管引流术。术后患者一般情况好转。2022 年 8 月因病情反复行腹腔镜下探查+腹部病灶活检,术后病理提示:腹壁结节低分化腺癌,免疫组化为胰胆管表型腺癌,结合临床术中所见,提示胆道系统来源。2022 年 8 月,PET/CT 检查提示:胆囊壁不均匀增厚,与肝实质分界不清,FDG 代谢增高,考虑恶性病变;胆囊下方脂肪间隙模糊,见少许絮状影,肝脏包膜下少许低密度斑片影,FDG 代谢增高,直肠膀胱陷凹内结节伴 FDG 代谢增高,考虑肿瘤种植转移可能。2022 年 8 月开始,患者在肿瘤内科行吉西他滨、顺铂和度伐利尤单抗规律治疗。

2022 年 11 月,患者出现腹部持续性钝痛,口服洛索洛芬钠片 60mg t.i.d.,疼痛可缓解。2022 年 12 月疼痛加重,洛索洛芬钠片控制欠佳,至疼痛科门诊就诊,先后予以曲马多缓释片、盐酸羟考酮缓释片和普瑞巴林胶囊等止痛,疼痛部分缓解。2023 年 3 月,患者口服盐酸羟考酮缓释片 20mg q.12h. 和普瑞巴林胶囊 75mg b.i.d.,仍有中度持续性腹部胀痛,无恶心呕吐、头晕头痛等不良反应,NRS 评分 5 分。为进一步缓解镇痛治疗,收入疼痛科住院治疗。

影像表现:2022 年 8 月腹部 CT 平扫+增强示胆囊结石;胆囊癌侵犯胆囊管,胆总管壁增厚伴肝内胆管扩张,系膜及腹膜多发种植转移考虑,肝门部、后腹膜多发增大淋巴结,双肾囊肿(图 2-3-19)。

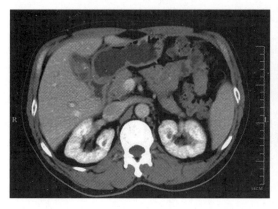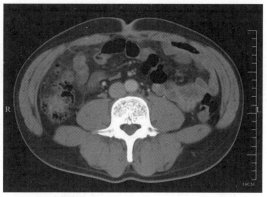

图 2-3-19 腹部 CT 平扫+增强

【诊断】

胆囊癌伴肝、腹腔、腹壁、腹膜转移（$T_3N_1M_1$ ⅣB 期）；难治性癌痛。

【疼痛评估】

患者表现为腹部持续性胀痛,属于胆囊癌及腹部转移导致的癌性内脏痛,疼痛影响夜间睡眠,活动后加重,24h 爆发痛 3 次。目前口服盐酸羟考酮缓释片 20mg q.12h. 联合普瑞巴林 75mg b.i.d. 止痛治疗,NRS 评分 5 分,考虑阿片耐受,疼痛控制不佳。患者体质弱,营养不良,暂停抗肿瘤治疗。

【治疗】

患者入院后口服盐酸羟考酮缓释片 20mg q.12h. 联合普瑞巴林胶囊 75mg b.i.d.,间断使用吗啡注射液 5mg 皮下注射每日 3~4 次,NRS 评分 5 分。同时予以乳果糖通便,坦索罗辛胶囊对症治疗等。因疼痛缓解不理想,腹胀明显,经与患者和家属沟通,拟行"全植入式鞘内药物输注系统植入术"。2023 年 3 月,局部麻醉下采用 C 型臂 X 线定位,行"全植入式鞘内药物输注系统植入术"。经 L_3~L_4 间隙穿刺,影像下确认导管尖端位于 T_{10} 节段,泵体植入患者右下腹皮下。40mL 容量鞘内泵灌注 10mg/mL 的吗啡 300mg（30mL）+生理盐水 10mL,设置参数,持续量 0.36mg /d,单次量 0.04mg/ 次,极限量（最大给药次数）10 次 /d。用药 24h 后评估,腹部持续性轻度隐痛,NRS 评分 1 分,爆发痛 0 次。用药 72h 后评估,腹部持续性轻度隐痛,NRS 评分 1 分。观察无不适后带药出院。

【疗效评价】

2023 年 3 月—2023 年 8 月鞘内吗啡泵参数未调整,患者疼痛控制稳定,腹部持续性疼痛控制在 2 分以下,爆发痛每日 0 次。未自控给药,无相关药物不良反应发生,患者及其家属对镇痛效果满意。

【病例小结】

鞘内泵通过把阿片类药物送入到脊髓后角后,相对于全身给药浓度较低,其不良反应相对较轻。既往鞘内镇痛治疗常是药物治疗如阿片类、非阿片类药物及非药物干预失败或不能耐受患者的最后选择。由于不少晚期癌痛患者出现感染、腰椎椎体转移、凝血功能障碍、低蛋白以及意识障碍等诸多情况,造成鞘内泵的植入困难,对于预计癌痛难以控制的患者,可考虑及早选择鞘内泵植入术。

对于意向进行鞘内镇痛的患者,把握好手术的适应证和选择合适的时机,可能是鞘内镇痛取得成功的关键。在严格筛选患者使用指征的前提下,合适的病例选择尚需要疼痛科医师、患者和家属共同讨论决定。

(彭志友　冯智英)

病例评析

  该例为胆囊癌多处转移并发难治性癌痛,使用大剂量镇痛药品,同时结合三阶梯治疗原则治疗后,疼痛缓解不满意。鞘内镇痛效率高,便秘的发生率低,对消化系统肿瘤导致的癌痛具有一定优势,早期使用不失为一种较好的治疗策略,实现及早、持续、有效消除疼痛。鞘内给药方式为椎管内区域性给药,理论上可以减少大剂量全身用药所引起的不良反应,而且盐酸氢吗啡酮注射液比吗啡拥有更高镇痛强度,持续鞘内输注能够维持一个稳定的镇痛药物浓度,有效减少爆发痛的发生。

  鞘内镇痛治疗需综合考虑患者镇痛药使用剂量、个体对药物的不良反应、能否耐受手术治疗,是否有手术相关禁忌证等条件。经过综合评定可行后应尽早开始,避免错过最佳治疗时间窗。植入后调整剂量应以植入前使用剂量换算为参考,同时结合患者爆发痛发生次数和时间,追加 bolus 给药,以尽早、尽快、全面控制患者疼痛。

(郑辉哲)

病例 7　腹腔滑膜肉瘤导致的难治性癌性内脏痛

【基本病史】

  女性,48 岁。2022 年 6 月患者因"腰背部、右侧腹股沟区疼痛"就诊,腹部 CT 提示腹腔占位,肝脏多发性占位,腹腔占位穿刺活检病理示"腹腔滑膜肉瘤",诊断:"腹腔滑膜肉瘤伴肝转移";行多柔比星联合异环磷酰胺化疗 7 个周期,同时口服盐酸安罗替尼抗肿瘤治疗,口服双氯芬酸钠缓释片 75mg b.i.d. 缓解疼痛,NRS 评分 0～1 分。2022 年 12 月疼痛加重,范围扩大至全腹及腰背部,口服盐酸羟考酮缓释片 10mg q.d.,后增加至 20mg b.i.d.,疼痛可缓解,NRS 评分 1～2 分。2023 年 6 月因"空肠起始部穿孔"行"十二指肠部分切除+空肠上段切除+十二指肠空肠吻合+肠粘连松解术",住院时停止盐酸安罗替尼抗肿瘤治疗,术后患者腹部及切口处多个引流管引流,腰背部疼痛明显,性质描述不清,上腹部疼痛较为剧烈,口服盐酸羟考酮缓释片镇痛效果不佳,改为曲马多静脉输注镇痛,使用量具体不详,爆发痛给予吗啡 5mg 皮下注射,每日 4～5 次,疼痛控制欠佳,NRS 评分 5～6 分,2023 年 6 月入科治疗。

  入院情况:NRS 评分 5 分,体力状况评分 3 分。神清,精神尚可。腹胀,上腹部触压痛(++),其余腹部触压痛(+),在腹部正中有 1 缝合切口,切口皮下引流管 1 根,右侧 1 个、左侧 2 个腹腔开放引流切口,切口表面愈合欠佳,有液体渗出。腰背部及两侧肋部触压痛、叩击痛(+)。肠鸣音每分 2～3 次,大便 3 日未解,有排气,小便可。

  影像表现:2023 年 6 月全腹部 CT 示腹腔术后+腹腔引流管植入术后改变,肠系膜轻度水肿,肠系膜区多发小淋巴结,左上腹术区肠壁局部不规则增厚,腹盆腔部分肠管积气扩张,考虑不全性肠梗阻可能(需结合临床);肝脏多发性占位,考虑转移性病变;腹主动脉旁淋巴结肿大,考虑转移(图 2-3-20)。2023 年 6 月 26 日胸腰段($T_8 \sim L_3$)MRI:L_3/L_4、L_4/L_5 椎间盘变性、膨出(图 2-3-21)。

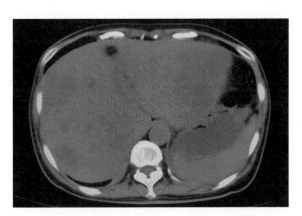

图 2-3-20　肝脏多发转移 CT 影像（横断面）

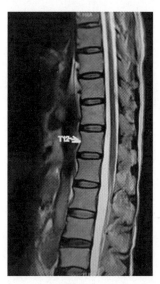

图 2-3-21　胸腰段脊柱 MRI 影像（轴位）

【诊断】

腹腔滑膜肉瘤伴肝转移；难治性癌痛；不完全性肠梗阻；空肠穿孔、腹膜炎术后。

【疼痛评估】

患者全腹部及腰背部持续性疼痛，性质描述不清，每日爆发 4～5 次。上腹部疼痛较为剧烈，考虑与肿瘤、穿孔后腹膜炎及手术相关，入院前患者曲马多静脉输注镇痛，24h 使用量不清，爆发痛予以吗啡 5mg 皮下注射，每日 4～5 次，24h NRS 评分 5～6 分，疼痛控制欠佳。患者 2023 年 6 月手术后暂时停止抗肿瘤治疗。

【治疗】

因患者入院前镇痛药物具体使用量不详，且患者疼痛明显，入院后予以盐酸吗啡注射剂配制 PCA 泵，行静脉剂量滴定和持续镇痛。因曲马多剂量不详，参照口服盐酸羟考酮缓释片使用剂量 20mg 每日 2 次（20mg×2×1.5）=60mg 口服吗啡 =20mg 静脉吗啡；5mg 吗啡皮下注射，每日 4～5 次 =5mg×5=25mg 吗啡（皮下）=25mg 吗啡（静脉）。24h 合计静脉吗啡 45mg，以此为背景量。PCIA 溶液配制：150mLPCA 药盒，150mg 吗啡注射剂，吗啡浓度 1mg/mL。参数设置：背景量 2mg/h；bolus 为 4mg/ 次；锁定时间 15min。

第 1 日 PCA 给药 3 次，爆发痛 3 次，PCA 后 NRS 评分 1～2 分。暂维持当前参数镇痛，背景量 2mg/h；bolus 为 4mg/ 次；锁定时间 15min。第 2 日爆发痛 1 次，PCA 给药可缓解，NRS 评分 1～2 分。按此参数设置维持镇痛治疗。

患者静脉吗啡镇痛效果良好，但大便困难、几乎无肠鸣音，持续静脉吗啡可能进一步加重肠梗阻，患者对生活质量要求较高，且未发现合并骨转移，结合患者及其家属意见，于 2023年 6 月患者在全身麻醉下行全植入鞘内药物输注系统植入术。

根据术前 24h 患者静脉吗啡用量约为 52mg，转换为鞘内吗啡剂量为 0.52mg/24h。配制鞘内吗啡 PCA 泵：总容积 20mL；溶液 200mg 吗啡（20mL）；设置参数：背景量 0.5mg/24h，bolus 量 0.2mg/ 次。

术后因考虑鞘内药物用量较少，局部药物容量低，药物初始起效慢，继续静脉吗啡 PCA

泵背景量 0.1mg/h;单次追加量剂量不变 4mg/次;锁定时间 15min。术后第 1 日:PCA 鞘内按压 1 次,静脉 1 次,NRS 评分 1~2 分。停用静脉 PCA,鞘内泵参数维持不变。术后第 2 日:鞘内 PCA 按泵次数为 3 次,NRS 评分 1~2 分,鞘内泵参数维持不变。术后第 3、第 4 日:鞘内 PCA 按泵次数为 2~3 次,NRS 评分 1~2 分。患者未出现戒断反应及其他不良反应。

【疗效评价】

疼痛控制良好,NRS 评分 2~3 分。可下床活动,饮食可,大小便可。PS 评分 2 分。

【病例小结】

难治性癌痛的诊疗涉及疼痛的评估、阿片类药物的使用、辅助药物的联合应用、爆发痛和药物不良反应的处理以及微创介入治疗等多方面。

静脉自控镇痛将镇痛药物以静脉输注的方式给药,操作简便、并发症较少、护理相对容易、患者依从性高,适合癌痛患者阿片类药物的滴定以及持续镇痛,方便居家治疗,因此静脉自控镇痛在癌痛的治疗中也越来越普及。

植入式 IDDS 不仅可以避免全身阿片导致的对胃肠道的不利影响,而且效价比更显著。对于癌痛患者,IDDS 技术不仅减轻疼痛、减少不良反应,对提高患者生存质量、延长生存期有较大的帮助。

(曾永芬　贾宏彬)

病例评析

该病例为腹腔滑膜肉瘤伴肝转移,每日多次爆发痛,较长时间使用盐酸羟考酮缓释片镇痛、盐酸吗啡针剂控制爆发痛后总体疗效欠佳,改用 PCA 盐酸氢吗啡酮注射液控制疼痛,疼痛获得了有效的缓解。该病例的特点是爆发痛频发,口服镇痛药物效果较差,PCA 既可以作为解救方法,又可以给予患者药物剂量滴定,可以加强镇痛效果。然而,该患者使用持续静脉吗啡后大便困难、几乎无肠鸣音,出现了难以耐受的药物不良反应。

IDDS 是将药物泵入蛛网膜下腔,通过脑脊液循环对大脑及脊髓产生直接镇痛作用,因此在较小的用药量下就能达到一个理想的镇痛强度,不良反应少。目前 IDDS 广泛用于癌痛和顽固性非癌痛的治疗,一线药物包括吗啡和盐酸氢吗啡酮注射液。该患者预期生存周期较长,符合 IDDS 适应证。该病例根据患者的疼痛病史和治疗史,入院后对患者进行及时的疼痛专科评估,遵循指南和专家共识,对患者的疼痛诊疗方案进行精准的调整,先后经历了口服镇痛药、静脉镇痛,最后通过鞘内药物输注系统体内植入的方式,有效缓解难治性癌痛患者的疼痛症状,改善生活质量,充分体现对癌痛患者的全程和优化管理。

(郑辉哲)

第四节　鞘内输注系统治疗其他部位肿瘤

病例 1　尿路上皮癌骨转移

【基本病史】

患者,男,58 岁。腰背疼痛伴左下肢放射痛 2 个月,于 2021 年 12 月就诊于骨科,诊断为腰椎管狭窄、腰椎间盘突出,入院检查发现"肺部占位,伴多发骨转移";2021 年 12月上下腹 CTA 示"左侧髂骨及骶骨左侧广泛骨质破坏伴软组织团块灶:考虑恶性肿瘤,左侧髂窝及盆壁系膜略增厚;腹主动脉、双侧髂血管及腹股沟区多发淋巴结,双侧腹股沟区部分淋巴结增大。双肾散在稍低强化灶,左肾上极显著;双侧肾上腺略增粗。双肾下极小囊肿(见图 2-3-22)。"

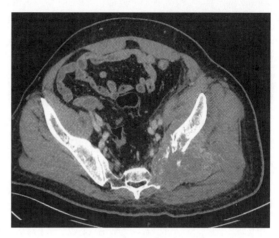

图 2-3-22　上下腹 CT 增强

2021 年 12 月行左髂骨穿刺活检,病理结果示"低分化癌转移,结合免疫组化结果倾向为尿路上皮来源"。患者口服塞来昔布胶囊、曲马多缓释片、硫酸吗啡缓释片、盐酸羟考酮缓释片镇痛,至盐酸羟考酮缓释片50mg q.12h.、普瑞巴林胶囊 75mg b.i.d.、芬太尼贴剂 5mg 透皮给药,仍疼痛难忍,无法平卧。2021 年 12 月收住疼痛科,拟行"持续鞘内药物输注泵全植入术"。

入院查体:神志清楚,对答切题,下肢肌力Ⅴ级,左下肢中度肿胀,左髋部屈伸受限、压痛(+)、左臀外侧、左大腿感觉减退;双侧足背动脉可扪及、对称;双侧阴囊肿大。

影像表现:2021 年 12 月胸腰椎 CT 三维示左侧髂骨及骶骨骨质破坏伴软组织肿块影,左肺下叶胸膜旁结节,T_8 椎体可疑转移灶;胸腰椎退行性改变;L_4/L_5、L_5/S_1 椎间盘稍突出,部分椎间盘变性(见图 2-3-23)。

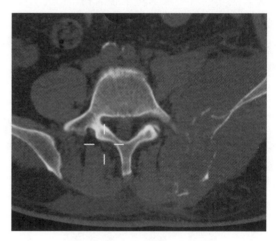

图 2-3-23　胸腰椎 CT 三维

【诊断】

原发灶不明转移性骨肿瘤(尿路上皮癌来源可能);难治性癌痛;神经病理性疼痛。

【疼痛评估】

NRS 评分 7~9 分,活动后加重,夜间爆发痛。三阶梯药物镇痛后,NRS 评分仍达 5 分以上。

【治疗】

患者入院后停用口服阿片类镇痛药,给予静脉吗啡剂量滴定。溶液配制:总量 300mL,吗啡浓度 0.5mg/mL,背景量为 4mL/h;自控量为 2mL 每次,锁定时间 30min。用药后每 4 小时评估疼痛评分,至 NRS 评分低于 3 分,每日静脉吗啡总量累计 72mg。

2021 年 12 月全麻下右侧卧位,于 L_2~L_3 间隙穿刺,置管尖断达 T_{10} 椎体上缘水平,左上腹部埋入泵体,手术顺利,术毕安返病房。鞘内泵吗啡注射液 10mg/mL,共 40mL,设置背景剂量 0.7mg/d,bolus0.01mg/d、锁定每日 20 次。

术后当日患者疼痛明显缓解,NRS 评分 0 分,可平卧休息。术后第 1 日患者出现爆发疼痛,发作时 NRS 评分 8 分,按 bolus 后疼痛可缓解至 2 分,同时患者出现浑身不适感、烦躁不安、流泪、打哈欠,遂继续使用静脉吗啡 PCA 泵。术后第 2 日患者诉左下肢疼痛无法平卧,NRS 评分 5～7 分,鞘内背景剂量增加至 0.8mg/d,bolus 0.04mg×20 次,NRS 评分 5 分左右。术后第 3 日,NRS 评分 7～8 分,更换鞘内泵药物,调整为吗啡 300mg+ 罗哌卡因 100mg,吗啡 1.4mg/d(罗哌卡因 0.46mg/d),自控 0.07mg×20 次,患者疼痛可缓解至 NRS 评分 4～5 分。

2022 年 1 月 4 日,患者出现坐立不安,失眠;1 月 6 日出现谵妄,烦躁易怒,意识欠清。予头颅 CT 平扫,未见明显异常;请神经内科会诊,予奥氮平片 1 片口服 q.n.;1 月 8 日出现情绪激动,思维跳跃,言语混乱。

2022 年 1 月 9 日患者口服氯硝西泮 1 粒后快速入眠,嗜睡,可唤醒。醒后因会阴部水肿、导尿管不适,突发情绪激动,并有攻击行为,拒绝口服奥氮平片。精神心理科会诊,予喹硫平片控制狂躁后,患者情绪平息,可入睡。

鞘内吗啡剂量滴定至 5mg/d(罗哌卡因 1.67mg/d),自控 0.2mg×20 次。2022 年 1 月 15 日,患者及其家属要求出院至肿瘤科继续治疗。

【疗效评价】

患者左髂骨病灶致无法平卧,鞘内持续疼痛后 NRS 评分仍 5 分以上;调整为吗啡复合罗哌卡因,疼痛缓解至 NRS 评分 3～5 分。

【病例小结】

患者一般状况较差,低蛋白血症。单纯鞘内吗啡持续镇痛效果不佳,术后精神心理变化巨大。患者肿瘤骨转移病情进展迅速,植入镇痛泵缓解了静息痛,但髂骨骶骨破坏导致爆发痛频繁剧烈,更换鞘内药物配比,调整为吗啡复合罗哌卡因,镇痛效果改善。系统阿片类药物停药后戒断反应强烈,精神症状表现为烦躁易怒,情绪失控,神经内科会诊后给予喹硫平,暴躁症状得以缓解,但转为过度嗜睡。由此例之后,我院在植入镇痛泵术后,继续保持静脉吗啡 PCA 泵,根据患者镇痛和戒断情况逐渐减量,缓慢停药,后续病例再未出现此类情况。

(蒋长青　范颖晖)

病例评析

该病例肿瘤隐匿,进展迅速,髂骨、骶骨溶骨性转移灶伴病理性骨折,并出现阿片类药物戒断与术后谵妄,恶病质,背部伤口愈合延迟,需要多学科协作,加强综合病情管理和心理护理,以优化诊疗效果。

平素体健的中老年男性突然面临确诊晚期肿瘤,骨转移病灶导致剧烈持续的疼痛,盆腔病灶导致阴囊重度肿胀、排尿困难,大剂量阿片类药物导致躯体依赖戒断反应,这些困难需要在植入镇痛泵之前有充分的评估、沟通和准备。在术前完善个体化评估,分析疼痛的来源、精神心理状况、肿瘤类型、抗肿瘤治疗情况,加强营养支持,防治肿瘤及慢性疾病的并发症;在术后关注戒断反应,逐步进行鞘内镇痛药物的剂量滴定,密切监测感染或出凝血异常;出院后长期定期随访,动态调整镇痛方案,并为患者及其家庭提供心理支持。

(郑辉哲)

病例 2　直肠癌术后盆腔转移综合治疗后下肢和会阴痛

【基本病史】

患者因"直肠癌综合治疗后 8 年,会阴部、下肢疼痛 6 个月"就诊。

患者 2014 年 7 月行全麻下直肠癌根治术,术后未行放化疗。2018 年 6 月出现下腹部坠胀不适,2018 年 8 月行 PET/CT 提示骶前软组织肿块 FDG 高代谢,考虑转移。2018 年 9 月行骶前软组织放射性粒子植入术,2020 年 9 月 8 日行髂内动脉灌注化疗,2020 年 9 月再次行放射性粒子补种,并口服卡培他滨化疗。2021 年 2 月行 CT 引导下盆腔肿块氩氦刀冷冻治疗,2022 年 2 月、2022 年 3 月行 XELOX(奥沙利铂+卡培他滨)化疗联合贝伐珠单抗注射液靶向治疗。半年前出现臀、会阴及右下肢酸胀样痛,局部伴有麻木针刺感以及电击样痛,口服盐酸羟考酮缓释片 20mg q.12h.+普瑞巴林 150mg b.i.d.,夜间爆发痛频繁,影响睡眠,恶心呕吐和便秘严重。

既往史:鼻咽癌病史,放化疗后 10 年,临床治愈。

影像资料:2022 年 6 月骨盆 MRI 示直肠癌术后、骶前软组织肿块,粒子植入术后(图 2-3-24)。

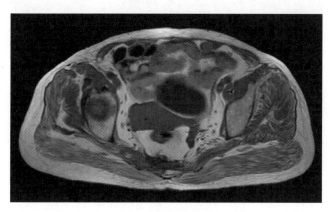

图 2-3-24　盆腔 MRI

【诊断】

直肠癌术后盆腔转移(pT$_x$N$_x$M$_1$ Ⅳ期);鼻咽恶性肿瘤综合治疗后;难治性癌痛。

【疼痛评估】

右侧臀部、会阴及右下肢酸胀痛,局部伴有麻木针刺感以及电击样痛,属于混合型疼痛(伤害感受性+神经病理性)。口服盐酸羟考酮缓释片 20mg q.12h.+普瑞巴林 150mg b.i.d.,NRS 评分 3 分,每日爆发痛 5~7 次,NRS 评分 6 分,睡眠差,恶心呕吐和便秘严重。

【治疗】

患者入院后予以积极止吐、通便等对症措施后仍感恶心呕吐、便秘无法耐受,对使用阿片类药物存在抵抗情绪,经患者、家属沟通后予鞘内镇痛。

2022 年 8 月 1 日神经阻滞麻醉下行中枢靶控鞘内镇痛系统植入术,由 L$_3$/L$_4$ 椎间隙进入蛛网膜下腔,导管头端位于 T$_{12}$ 椎体水平,鞘内泵主机(美敦力 40mL)埋置于右侧脐旁皮下、腹外斜肌表面,设置运行参数(盐酸氢吗啡酮注射液 8mg/40mL,0.01mg/24h,0.002mg/次,锁定 30min），次日停用盐酸羟考酮缓释片，并根据疼痛情况逐步调整鞘内泵参数。2022年8月5日调整鞘内泵参数为：盐酸氢吗啡酮注射液 8mg/40mL，0.05mg/24h，0.01mg/次，锁定 30min。患者 NRS 疼痛评分 1～2 分，恶心呕吐、便秘基本缓解，睡眠改善，继续普瑞巴林 150mg b.i.d. 口服。

2022年9月1日调整鞘内泵参数（盐酸氢吗啡酮注射液 8mg/40mL，0.1mg/24h，0.01mg/次，锁定 30min）。

2022年9月30日调整鞘内泵参数（盐酸氢吗啡酮注射液 8mg/40mL，0.2mg/24h，0.02mg/次，锁定 30min）。患者 NRS 疼痛评分 1～2 分。复查盆腔 CT：直肠癌 8 年综合治疗后，骶前粒子影，比较 2022年6月15日 MRI 未见明显复发征象（图 2-3-25）。

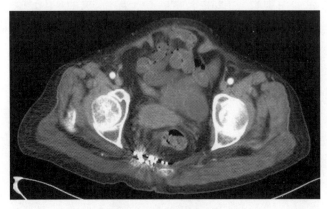

图 2-3-25　盆腔 CT

【疗效评价】

疼痛 NRS 评分 1～2 分，全植入鞘内泵 24h 自控次数 1～3 次，爆发痛 NRS 评分 3 分，无恶心呕吐，无便秘，无头晕。

【病例小结】

该患者为晚期直肠癌盆腔转移，经放射性粒子植入、冷冻消融、止痛药物等多模式治疗后出现顽固性臀部、会阴及下肢疼痛，属于混合性难治性癌痛。鞘内镇痛治疗是癌性疼痛有效的治疗方法。盐酸氢吗啡酮注射液和吗啡均作为鞘内药物输注系统的一线推荐用药。盐酸氢吗啡酮注射液可安全有效地用于鞘内药物输注系统治疗难治性癌痛，且药物稳定性良好，可作为吗啡耐受或出现严重不良反应时的替代药物。该患者改用鞘内镇痛后，不良反应逐渐缓解，生活质量明显改善。该患者口服盐酸羟考酮缓释片 40mg/d（≈口服吗啡约60mg/d≈静脉盐酸氢吗啡酮注射液 4mg/d），鞘内镇痛效能比个体差异较大，该例转换结果显示鞘内与静脉盐酸氢吗啡酮注射液镇痛效能比约为 1∶80。随着鞘内泵使用时间延长，鞘内药物剂量逐渐增加。

（蔡昀方）

病例评析

该患者疼痛可能与肿瘤破坏及治疗相关的神经损伤有关，口服阿片类药物疼痛虽能控制在 NRS 评分 3 分以内，但爆发痛频繁影响睡眠且阿片类药物相关的不良反应不耐受,也属于难治性癌痛范畴。《NCCN 成人癌痛临床实践指南》指出,癌痛管理的目标在优化镇痛同时不可忽略"优化不良反应"。该病例选择全植入鞘内镇痛系统是合适的,阿片类药物直接作用于中枢系统提高镇痛效果,且随着剂量下降恶心呕吐等不良反应基本缓解,患者满意度高。但随着盆腔肿瘤进展,疼痛可能会变得更为复杂,单靠鞘内模式无法完全覆盖疼痛程度和范围,届时可考虑多模式镇痛。

(邹慧超)

病例 3　阴阜上皮样肉瘤多程治疗后右侧腹股沟转移

【基本病史】

患者,男性,54 岁。2014 年 2 月因"阴阜肿胀、疼痛 1 个月余"就诊,超声示阴阜结节样占位,予行阴阜肿物切除术,术后病理:上皮样肉瘤。遂于 2014 年 3 月行耻骨上皮样肉瘤扩大切除术。2014 年 9 月出现右侧腹股沟淋巴结无痛性肿大,2014 年 10 月于全麻下行右腹股沟淋巴结活检及双侧腹股沟淋巴结清扫术,术后病理:右腹股沟淋巴结见肉瘤细胞转移。2014 年 11 月行腹腔镜盆腔淋巴结清扫术,术后病理:盆腔淋巴结未见异形细胞。2015 年 3 月右侧髂外出现无痛性肿物,行右侧髂外血管旁肿物切除术,术后病理:肿物内见上皮样肉瘤细胞。后予以免疫治疗。2017 年 9 月行达卡巴嗪+洛铂方案化疗 4 周期,过程顺利。2017 年 11 月浅表淋巴结彩超:右腹股沟淋巴结肿大。2019 年 3 月右侧腹股沟、右下肢疼痛渐加重。口服盐酸吗啡缓释片、氨酚双氢可待因片,止痛效果不佳,NRS 评分 7 分,2021 年 5 月入院治疗。

入院情况:PS 评分 3 分,NRS 评分 7 分。腹部和双侧腹股沟可见手术瘢痕,右侧腹股沟可触及边界不清肿大包块,表面无破溃,无色素沉着,约 9.5cm×6.2cm,质硬,压痛(+)。

影像表现:2021 年 5 月盆腔 CT 示右侧盆腔见边界不清明显不均强化肿块,周围见多发肿大淋巴结,盆腔见少量水样密度影(图 2-3-26)。

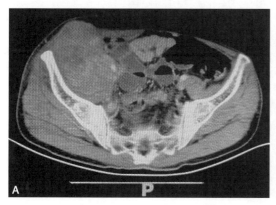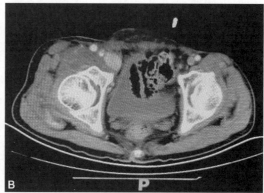

图 2-3-26　盆腔 64 排增强 CT

【诊断】

阴阜肿物术后(上皮样肉瘤,$pT_1N_0M_0$ I 期)盆腔、右腹股沟淋巴结转移(rIV 期);难治性癌痛。

【疼痛评估】

患者右侧腹股沟、右下肢持续性钝痛伴爆发痛每日5~6次,属于转移性癌性疼痛伴神经病理性疼痛。目前口服盐酸羟考酮缓释片联合氨酚双氢可待因片止痛治疗,NRS评分7分,止痛效果不佳,考虑阿片耐受。

【治疗】

入院后完善相关检查,患者体能差,暂无抗肿瘤治疗,按癌痛治疗处理。患者入院后调整口服药物至盐酸羟考酮缓释片60mg q.12h.,使用吗啡注射液10mg皮下注射每日1~2次,持续痛NRS评分5~7分。对于难治性癌痛可使用IDDS重新滴定阿片类药物的剂量及快速控制癌痛。遂停用口服止痛药,使用IDDS止痛。计算如下:(24h量)盐酸羟考酮缓释片60mg×2=120mg=0.8mg吗啡(鞘内),吗啡20mg=0.1mg吗啡(鞘内),因重度疼痛,增加50%剂量。估算的转换剂量=(0.8+0.1)×150%=1.35mg/24h(鞘内吗啡)。IDDS镇痛药物配制:60mL泵,0.9%氯化钠注射液49.5mL+盐酸罗哌卡因注射液75mg/7.5mL(1.25mg/mL)+盐酸吗啡注射液30mg/3mL(0.5mg/mL),首次为0mL,背景为0.1mL/h(每日1.2mg),追加量为0.1mL/次,锁定时间120min,极限量1mL/h。患者行鞘内药物输注系统植入术24h后,自控给药1次,NRS评分2分,镇痛效果尚可。

术后1周患者自控镇痛3次,NRS评分平均1分。最终镇痛方案为:PCA参数为背景量0.1mL/h,追加量0.1mL/次。

出院随访:出院1周、2周、1月后电话随访,患者规律镇痛治疗,NRS评分1~2分。

【疗效评价】

患者疼痛控制在3分以下,爆发痛每日0~2次。

【病例小结】

鞘内泵注药物在缓解疼痛方面更具优势,与口服或静脉给予阿片类药物相比:①起效快,镇痛效果和时间要比其他常规疗法更好;②直接作用于镇痛中枢,镇痛效果更为确切;③持续给药,不会造成血药浓度峰,不易产生成瘾性;④减少药物用量,不良反应少而轻微;⑤局部麻醉药提供了另外一种疼痛治疗手段,与阿片类药物有协同作用。

(刘雪娇)

病例评析

该病例为上皮样肉瘤晚期并发难治性癌痛,针对癌痛特点及患者口服大剂量阿片类药物出现严重不良反应,医生采用IDDS进行镇痛治疗,带来了更好的安全性和生活质量,使用较低剂量的止痛药物,有效缓解疼痛并且减轻患者口服或者静脉应用阿片类药物所致的不良反应。对于应用大剂量阿片类药物产生不良反应的患者,IDDS是一种有效选择。另外,晚期癌症患者伴随重度癌痛应用吗啡剂量不断增大,易产生药物耐受,加重不良反应,因此要密切观察,做好预防,及时处理。

(邵月娟)

第三篇
难治性癌痛的多学科综合治疗

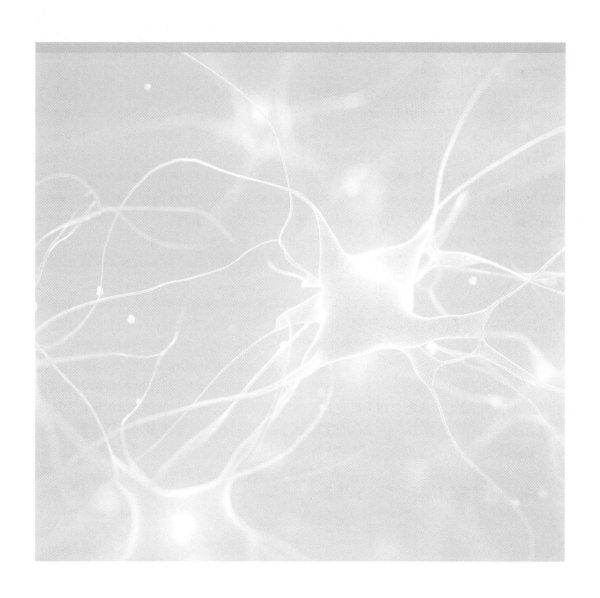

第一章　多学科诊疗的概念和实施方法

　　难治性癌痛的多学科诊疗是指针对难治性癌痛的患者,多学科专家根据其机体状况,疼痛的性质及原因,应用现有的各种治疗手段,尽可能地缓解患者疼痛及其并发症。参与难治性癌痛多学科综合治疗的专家主要包括疼痛科、肿瘤内科、肿瘤外科、放疗科、影像科、精神心理科、营养科及护理等相关学科。

　　难治性癌痛多学科诊疗的实施流程:①主管医师对患者的肿瘤病史,疼痛病史,目前的疼痛评估,患者的机体状况以及治疗预期等内容进行汇报;②经多学科专家团队讨论,明确疼痛的病因,综合患者身体状况、既往肿瘤及疼痛治疗病史,进而为患者制定个体化的镇痛方案;③动态监测和评估患者的身体功能、治疗效果和不良反应,及时进行治疗方案的调整或再次进行多学科专家团队的讨论。

　　多学科诊疗的目的是以患者利益最大化为原则,为患者制订最佳的诊疗方案和流程,这是难治性癌痛的特征所决定的。绝大多数难治性癌痛都是肿瘤发展到一定程度所导致的结果,因此,肿瘤是癌痛的基础病因,患者能否通过抗肿瘤治疗获益,从而缓解癌痛;以及暂时无法抗肿瘤治疗的患者,能否通过镇痛治疗获得进一步治疗肿瘤的机会;再者,导致癌痛的肿瘤靶病灶是什么,是骨转移、是内脏转移、还是神经受侵,针对靶病灶又能否采取微创介入镇痛措施止痛,以及采取哪种微创介入镇痛治疗技术、微创介入镇痛治疗的时机如何选择,这些都不是单一一个学科所能回答的问题。此外,难治性癌痛患者多处于肿瘤晚期,生存期有限,经过前期的抗肿瘤治疗,身体、心理、财力、家庭支持度都与初治时不可同日而语,因此,难治性癌痛的治疗不仅仅是医学的问题,更涉及人文的考虑,多学科诊疗就更是根据患者的需求,制定适宜患者的个体化的治疗策略。

　　多学科诊疗是肿瘤规范化治疗的重要措施,目前,针对肿瘤的多学科诊疗已趋于常态化,而针对难治性癌痛多学科诊疗尚处于起步阶段。因为,难治性癌痛病因和机制更为复杂,多数患者肿瘤处于进展期,病情变化快,治疗效果更具不确定性,患者的个体化更加明显,治疗措施的选择也缺乏循证医学证据的支持,所以,难治性癌痛的多学科诊疗需要建立规范,其执行力也需要获得行政的干预。首先医院要组建多学科技术团队,团队的医护人员根据不同患者癌痛治疗的需求联合相关科室共同参与;其次,医院通过信息化为多学科技术团队搭建会诊平台,针对癌痛患者制定治疗方案;再次,医院将难治性癌痛多学科诊疗作为医院医疗质量管理评价的关键指标,定期评估难治性癌痛多学科参与率、规范化治疗率、癌痛治疗满意率,及时反馈、动态完善,持续改进医疗质量。总之,在院、科两级的共同努力下,确实推动难治性癌痛多学科诊疗的规范化实施。

(邵月娟　刘维帅)

第二章　多学科诊疗典型病例评析

第一节　多学科综合治疗胸部肿瘤

病例1　右肺腺癌伴骨、腹腔转移

【基本病史】

患者,男性,57岁。2022年患者因全身多处疼痛就诊。胸部+腹部CT提示:右肺上叶占位性病变,左侧肾上腺占位。病理活检结果提示:右肺上叶浸润性腺癌。基因检测后提示:$EGFR19$号外显子缺失突变,$PD\text{-}L1$,TPS<1%,CPS<1。予以口服甲磺酸奥希替尼片80mg q.d. 行抗肿瘤治疗。后患者无明显诱因出现全身多处疼痛,无缓解因素,活动后加重,予以盐酸吗啡缓释片150mg p.o. q.12h. 对症止痛治疗,辅以加巴喷丁缓解神经疼痛,治疗效果欠佳。2023年7月就诊我院。

入院情况:PS评分1分,NRS评分6分,全身多处疼痛;双侧呼吸动度正常,胸壁无明显压痛。双侧触觉语颤均等一致,左肺呼吸音稍粗,右肺呼吸音稍低,未闻及明显干湿啰音。

影像表现(胸部+腹部CT):①右肺上叶后段软组织结节,结合强化,符合肿瘤性病变;②右肺上叶、双肺下叶少许炎性病变;③右肺门、纵隔多间隙及左腋窝区、左侧锁骨窝区淋巴结增多增大,考虑淋巴结转移;④左侧锁骨下静脉及头臂静脉管腔改变,考虑血管栓塞;⑤双侧胸膜增厚,左侧水平裂结节影,叶间裂转移瘤不能除外;⑥左肾上腺-肾门区软组织团块,考虑转移性病变,累及肾动、静脉,并周围侧支循环形成;⑦双肾小囊肿,左肾下极周围炎变;⑧扫及多发骨转移性病变可能(图3-2-1)。

【诊断】

右肺上叶腺癌治疗后($cT_1N_3M_1$ Ⅳ期 $EGFR19$ 号外显子缺失突变,$PD\text{-}L1$,TPS<1%,CPS<1);下肢静脉回流障碍;下腔静脉狭窄;骨继发恶性肿瘤;左侧肾上腺继发恶性肿瘤;全身多处难治性癌痛。

【疼痛评估】

患者右侧肋骨持续性钝痛,属于骨转移性癌痛合并癌性神经病理性疼痛,目前口服盐酸吗啡缓释片联合加巴喷丁止痛治疗,NRS评分6分。

【治疗】

患者入院后口服盐酸吗啡缓释片150mg q.12h.,持续疼痛评分6~7分。患者疼痛考虑与肿瘤控制不佳及阿片耐受相关,在抗肿瘤治疗同时应积极控制癌痛。根据《难治性癌痛专家共识(2017年版)》及《癌性爆发痛专家共识(2019年版)》,对于难治性癌痛可使用自控镇痛(PCA),重新滴定阿片类药物的剂量及快速控制癌痛。遂暂停使用口服止痛药,使用盐酸氢吗啡酮注射液PCA止痛。计算如下:(24h量)盐酸吗啡缓释片

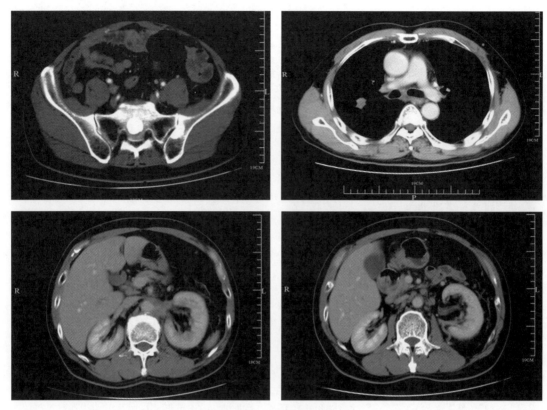

图 3-2-1　影像学检查图

150mg×2=300mg≈20mg/24h 盐酸氢吗啡酮注射液,PCA 溶液配制为 96mL 泵,盐酸氢吗啡酮注射液 20mg,盐酸氢吗啡酮注射液浓度为 0.20mg/mL,背景量 4mL/h,bolus9.9mL/ 次。用药 24h 后评估,NRS 评分 2～3 分,爆发痛 2 次,故调整盐酸氢吗啡酮注射液背景量 5mL/h,bolus9.9mL/ 次。调整后 24h 内,爆发痛 3 次,再次 PCA 配制:100mL 泵,盐酸氢吗啡酮注射液 28mg,盐酸氢吗啡酮注射液浓度为 0.28mg/mL,背景量 4mL/h,bolus9.9mL/ 次。患者疼痛控制尚可。

　　经盐酸氢吗啡酮注射液 PCA 自控止痛后,予以盐酸吗啡缓释片 210mg q.12h. 镇痛,目前患者肿瘤进展,腹腔神经侵犯,与患者家属沟通后,拟行腹腔肿瘤供血动脉药物灌注,患者及其家属商量后同意手术,排除介入手术禁忌,于 2023 年 7 月行腹腔肿瘤供血动脉造影 + 药物灌注术,术后患者疼痛减轻,能平卧位休息,予以减量盐酸吗啡缓释片 120mg q.12h. 止痛后患者疼痛稳定,无爆发性疼痛,夜间睡眠可,复查实验室检查未见明显异常,目前患者病情稳定,精神饮食可,症状好转出院。

【疗效评价】

　　患者疼痛控制在 3 分以下,爆发痛每日 0～1 次。

【病例小结】

　　自控镇痛技术应用于癌痛治疗,优势是能迅速响应患者镇痛不断变化的需求,减少镇痛延迟,更好地达到疼痛缓解最大化和过量风险最小化,可用于剂量滴定、控制爆发痛,胃肠道功能障碍以及临终患者的持续镇痛治疗。盐酸氢吗啡酮注射液,相较吗啡镇痛作用更强,更易透过血脑屏障,起效后血浆浓度稳定,安全性更优。

（刘　彬）

病例评析

该病例为肺癌晚期广泛转移,并发难治性癌痛,针对癌痛的特点、复杂性采取了PCA泵滴定及维持治疗、动脉灌注化疗控制肿瘤等多种镇痛方法,体现了多学科协作,发挥肿瘤介入治疗的优势,实现及早、持续、有效地消除疼痛。在患者众多需要解决的症状中,如何快速缓解患者的疼痛,尤其是重度癌痛无疑是必须解决的首要问题。镇痛方案实施的关键点是如何选择药物,需要充分考虑患者各器官的功能状态,了解药物的相对禁忌证和绝对禁忌证,制订一个合理安全相对长期的镇痛方案。从治疗经过上看,患者在使用常规剂量的盐酸吗啡缓释片控制疼痛时,镇痛效果不理想,仍为重度疼痛,国内外指南认为阿片类药物轮换或更替,包括给药方式的改变等都是适合的。使用氢吗啡酮PCA治疗后,患者疼痛缓解满意,患者及其家属较为满意。对于难治性癌痛患者,PCA技术是治疗难治性癌痛常用的技术手段之一,且可用于癌痛患者阿片类药物的剂量滴定和快速调整,以及个体化和及时治疗爆发痛,和常规癌痛滴定方法相比,可以为癌痛患者快速缓解疼痛,不仅提高了患者的舒适度,也降低了医护人员的工作负担,同时提高了患者治疗的满意度。

（陈　元）

病例2　肺癌并骨转移

【基本病史】

患者,男,66岁。因"右上肺癌术后10月余,胸腰背部胀痛1个月"就诊。患者于2019年10月行"右肺上叶切除+右肺上叶支气管成形缝合术+淋巴结清扫术+胸膜粘连松解术",术后病理示:中低分化鳞状细胞癌,局灶区域见肉瘤样癌,癌最大径3cm,侵及肺膜,累犯外周神经;脉管内未见癌栓;支气管断端、血管断端均未见癌累犯。术后多方案化疗,疗效评价为PD。2020年8月自觉腰背痛明显,活动时加重,平卧休息时好转,夜间疼痛明显,严重影响睡眠,口服双氯芬酸钠缓释片疼痛可稍缓解,后疼痛逐渐加重,体重下降明显。NRS评分4~9分。

入院情况:胸10~12椎体叩击痛明显,双下肢肌力Ⅲ~Ⅳ级。

影像表现:右侧胸膜多发结节、肝脏低密度影、多发胸椎骨质破坏,考虑转移。2020年9月21日胸腰椎MRI:胸腰骶椎及附件(T_3、T_4、T_6~T_{12})多发转移瘤伴周围软组织肿胀,T_{10}~T_{12}节段肿块压迫硬膜囊、脊髓受累(图3-2-2)。

【诊断】

右肺上叶恶性肿瘤伴胸膜、肝脏、胸椎转移(中-低分化鳞状细胞癌;肉瘤样癌,Ⅳ期);脊髓压迫综合征;难治性癌痛。

【疼痛评估】

患者腰背部疼痛剧烈,NRS评分最高达9分,夜间疼痛明显,运动痛明显,影响睡眠,下肢肌力下降,患者情绪焦虑,吗啡缓释片口服治疗效果不佳,考虑阿片耐受。治疗当前患者

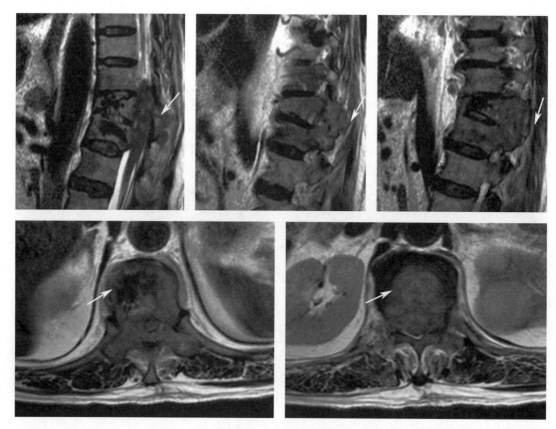

图 3-2-2　胸椎椎体 MRI

体能差,暂无抗肿瘤治疗,按癌痛治疗处理。

【治疗】

2020 年 9 月 20 日患者入院后采用了多模式、多靶点的镇痛方案:盐酸羟考酮缓释片 40mg p.o. q.12h.;普瑞巴林 75mg p.o. b.i.d.;塞来昔布 200mg p.o. b.i.d.,静息状态下疼痛可缓解,NRS 评分 4 分,运动时疼痛加重,NRS 评分达 7 分,并且患者出现呕吐、便秘、嗜睡等不良反应。

2020 年 9 月 23 日,针对第 11、12 胸椎病理性压缩性骨折伴不全性瘫痪,拟行经皮椎体后凸成形术(percutaneous kyphoplasty,PKP)手术治疗,但患者目前已经有脊髓受压,术后肌力很可能进一步下降。经过与患者及其家属的沟通,充分告知风险和利弊,行 PKP 手术,术后疼痛明显缓解,NRS 评分 2～5 分。但术后肌力下降至 Ⅰ～Ⅱ 级,经治疗 1 周后逐渐恢复至 Ⅱ～Ⅲ 级。

2020 年 9 月 26 日,经对症处理,呕吐、便秘缓解不明显,且爆发痛次数较多,停用口服止痛药,改用盐酸氢吗啡酮注射液 PCSA 止痛,PCA 溶液配制:0.9% 生理盐水 80mL 泵,盐酸氢吗啡酮注射液 20mg,配制为 100mL 混合液,盐酸氢吗啡酮注射液浓度 0.2mg/mL,背景量 2mL/h;bolus2mL/ 次。用药 24h 后评估,NRS 评分 1～4 分,爆发痛 2 次,镇痛效果尚可。呕吐逐渐缓解,便秘仍然存在。

2020 年 9 月 28 日,评估患者整体状况明显好转,可能生存期较长,遂为患者推荐了更高效的自控镇痛方案——鞘内药物输注系统植入术,手术过程顺利。IDDS 配制方案:盐酸氢吗啡酮注射液 24mg+ 生理盐水至 300mL,负荷量 0.2mL,背景剂量 0.1mL/h,PCA

量 0.2mL/ 次,锁定时间 45min。术后疼痛控制良好(NRS 评分 1~4 分,爆发痛<3 次 /d),无恶心呕吐、便秘、嗜睡等阿片类药物常见不良反应。后期根据随着病情进展及药物耐受的问题加用了布比卡因。2020 年 9 月 28 日盐酸氢吗啡酮注射液用量 0.2mg/d;2020 年 10 月 17 日盐酸氢吗啡酮注射液用量 0.8mg/d;2020 年 10 月 30 日盐酸氢吗啡酮注射液用量 1mg/d+ 布比卡因 7.5mg/d;2020 年 11 月 25 日盐酸氢吗啡酮注射液用量 2mg/d+ 布比卡因 12.5mg/d;2020 年 12 月患者死亡。

【疗效评价】

患者最终疼痛控制在 NRS 评分 1~4 分,爆发痛<3 次 /d,患者及其家属满意度较高。

【病例小结】

自控镇痛技术应用于癌痛治疗,优势是能迅速响应患者镇痛不断变化的需求,减少镇痛延迟。自控镇痛技术根据不同的给药途径可分为皮下自控镇痛、静脉自控镇痛,各有优缺点及适应条件,需要根据患者个体化情况进行详细评估和选择,以确保疼痛管理的最佳效果及对患者的最小伤害。其中 PCSA 操作简单,无须特殊维护,在我科使用较多。IDDS 植入是一种鞘内自控镇痛技术,由于药物直接作用于中枢,具有极高的镇痛效果,用药量小,不良反应少,是一种更高效的自控镇痛方案。盐酸氢吗啡酮注射液相较吗啡镇痛作用更强,更易透过血脑屏障,起效后血浆浓度稳定,安全性更优。

(习诗良 汤和青)

病例评析

该病例为终末期癌症患者,一般情况差,不能接受抗肿瘤治疗。该镇痛方案对患者的癌痛进行了综合治疗,其中包括多模式、多靶点的药物治疗、PKP 手术、PCSA 以及鞘内药物输注系统植入术。通过此综合治疗,患者的疼痛得到有效的缓解,且整体状况得到了改善。多模式、多靶点的药物治疗采用了羟考酮、普瑞巴林和塞来昔布等药物,以针对不同的疼痛发生机制,这种治疗策略有助于提高疼痛缓解的效果,并减少不良反应的发生。PKP 手术考虑到患者的病情和需求,旨在缓解疼痛和增加椎体的稳定性。虽然手术后患者肌力下降至 Ⅰ~Ⅱ级,但通过术后的综合治疗,患者的肌力逐渐恢复至 Ⅱ~Ⅲ级,接近术前水平。患者出现呕吐、便秘等不良反应,且爆发痛次数较多,延迟镇痛明显,转而选择了氢吗啡酮的 PCSA 方案。在使用 24h 后进行评估,患者的疼痛得到了有效的控制,呕吐症状逐渐缓解,爆发痛可以得到及时控制。根据患者的病情和生存期综合评估,进行了植入椎管内镇痛术,术后通过目标化管理,并根据病情变化实时加用布比卡因等药物,有效控制了癌痛。PCSA 可有效地减少患者体内阿片类药物浓度的峰谷波动,防止药物过量;因此在进行脑室及鞘内药物输注系统植入术途径给药之前,可优先选择皮下途径给药。另外,该患者主要疼痛部位为腰椎骨转移疼痛,骨保护剂(双膦酸盐或地舒单抗)是需要考虑应用的。

该综合治疗方案通过多种治疗手段的组合和调整,有效地控制了患者的疼痛,并且改善了整体状况。然而,需要根据个体化情况进行详细评估和调整,以确保疼痛管理的最佳效果。另外,脑室及鞘内药物输注系统植入术专业性较高,需要专业团队操作。

(陈 元)

病例 3　乳腺癌骨转移

【基本病史】

患者,女性,48 岁。主诉:右乳癌术后 7 年余,腰痛半月入院。患者于 2016 年 3 月在局麻下行"右乳肿物切除术(术中冰冻提示右乳癌)",予全麻下行"右乳癌根治术",术后病理检查:①(右乳根治标本)乳腺浸润性导管癌Ⅱ级,肿块大小为 3cm×2.5cm×2.5cm;②(肌间)见癌转移 1/1,(腋窝)见癌转移 4/32。免疫组化:ER 50%～60%(+),PR 30%～40%(+),C-erbB2(++,FISH 检测阴性),Ki-67,30%～40%(+)。术后恢复良好,术后辅助化疗 8 周期(EC→T)及放疗,放疗后予"他莫昔芬+戈舍瑞林"维持治疗。2016 年 11 月中下旬患者出现腰部疼痛,钝痛,无放射痛,活动时疼痛加重,NRS 评分 7 分,既往未予止痛治疗。行单光子发射计算机断层成像(single photon emission computed tomogrophy,SPECT)、MRI 等提示 L_2、L_3 骨转移。病程中,患者精神、睡眠、饮食、二便正常,体重较前无明显变化。

入院情况:PS 评分 1 分,NRS 评分 7 分,第 3 腰椎叩击痛。

影像表现:2016 年 12 月 2 日颈椎、胸椎、腰椎 MRI 示 L_2、L_3 椎体骨转移(图 3-2-3)。

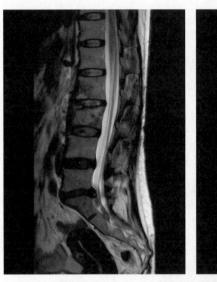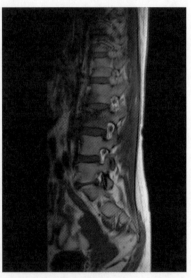

图 3-2-3　2016 年 12 月 2 日颈椎、胸椎、腰椎 MRI

2016 年 11 月 29 日 SPECT;L_2、L_3 椎体可见放射性分布浓集灶,考虑骨转移(图 3-2-4)。

【诊断】

左乳浸润性导管癌左腋窝淋巴结转移、腰椎骨转移($rpT_2N_2M_1$ Ⅳ期,Luminal B 型);难治性癌痛。

【疼痛评估】

患者就诊时为乳腺癌骨转移,癌痛诊断为:腰部重度癌性疼痛 NRS 评分 7 分,无放射痛。活动时疼痛加重,既往未予止痛治疗。

【治疗】

患者于 2016 年 3 月 3 日全麻下行"右乳癌根治术",行术后辅助化疗 8 周期及放疗

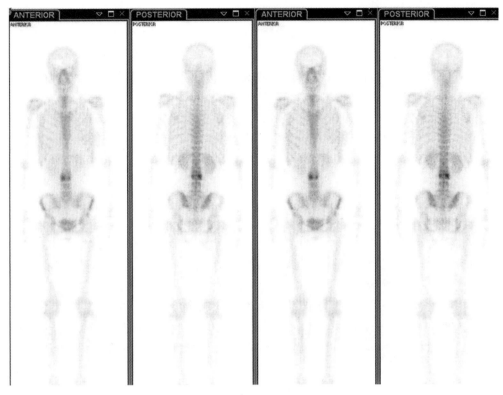

图 3-2-4　2016 年 11 月 29 日 SPECT

一程,放疗后予"枸橼酸他莫昔芬+醋酸戈舍瑞林缓释植入剂"维持治疗。2016 年 11 月中下旬患者出现腰部疼痛,钝痛,无放射痛,活动时疼痛加重,NRS 评分 7 分,既往未予止痛治疗。行 SPECT、MRI 等提示 L_2、L_3 骨转移。入院后进行评估:腰部重度癌性疼痛,NRS 评分 7 分,无放射痛,24h 最严重程度为 NRS 评分 7 分,最轻程度为 NRS 评分 5 分,活动后加重,影响患者睡眠和生活,导致患者情绪烦躁。入院后立即用"盐酸吗啡片 10mg p.o. q.4h."进行癌痛滴定,1h 后评估 NRS 评分 1 分,按 q.4h. 按时给药,期间未出现爆发痛,核算滴定药物剂量共用盐酸吗啡片 60mg,第 2 日转换成盐酸羟考酮缓释片 20mg p.o. q.12h. 治疗,服药期间关注患者癌痛情况及药物不良反应,于服用"盐酸羟考酮缓释片"后第 3 日出现便秘,给予"乳果糖 15mL p.o. b.i.d."通便治疗后便秘缓解,未出现其他不良反应,住院后 7 日活动后出现骨痛加重,给予"盐酸吗啡片 15mg p.o. ST"后 1h 评估疼痛无明显缓解,NRS 评分 6 分,后给予"盐酸吗啡注射液 10mg IH ST"后 30min 评估疼痛明显缓解,NRS 评分 2 分,后根据处理爆发痛情况加量为"盐酸羟考酮缓释片 40mg p.o. q.12h."止痛治疗。患者 L_3 椎体骨质破坏明显,骨不稳定,MDT,经 MDT 会诊讨论后决定行 L_3 椎体压缩性骨折经皮穿刺球囊扩张椎体成形术及术后局部放疗。按会诊意见 2016 年 12 月 19 日在骨科于局部麻醉下行 L_3 椎体压缩性骨折经皮穿刺球囊扩张椎体成形术,术后脱水、促进骨折愈合治疗。术后于我院放疗科行腰椎放疗 1 程,辅以唑来膦酸治疗。放疗后患者骨痛明显缓解,逐渐停服止痛药物。后予"来曲唑+醋酸戈舍瑞林缓释植入剂+唑来膦酸"治疗。2017 年 9 月 27 日手术去势后"来曲唑+唑来膦酸"内分泌治疗。定期复查病情稳定。目前已确诊 7 年,癌痛诊断:腰部轻度疼痛 NRS 评分 0～1 分,未服用止痛药物。

【疗效评价】

患者经内分泌、放疗、手术多学科治疗后目前疼痛缓解,现无须常规服用止痛药物治疗。

【病例小结】

此患者为乳腺癌 Luminal B 型患者,此类患者骨转移情况多于内脏转移,且多在承重骨,根据其分子分型情况,其对内分泌治疗有效,但因乳腺癌内分泌治疗起效慢,难以达到快速使肿瘤缩小从而快速缓解疼痛的效果,且经综合评估其骨稳定性差,易出现脊髓受压、病理性骨折等风险,故适时给予手术、放疗等综合治疗,缓解癌痛,提高患者生活质量,后续维持内分泌治疗,长期稳定控制疾病,延长生命同时,减轻患者经济、心理负担。

(陈雪丹)

病例评析

疼痛作为晚期肿瘤患者的常见症状,治疗上应遵循"综合治疗,个体化调整"的策略。该病例就充分利用疼痛的综合治疗方式。患者为乳腺癌 Luminal B 型患者,复发部位主要腰椎骨转移,为承重骨,骨质破坏明显,骨稳定性相对较差,易出现脊髓受压、病理性骨折等风险。经过多学科会诊讨论,为患者制定综合治疗的方式,包括抗肿瘤治疗(内分泌治疗);球囊扩张椎体成形术稳定椎体功能;局部放射治疗有效缓解癌痛;双膦酸盐药物治疗,减少骨的溶骨性破坏,减缓骨痛,预防骨相关事件的发生;阿片类药物镇痛治疗等治疗方法。通过综合治疗后,患者最后停用了阿片类镇痛药物,长期内分泌治疗联合双膦酸盐药物维持治疗达到了很好的治疗效果,患者的生活质量较好。

MDT 诊疗模式,重在发挥不同专业的特长,根据患者的具体病情和身体状况,为患者量身制订个体化治疗方案,最大限度提高治疗的效果,最大限度减轻患者痛苦,提高患者生活质量。该病例充分体现了综合治疗在肿瘤治疗中的作用。该病例长期应用双膦酸盐药物需要重视其毒副作用的发生,特别是颌骨坏死及肾功能损伤。

(陈　元)

病例 4　肺癌盆壁转移神经病理性疼痛

【基本病史】

患者,男性,55 岁。2016 年 8 月无明显诱因出现间断腰背痛伴刺激性干咳,痰中带血,2016 年 9 月胸部 CT 示右上肺占位,气管镜活检病理:腺癌。2016 年 9 月 PET/CT 示:右肺尖结节,考虑为周围型肺癌;纵隔内腔静脉后、奇食窝、右主支气管前、右上肺门多发结节及肿物,考虑为淋巴结转移,右主支气管及上叶前段支气管壁受累,肝右后叶转移;双侧肱骨及股骨髓腔密度增高,诸骨多发局限骨质破坏,考虑为转移。使用唑来膦酸护骨治疗。2016 年 9 月—2017 年 3 月行"培美曲塞+顺铂"化疗 8 周期。2018 年 1 月复查 PET/CT 提示新增左侧髂骨周围软组织肿物,双侧肱骨及股骨髓腔密度增高。2018 年 1 月予 CT 引导下左侧髂骨周围软组织穿刺活检,病理:转移性腺癌,结合病史及免疫组化符合肺来源。基因检测未检测到有临床治疗意义靶点。2018 年 2 月行左侧髂骨转移瘤病灶放疗 DT 3 000cGy/10F。2018 年 5 月开始出现左髋及左下肢放射性疼痛并逐渐加重,2018 年 8 月因疼痛加重 1 周,口服盐酸羟考酮缓释片效果不佳为进一步止痛治疗入院。

入院情况:PS 评分 3 分,NRS 评分 5~7 分。左髋部局部肿胀,无破溃,可见色素沉着,约 12cm×5cm,压痛阳性,右下肢肌力 Ⅴ 级,左下肢肌力 Ⅳ 级。

影像表现:2018 年 8 月骨盆 CT 示左侧髂骨骨质破坏伴髂骨周围软组织转移(图 3-2-5)。

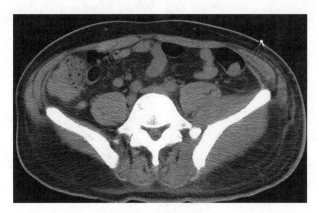

图 3-2-5 盆腔平扫 CT

【诊断】

右肺上叶癌(腺癌,$T_1N_2M_{1c}$ ⅣB 期);骨与软组织、肝、淋巴结转移;左髋部及左下肢重度癌痛。

【疼痛评估】

患者左髋部及左下肢大腿后内侧持续性放射性、抽筋样疼痛,疼痛与身体活动相关,活动后加重、卧床、左下肢屈曲可减轻;目前口服吗啡缓释片 50mg q.12h.,活动可导致爆发痛,NRS 评分达 7 分,服用止痛药导致便秘,无其他不良反应。疼痛评估结果为:癌痛骨转移疼痛合并神经病理性疼痛,阿片耐受,疼痛控制不佳。治疗当前患者体能差,暂无抗肿瘤治疗,按癌痛治疗处理。

【治疗】

患者左侧骨盆及周围软组织转移,出现骨痛合并神经病理性疼痛,口服吗啡缓释片 50mg q.12h. 疼痛控制不佳,NRS 评分 5~7 分,根据《难治性癌痛专家共识(2017 年版)》及"癌症疼痛诊疗规范(2018 年版)",对于神经病理性疼痛联合抗惊厥药辅助镇痛,给予加巴喷丁口服 0.2g t.i.d.;骨转移疼痛联合非甾体抗炎药,给予尼美舒利口服 100mg b.i.d.;中重度疼痛,吗啡缓释片增量 25%~50%,即吗啡缓释片 50+50×(25~50)%=(62.5~75)mg≈70mg q.12h.,同时备用即释吗啡片 20mg[24h 缓释吗啡总量的 10%~20%,即 70mg×2×(10%~20%)=14~28mg]缓解爆发痛,并给予乳果糖 15~30mL qd 治疗便秘。

24h 后疼痛评估,患者背景痛控良好,NRS 评分 2 分,仍伴有活动性疼痛加重,爆发痛每日 2 次,影响行走。化验检查无手术禁忌证。2018 年 8 月 30 日行 CT 引导下左盆壁转移瘤碘 -125 粒子植入术。

碘 -125 粒子植入术后 1 个月,患者疼痛明显减轻,口服吗啡缓释片 20mg q.12h.+加巴喷丁 0.2g t.i.d.,NRS 评分 2~3 分,可正常行走,双下肢肌力 Ⅴ 级,无爆发痛。

碘 -125 粒子植入术后 2 个月,患者左髋部局限性疼痛,无下肢放射性疼痛,口服吗啡缓释片 20mg q.12h.,NRS 评分 2 分,可正常行走,双下肢肌力 Ⅴ 级,无爆发痛。2018 年 4 月 9

日复查 PET/CT 显示左侧髂骨周围软组织肿物较前减小,PET 显像仅左侧髂骨可见放射性浓聚,代谢较低,标准摄取值(standard uptake value,SUV)为 3.6(图 3-2-6)。

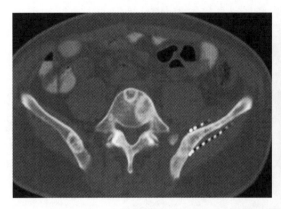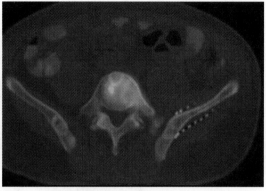

图 3-2-6 PET/CT 左盆壁转移瘤碘-125 粒子植入术后 2 个月

【疗效评价】

患者经放射性粒子植入治疗后,转移瘤缩小,镇痛药物减少,疼痛控制在 NRS 评分 3 分以下,无爆发痛,肢体运动功能恢复正常。

【病例小结】

单纯阿片类药物治疗不满意的难治性癌痛,在疼痛评估基础上采用联合药物镇痛治疗,包括阿片类药物+非甾体抗炎药+抗惊厥、抗抑郁等辅助镇痛药物,联合药物治疗可以有效控制背景疼痛;对于活动性疼痛以及下肢运动功能障碍,放射性碘-125 粒子植入技术可作为外照射的补充治疗,能有效控制肿瘤,可获得持久镇痛,并减少镇痛药物的使用,改善神经功能。

(郝建磊)

病例评析

该例肺癌骨转移并发难治性癌痛,存在以下 3 个方面的亮点:①针对癌痛的特点采取了全身药物联合治疗、局部放射性碘-125 粒子植入微创介入治疗相结合的镇痛方法,体现了癌痛应当采用综合治疗的原则,根据患者的病情和身体状况,应用恰当的止痛治疗手段,实现及早、持续、有效地消除疼痛;②放射性碘-125 粒子植入微创介入治疗是一种针对肿瘤的病因治疗,可以控制肿瘤、减轻疼痛、减少镇痛药物应用、改善神经功能,是单纯药物镇痛无法达到的;③镇痛治疗过程中持续性、动态地监测、评估癌痛患者的疼痛症状及变化情况,根据动态评估的结果动态调整镇痛药物的应用,体现了癌痛个体化的治疗原则。

(崔文瑶)

病例 5　肺癌胸腰椎多发骨转移

【基本病史】

患者,女性,66 岁。2023 年 3 月无明显诱因出现左侧腰部疼痛不适,予"针灸、贴膏药"

等治疗后疼痛稍好转。2023 年 4 月底出现咳嗽、咳痰加重,痰中带血,CT 检查考虑"左肺癌、纵隔淋巴结转移、多发骨转移"。2023 年 5 月 22 日 PET/CT:左上肺门区实性肿块考虑肺癌,伴左肺上叶阻塞性肺不张及炎症,左肺多发小结节考虑肺内转移;双侧锁骨上窝、纵隔内(气管两侧、主肺动脉窗、主动脉弓旁)及左侧肺门多发肿大淋巴结,考虑转移;肝左叶外侧段多发稍低密度结节,考虑转移;左肩胛骨、右侧第 4 肋骨、左侧第 3、5、7、12 肋骨、脊柱及部分附件(T_2、T_{12}、L_3、L_4 椎体及附件)、骶骨、两侧髂骨多发骨质破坏区,T_{12} 椎体病理性骨折,考虑转移;右臀部皮下软组织结节,臀部皮下穿刺活检结合免疫组化支持为腺癌,肺来源可能性大。2023 年 5 月 28 日外周血基因检测:*KRAS Exon2*:c.34G>T:pG12C 突变。患者腰部疼痛,钝痛,左侧显著,卧床为主,翻身困难,不能下地活动,口服吗啡缓释片 20mg q.12h. 疼痛控制在 NRS 评分 3~5 分,口服吗啡恶心、便秘不良反应明显,对症处理后不良反应降至轻度。2023 年 5 月 28 日为求进一步治疗入院。

入院情况:PS 评分 3 分,NRS 评分 3~5 分。卧床,翻身困难,不能下地活动,双下肢肌力Ⅴ级。

影像表现:2023 年 5 月 22 日 PET/CT 示左上肺门区实性肿块,T_{12} 椎体骨质破坏,L_3 椎体及附件骨破坏(图 3-2-7)。

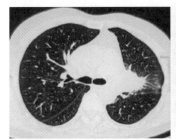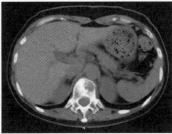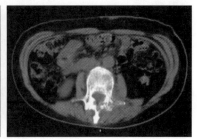

图 3-2-7　PET/CT(治疗前)

【诊断】

左肺癌伴肺内、骨、肝、淋巴结、皮下多发转移(腺癌,$cT_4N_3M_{1c}$ ⅣB 期);胸椎病理性骨折;慢性癌痛。

【疼痛评估】

患者腰部疼痛,卧床,翻身困难,不能下地活动,疼痛严重影响生活质量。结合入院影像学检查显示 T_{12} 椎体骨质破坏及病理性骨折,L_3 椎体及左侧附件骨质破坏,属骨转移性癌痛。目前口服吗啡缓释片 20mg q.12h.,NRS 评分 3~5 分,口服吗啡恶心、便秘不良反应明显,对症处理后不良反应降至轻度,因咳血不宜加用非甾体抗炎药。患者 T_{12} 椎体病理性骨折,脊柱稳定性差,肺癌初诊,尚未进行抗肿瘤治疗。

【治疗】

患者确诊肺癌即为晚期,多发骨转移疼痛严重影响生活质量,宜提请 MDT 会诊,多学科综合治疗肿瘤及控制癌痛。

MDT 会诊意见如下。

肿瘤内科:患者肺腺癌Ⅳ期,应以全身治疗为主,血液基因检测 *KRAS Exon2*:c.34G>T:p.G12C 突变,针对该突变的靶向药物目前为一线进展后二线的三期临床研究,尚未有一线治疗的研究,因此根据 CSCO 指南,建议给予一线免疫+化疗方案治疗。放疗科:患者 T_{12} 椎体骨破坏伴病理性骨折,L_3 椎体及附件骨破坏导致疼痛,可行姑息性放疗,缓解疼痛。骨科:患者肺癌晚期,肝、骨、淋巴结多发转移,预后不佳,目前无脊髓压迫症状,暂不宜行骨科手术治疗。疼痛科:患者 T_{12} 椎体骨破坏伴病理性骨折,可行椎体成形术,稳定椎体结构,联合放疗增加镇痛效果,同时予双膦酸盐药物抑制骨破坏。

按 MDT 会诊意见进行综合抗肿瘤及镇痛治疗:①唑来膦酸注射液 4mg 输注;②CT 引导下 T_{12} 椎体骨水泥成形术;③T_{12} 及 L_3 椎体放疗 DT 30Gy/10F,放疗期间同步 PD-1+注射用培美曲塞二钠+卡铂注射液全身化疗。

T_{12} 椎体骨水泥成形术后 3 日,患者腰部疼痛明显减轻,卧床翻身改善,NRS 评分 3 分,爆发痛每日 0～1 次。

放疗结束、化疗 2 周期后,患者腰部疼痛明显减轻,停止镇痛药物,翻身、行走自如,NRS 评分 0～1 分,无爆发痛。复查胸腹盆 CT 平扫,左上肺门区实性肿块较前缩小,T_{12} 椎体骨质破坏内见致密影,L_3 椎体左侧附件骨破坏较前减轻。

化疗 4 周期后,患者腰部疼痛持续缓解,控制平稳,停止止痛药物治疗,翻身、行走自如,NRS 评分 0～1 分,无爆发痛。复查胸腹盆 CT 平扫:左上肺门区实性肿块较前缩小,T_{12} 椎体骨质破坏内见致密影,L_3 椎体左侧附件骨破坏较前减轻(图 3-2-8)。

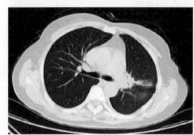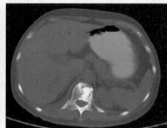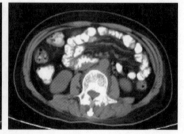

图 3-2-8　胸腹盆 CT 平扫(治疗 4 周期后)

【疗效评价】

经镇痛及抗肿瘤综合治疗后,患者肿瘤缩小(疗效评价:PR),疼痛控制在 NRS 评分 1 分以下,无爆发痛,生活质量改善。

【病例小结】

众所周知,姑息治疗可以提高晚期患者的生活质量。一项随机对照研究显示,中晚期肺癌患者姑息治疗联合标准抗肿瘤治疗对比单纯标准抗肿瘤治疗,不但提高患者的生活质量,生存期延长 2.7 个月。该例患者确诊肺癌时即为晚期,多发骨转移导致明显的骨疼痛,严重影响生活质量,因此,提请 MDT 会诊,并根据会诊结果进行综合治疗肿瘤及控制癌痛,以阿片类药物、双膦酸盐为基础,联合经皮椎体成形术及放射治疗缓解骨转移性癌痛,全身免疫联合化疗控制肿瘤,综合治疗后患者疼痛迅速缓解,生活质量改善,全身治疗后肿瘤得以控制,通过多学科协作共同参与诊治,使患者临床获益最大化。

(郝建磊)

病例评析

姑息治疗联合抗肿瘤治疗可以提高中晚期肺癌患者生活质量甚至延长生存期,姑息治疗的核心是症状管理,晚期癌痛患者镇痛治疗非常重要,因此,2018 年《临床医师癌症杂志》发表文章提出"镇痛与抗癌治疗同等重要",提倡癌痛及早治疗。该例肺癌骨转移患者,经 MDT 会诊后,姑息与抗肿瘤相结合,采用经皮椎体成形术及姑息性放疗后患者疼痛迅速缓解,在切实有效地缓解骨转移疼痛的同时避免进一步骨相关不良事件,全身治疗后肿瘤得以控制,生活质量提高,充分体现 MDT 多学科协作肿瘤综合诊治的优势。

(崔文瑶)

病例 6　肺癌胸壁、肋骨转移

【基本病史】

患者,男性,48 岁。以"确诊肺部鳞癌 2 年余,左胸壁痛 8 个月"为主诉入院。缘于 2 年余前因"左肺癌"在福建省某医院全麻下行"左肺全切术",术后病理示:(左全肺)左肺下叶中央型中分化鳞癌,8 个月前无明显诱因出现左侧胸壁持续性烧灼痛,肺部 CT 示左侧第 8 肋转移(大小为 4.6cm×4.8cm)(图 3-2-9)。行左前肋骨转移灶姑息止痛性放疗后疼痛未见好转。

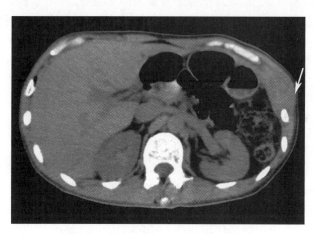

图 3-2-9　肺部 CT 示左侧胸壁肿物

入院情况:NRS 评分 7 分,左侧胸壁见 1 个长约 10cm 手术瘢痕,愈合好,皮下无结节。左胸壁见一肿物大小约 6cm×5cm,质硬,有压痛。

【诊断】

左侧胸部神经病理性疼痛;左肺鳞癌术后($T_3N_0M_0$ ⅡB 期)化疗后肝、骨、胸壁转移(rⅣ期)。

【疼痛评估】

患者胸壁持续性烧灼痛,过去 24h 最痛 NRS 评分 7 分,24h 平均 NRS 评分 5 分,目前 NRS 评分 7 分,属于肺癌转移性占位引起神经病理性疼痛。目前口服吗啡缓释片 120mg q.12h.+塞来昔布胶囊 200mg q.12h.+普瑞巴林胶囊 75mg q.12h.+注射用唑来膦酸止痛治疗,患者疼痛控制不佳。

【治疗】

入院后血常规、凝血检查未见异常,在局麻下行 DSA 引导下胸椎背根神经节阻滞术(左侧,$T_7 \sim T_9$),术后疼痛明显缓解,且无呼吸困难等不适。3 日后在全麻下行数字减影血管造影(digital subtraction angiography,DSA)引导下胸椎背根神经节射频热凝术(左侧,$T_7 \sim T_9$),术后疼痛明显减轻。继续口服吗啡缓释片 120mg q.12h.+ 塞来昔布胶囊 200mg q.12h.+ 普瑞巴林胶囊 75mg q.12h. 止痛(图 3-2-10)。

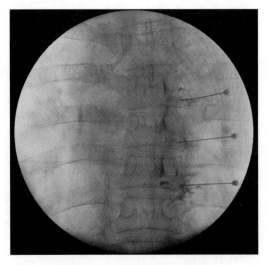

图 3-2-10 射频热凝的正面片

【疗效评价】

术后 24h 后评估,NRS 评分 2 分,无爆发痛,镇痛效果可。2 个月后患者去世,其间疼痛未加重。

【病例小结】

由于肿瘤压迫肋间神经造成神经病理性疼痛、肿瘤侵犯导致病理性骨折、肿瘤侵袭性生长刺激胸膜造成胸膜痛等原因,导致部分患者即使应用放疗、膦酸盐药物以及三阶梯止痛药物等治疗方法仍然难以控制。该患者为局部疼痛,使用神经阻滞进行诊断性治疗后疼痛明显缓解,且未见呼吸抑制等不适,进一步使用射频热凝,从而达到满意的疗效。针对癌痛的特点、复杂性,采取多种含阿片类药物联合治疗,效果欠佳,进行物理性毁损实现安全、有效地消除疼痛,提高患者生活质量。

(林振孟 施美钦)

病例评析

背根神经节是各椎间孔内侧面附近脊髓背根的膨胀结节,包含感觉神经元的细胞体,负责传递来自身体不同部位的感觉信息,如触觉、温度、压力和疼痛等信号。当躯体受到外部刺激时,感觉神经将信号传递到背根神经节,然后通过脊髓传递到大脑。背根神经节在身体的感觉功能中起着举足轻重的作用,有助于机体对周围环境的变化做出适当的反应。同时,也是神经系统疾病和疼痛症状的关键组成部分,在医学诊断和治疗中具有重要价值。

胸椎背根神经节射频热凝术是基于射频电流通过一定阻抗的神经,在高频电流作用下离子发生振动与周围质点相互摩擦,在组织内产生热量,使其蛋白质凝固,阻断神经冲动的传导,是物理性的神经阻滞疗法,是多种慢性疼痛的有效治疗方式。2017 年中国抗癌协会癌症康复与姑息治疗专业委员会发布的《难治性癌痛专家共识(2017 年版)》指出射频热凝术的适应证为肿瘤浸润或治疗导致的神经病理性疼痛。禁忌证为:①穿刺部位皮肤、软组织感染;②全身严重感染;③凝血功能异常,有严重出血倾向;④合并精神疾病或严重心理异常;⑤严重心肺功能异常;⑥穿刺路径存在肿瘤侵袭;⑦体位欠配合。射频热凝术的不良反应常见为气胸、出血、感染等。

(崔文瑶)

第二节　多学科综合治疗腹盆腔肿瘤

病例1　晚期胆管癌顽固性腹痛

【基本病史】

患者女性,45岁。主诉:胆管癌术后2年,伴腹痛10个月。2020年10月18日外院上腹部影像学检查示肝门胆管及胆囊颈恶性肿瘤;2020年10月22日在外院全麻下行腹腔镜下探查术,术后病理:12b组淋巴结,见腺癌转移。2020年12月15日—2021年6月23日期间行信迪利单抗+奥沙利铂+卡培他滨抗肿瘤治疗;2022年1月患者出现上腹疼痛,PET/CT提示肝右叶片状稍低密度影,代谢不均匀增高,考虑肿瘤浸润;前上正中腹壁结节软组织密度影,代谢增高,考虑切口种植转移;2022年1月21日行腹壁转移灶及肝脏病灶放疗,放疗后疼痛较前有所缓解;2022年10月8日患者出现梗阻性黄疸伴上腹痛,行胆管支架置入术后黄疸较前减轻,但腹痛仍未缓解,口服盐酸羟考酮缓释片70mg q.12h.、塞来昔布0.2g q.d.,NRS评分7～8分;2022年11月25日就诊本院。

入院情况:PS评分2分,NRS评分7分。上腹部可见手术瘢痕,局部增生隆起,表面无破溃,质硬,周围皮肤可见色素沉着,肝区无压痛、反跳痛,墨菲征阴性,肝区叩击痛(+),移动性浊音阴性。

影像表现:2022年11月27日上腹部MRI示胆管恶性肿瘤支架植入术后改变,肝门部肿块较前明显增大;肝门部及腹膜后多发增大淋巴结,考虑转移(图3-2-11)。

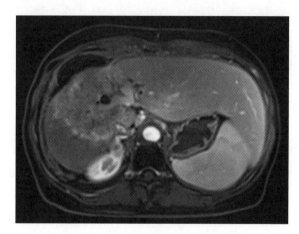

图3-2-11　上腹部MRI平扫+增强

【诊断】

胆管恶性肿瘤(腺癌、$cT_4N_1M_1$ Ⅳ期);腹壁继发恶性肿瘤;腹腔淋巴结继发恶性肿瘤;上腹部难治性癌痛。

【疼痛评估】

患者上腹部持续性疼痛,表现为钝痛伴刀割痛,阵发性加重,放射至背部,无加重减轻因素,严重影响睡眠,考虑为癌性内脏痛,口服盐酸羟考酮缓释片70mg q.12h.、塞来昔布0.2g q.d.后镇痛效果欠佳,NRS评分7分,爆发痛常可达到每日5次,伴随便秘以及焦虑情绪,符合难治性癌痛,达到阿片类药物耐受。

【治疗】

该患者入院后口服盐酸羟考酮缓释片70mg q.12h.、塞来昔布0.2g q.d.,NRS评分7分,爆发痛常达到每日5次,伴随便秘的阿片相关不良反应以及对疼痛恐惧的焦虑情绪。依据《难治性癌痛专家共识(2017年版)》考虑该病例属于难治性癌痛范畴,经难治性癌痛MDT讨论,制订个体化镇痛方案。

讨论结果:建议患者可予以镇痛泵治疗或鞘内泵治疗,也可尝试行腹腔神经毁损术,但患者及其家属拒绝神经毁损及鞘内泵治疗。根据患者疼痛性质,考虑为癌性内脏痛,且患者目前存在心理焦虑状况,建议阿片类药物基础上加用苯二氮䓬类药物辅助镇痛治疗。停口服盐酸羟考酮缓释片及塞来昔布,改为盐酸氢吗啡酮注射液静脉自控式镇痛联合艾司唑仑片镇痛治疗。计算如下:(24h 量)盐酸羟考酮缓释片 140mg×2=24h 吗啡 280mg(口服)≈24h 盐酸氢吗啡酮注射液 14mg(静脉)。估算的转换剂量 =14mg/24h≈0.58mg/h(静脉盐酸氢吗啡酮注射液),PCA 溶液配制:100mL 泵,盐酸氢吗啡酮注射液 20mg,盐酸氢吗啡酮注射液浓度 0.2mg/mL,背景量 2.9mL/h;bolus7mL/ 次,锁定 15min。联合艾司唑仑片 2mg qn 口服。用药 24h 后评估,NRS 评分 2 分,爆发痛 0 次,睡眠情绪良好。第 2 日继续盐酸氢吗啡酮注射液 PCA 泵原参数维持,联合口服艾司唑仑片 2mg q.n.。第 2 个 24h 评估,NRS 评分 2 分,爆发痛 2 次,自控 2 次。根据第 2 日情况,于第 3 日调整 PCA 参数为背景量 3.5mL/h;bolus 为 8.4mL/ 次,锁定 15min。联合口服艾司唑仑片 2mg q.n.。第 3 个 24h 评估,NRS 评分 2 分,爆发痛 0 次。于第 4 日尝试转换回口服盐酸羟考酮缓释片止痛,换算如下:静脉盐酸氢吗啡酮注射液量为 3.5mL/h×0.2mg/mL×24h=24h 氢吗啡酮 16.8mg=24h 吗啡 112mg(静脉)≈170mg 盐酸羟考酮缓释片,嘱患者第 4 日开始盐酸羟考酮缓释片 80mg 口服 12h 1 次,联合口服艾司唑仑片 2mg q.n.。当日 24h 评估 NRS 评分 2 分,爆发痛 0 次。伴随便秘以及轻度头晕的不良反应,通过口服乳果糖口服溶液 30mL q.d. 可保持大便通畅。

患者于 2022 年 11 月 29 日开始行全身抗肿瘤治疗:盐酸安罗替尼 10mg 口服 d1～d14 联合信迪利单抗 200mg d1。至出院,患者疼痛控制稳定,NRS 评分 2～3 分,爆发痛每日 0 次。

【疗效评价】

患者疼痛控制在 NRS 评分≤3 分,无爆发痛。

【病例小结】

患者静脉自控镇痛(PCIA)可实现持续、有效且安全的镇痛,盐酸氢吗啡酮注射液相较于其他阿片类药物起效更快,阿片类药物用量更低,在改善情绪方面有一定作用,不良反应无增加。有效控制癌痛需要不同种类的药物和多种镇痛方法协同治疗,根据患者的具体情况,从疼痛方式和药物的选择、阿片类药物剂量滴定与镇痛方式等方面着手,为患者制订个体化的镇痛方案,降低疼痛、改善生活质量。

(何　昕)

病例评析

患者静脉自控镇痛泵(PCIA)技术作为传统药物镇痛的补充措施,能够持续、有效地消除或缓解疼痛,使治疗更加合理、安全、有效。此例晚期肿瘤患者在长期规律口服大量阿片类药物后疼痛控制不满意,爆发痛频繁,符合难治性癌痛定义,通过 MDT 讨论予以制订个体化镇痛方案:阿片类药物轮替并改变给药途径,增加辅助药物、处理阿片类药物的不良反应。口服阿片类药物更换为盐酸氢吗啡酮注射液 PCIA 技术,有效控制疼痛同时平稳快速地进行了剂量滴定,及时治疗便秘,多种手段联合治疗癌痛后制定个体化抗肿瘤治疗方案,标本兼治地改善患者的生活质量,疗效满意。

(龚黎燕)

病例 2 直肠恶性肿瘤继发腰椎骨转移腰部疼痛

【基本病史】

患者,男性,53 岁。2022 年 11 月患者因"腰痛 6 个月,加重 1 个月"就诊,外院腰椎 MRI 示:T_{12} 至腰 1 椎体多发异常信号影伴腰 4 椎体变扁,考虑占位性病变。完善全腹增强 CT 示:直肠上段腔内息肉样病变,直肠下段局部肠壁增厚,腰 4 椎体骨质破坏伴软组织密度肿物,转移瘤。2023 年 1 月于我院行肠镜检查,术后病理:腺癌。患者低位直肠癌,多发骨转移,且腰 4 椎体局部骨破坏严重,予晚期一线卡培他滨 + 奥沙利铂(capecitabine + oxaliplatin,XELOX)化疗 1 周期,后患者中止化疗,定期于外院行因卡磷酸抗骨破坏治疗。2023 年 7 月出现腰部疼痛加重、双下肢疼痛麻木、小便费力,予盐酸羟考酮缓释片、普瑞巴林口服止痛,镇痛效果欠佳,NRS 评分 6~7 分,2023 年 8 月就诊我科。

入院情况:患者轮椅入病房,腰背部皮肤无红肿、破溃;腰椎棘突、椎旁肌肉压痛阳性,腰椎因疼痛活动明显受限;双下肢无浮肿、双下肢感觉减退、肌力 0~1 级,双下肢足背动脉可触及。

影像表现:2023 年 1 月腰椎 MRI 示直肠占位,倾向肠癌可能性大,建议镜检;胸腰骶椎多发转移可能性大伴腰 4 椎体压缩性改变(图 3-2-12)。

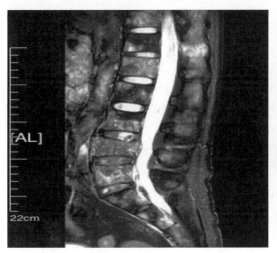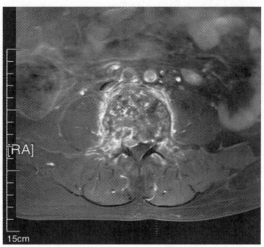

图 3-2-12 腰椎 MRI 平扫

【诊断】

直肠恶性肿瘤(腺癌,$T_xN_xM_1$ Ⅳ期);腰椎继发恶性肿瘤;腰部难治性癌痛。

【疼痛评估】

患者腰部呈持续性钝痛,以髂后上棘连线水平为主,属于骨转移性癌痛合并癌性神经病理性疼痛。目前口服盐酸羟考酮缓释片、羟考酮胶囊联合普瑞巴林止痛治疗,NRS 评分 6~7 分,考虑阿片耐受。患者咽部疼痛、咳痰费劲伴口腔溃疡,口服药物困难且服药后患者出现恶心、呕吐、头晕,疼痛控制不佳。

【治疗】

患者既往口服盐酸羟考酮缓释片 30mg q.12h.,羟考酮胶囊 10mg 口服每日 1~2 次,静息痛 6～7 分。根据《癌症疼痛诊疗规范（2018 年版）》及《皮下持续输注癌痛治疗中国专家共识（2020 年版）》，对于难治性癌痛可使用自控镇痛重新滴定阿片类药物的剂量及快速控制癌痛。遂停用口服止痛药，使用盐酸氢吗啡酮注射液 PCA 泵止痛。计算如下：（24h 量）盐酸羟考酮缓释片 $30mg \times 2+10=70mg$，因中、重度疼痛，增加 50% 剂量为 105mg，换算口服吗啡剂量 $105mg \times 2=210mg$，口服转换为皮下等效剂量 =105mg，等效剂量 2/3 开始实施 PCA，盐酸氢吗啡酮注射液（皮下）：吗啡（皮下）=1：5，估算的转换剂量 14mg/24h（皮下盐酸氢吗啡酮注射液），PCA 溶液配制为 300mL 泵，盐酸氢吗啡酮注射液 300mg，盐酸氢吗啡酮注射液浓度 1mg/mL，背景量 0.6mL/h；bolus 0.6mL/次。用药 24h 后评估，静息 NRS 评分 2 分，爆发痛 1 次。针对患者咽部疼痛、咳痰费劲予乙酰半胱氨酸 3mL+ 生理盐水 3mL 日两次雾化吸入，经治疗患者咽痛较前好转。针对患者口腔溃疡，嘱外用重组牛碱性成纤维细胞生长因子凝胶涂抹患处，经治疗患者口腔溃疡较前好转。患者应用皮下止痛泵后，恶心、呕吐、头晕较前减轻。

患者静息 NRS 评分 1～2 分，活动后 NRS 评分 4～5 分，且腰部压痛明显，无法长时间平卧，仍无法进行后续治疗。结合患者查体反馈疼痛部位、既往影像学检查，遂以腰 4 椎体为中心，侧卧位下分别行 CT 引导下左、右侧 L_2、L_3、L_4 脊神经后内侧支射频热凝术。术后患者静息 NRS 评分 1～2 分，活动后 NRS 评分 2～3 分，可平卧配合检查，后患者针对局部椎体转移瘤行进一步放疗治疗。

【疗效评价】

患者疼痛控制在 3 分以下，爆发痛每日 0～1 次。

【病例小结】

癌痛是中晚期癌症患者的主要症状和疾病。皮下持续输注镇痛方法是将药物输注到皮下组织，达到与肌内和静脉途径给药相同的镇痛效果。皮下组织中含有丰富的血管和神经末梢、毛囊和皮肤腺等组织结构，皮下给药的吸收过程为脂溶扩散，多为被动转运，脂溶性高、分子量小的药物易通过生物膜被吸收，盐酸氢吗啡酮注射液是纯阿片受体激动剂，镇痛效能比吗啡强，脂溶性约是吗啡的 10 倍，皮下吸收快，适用于皮下给药。阿片类药物轮换、增加辅助镇痛药物以及改变给药途径，是治疗难治性癌痛的常用方法。皮下持续输注给药在患者的舒适度及生活质量方面比口服和静脉给药途径具有更多的优点，现已广泛用于临床治疗，尤其皮下持续输注阿片类药物在癌症疼痛治疗中越来越普遍；另外，皮下持续输注给药可有效地减少患者体内阿片类药物。皮下持续输注给药可有效地减少患者体内阿片类药物浓度的峰谷波动，防止药物过量；因此，在应用硬膜外或鞘内途径给药之前，可优先选择皮下途径。此方法并发症少，监测、管理与护理相对简便，适于住院和居家应用。对于骨转移患者的疼痛，活动后疼痛往往是处理的难点和重点。本患腰部髂后上棘连线水平疼痛明显伴活动后疼痛加重且疼痛不过膝，符合腰脊神经后内侧支受累表现，一般无明确的痛点，多数伴有体位活动受限，尤其翻身、起坐时疼痛加重，体征表现为椎旁和/或椎小关节深压痛。腰脊神经后内侧支受激惹是产生腰、臀部疼痛的重要原因，对于预后不佳的疾病如肿瘤等，可考虑损毁性治疗。目前临床上以射频热凝术最为常用，具有准确性高、可控性强、不良反应少、效果确切等优点，对非感染性脊神经后支相关性疼痛疾病均可适用。

（狄 涛）

病例评析

骨继发恶性肿瘤引起的静息痛及体位性疼痛常表现为难治性疼痛。该患者因重度疼痛、强迫体位首诊,体位性疼痛及爆发痛是治疗的难点,且口服药物有困难。此类患者常无法配合后续治疗所需体位。PCA 皮下止痛泵对于静息痛效果较好,但体位性疼痛控制不够理想,该患者应用 PCA 皮下泵联合脊神经后内侧支射频热凝可以达到静息痛和活动痛良好的控制,为抗肿瘤治疗争取时间和机会,说明了个体化治疗对于难治性癌痛的重要性。

（龚黎燕）

病例 3　胰腺癌腹背部疼痛

【基本病史】

女性,68 岁。2023 年 2 月因"持续性上腹部疼痛伴皮肤及巩膜黄染 2 周"就诊,CT 提示胰腺占位伴低位胆道梗阻,考虑胰腺癌,胰管扩张。2023 年 3 月 1 日行"全麻开腹根治性胰十二指肠切除术（Whipple 手术）+肠系膜上静脉楔形切除修补+腹膜后淋巴结清扫术",病理:(胰颈)中分化导管腺癌。术后行吉西他滨+注射用紫杉醇(白蛋白结合型)化疗 1 周期。化疗后出现上腹部及背部钝痛加重,患者口服盐酸吗啡缓释片出现不能耐受的恶心、呕吐症状,目前口服氨酚羟考酮片、普瑞巴林胶囊止痛,效果欠佳,NRS 评分 7 分。近半年患者饮食、睡眠差,便秘,体重减轻约 10kg。

入院情况:PS 评分 2 分。上腹部及背部疼痛,性质呈钝痛,NRS 评分 7 分。

影像表现:2023 年 8 月胸腹盆 64 层 CT 平扫示腹腔术后改变,腹主动脉旁多发异常密度影。

【诊断】

胰腺腺癌（ $pT_3N_0M_0$ ⅡA 期）;上腹部及背部难治性癌痛。

【疼痛评估】

患者上腹部、背部持续性钝痛,NRS 评分 7 分,爆发痛每日 4～5 次,平卧、俯卧位加重,坐位稍缓解。患者既往口服盐酸吗啡缓释片 10mg 即出现不良反应为恶心、呕吐,且不能耐受。目前口服氨酚羟考酮片 1 片 q.6h.、普瑞巴林胶囊 75mg bid,口服镇痛药物后 NRS 评分 5 分,止痛效果差。患者既存在伤害感受性疼痛,又存在神经病理性疼痛,属于混合性疼痛。

【治疗】

患者目前体能差,暂无抗肿瘤治疗计划,按癌痛治疗处理。因既往口服镇痛药物镇痛不佳,且出现严重消化道反应,患者拒绝继续口服药物镇痛治疗。2023 年 8 月 13 日排除禁忌证后于 CT 引导下行腹腔神经丛毁损术（celiac plexus neurolysis,CPN）。

术前禁食 6h,禁水 2h,术前补液,建立静脉通路。入手术室后监测心电、血压、呼吸、心率、血氧饱和度等。患者俯卧位,腹下垫枕,CT 扫描 T_{12}～L_1 椎体水平,标记皮肤进针点,拟定进针路径及深度,局部消毒,铺无菌巾,进针点皮肤及穿刺路径用 1% 利多卡因浸润麻醉。用 22 G 长穿刺针穿刺,待 CT 扫描显示针尖抵至最佳位置后,注入造影剂与局麻药混合液

3mL（造影剂：局麻药为 1∶1），CT 扫描确认针尖位于理想靶位，药物扩散满意，患者无不良反应，注入无水乙醇 10mL，再次 CT 扫描确认药物扩散情况。以同样的方法进行对侧操作（图 3-2-13）。

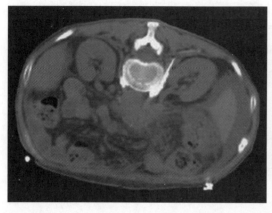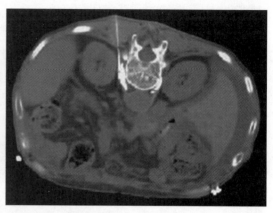

图 3-2-13　CT 引导下腹腔神经丛毁损术

【疗效评价】

术后疼痛明显减轻，NRS 评分 1 分。术后患者出现血压下降，予监护、卧床、补液等对症治疗后血压稳定。

随访至术后 3 个月，患者疼痛控制满意，NRS 评分 2～3 分，出现爆发痛每日 0～2 次，爆发痛时口服盐酸吗啡片 10mg 即可缓解，无不良反应。

【病例小结】

腹腔神经丛毁损术是指将化学毁损药物注射至腹腔神经丛周围，阻断脏器痛觉传导至中枢以缓解疼痛，目前广泛应用于癌性上腹痛患者。相比于传统药物治疗，CPN 具有能够有效缓解疼痛、减少阿片类药物用量、降低药物不良反应发生率、安全且并发症少等优势，可作为胰腺癌腹痛患者介入止痛治疗的首选方法。

（代俊竹）

病例评析

该病例为胰腺癌、难治性癌痛，患者既往接受手术治疗、化学治疗、药物镇痛治疗，本次入院前口服阿片类药物，消化道不良反应不能耐受，入院后接受 CPN 微创介入手术治疗，疼痛控制佳，且无不良反应，体现了多学科协作及 MDT 的优势。该患者长期应用止痛药物疼痛控制不满意，应用阿片类药物出现不可耐受不良反应，因此行 CPN。通过采用 CPN 技术治疗后取得了满意的镇痛效果。术后患者出现一过性低血压，给予密切监测生命体征，卧床，补液等对症治疗后得以纠正，未出现腹泻、胸背部灼痛综合征、出血等并发症。该手术相关不良反应轻微，患者疼痛缓解明显，同时减少了镇痛药物用量以及其所致的不良反应，对患者生活质量的提高更加有利。

（维　拉）

病例4 胃癌腰椎及椎旁转移骨痛及神经病理性疼痛

【基本病史】

患者,男性,39岁。2019年6月患者因"头晕、乏力1日"就诊,胃镜提示:贲门活动性出血。2019年6月26日急诊行腹腔镜探查术,术中见胃贲门小弯侧僵硬,病变向胃体有延伸,行全胃切除术,术后病理:印戒细胞癌,浸润全层及周围软组织,可见脉管癌栓及神经侵犯,断端未见癌侵犯,淋巴结可见癌转移(17/17),免疫组化为CK7+、CK20-、Her2-、Ki-67 50%、MSH2+、MSH6+、PMS2+、mLH1+。术后行"多西他赛75mg d1+替吉奥60mg p.o. b.i.d. d1~d14"化疗6周期。2021年3月22日左颈部淋巴结肿大,穿刺病理:转移性癌。基因检测未有靶向药物匹配。2021年5月7日到2021年7月30日SOX化疗6周期。2021年4月出现腰痛,CT示:多发肋骨、椎体、椎旁软组织、骨盆及周围软组织转移,给予唑来膦酸抗骨转移治疗,口服盐酸羟考酮缓释片30mg q.12h.及羟考酮胶囊10mg p.r.n.止痛,效果不佳,NRS评分5~7分。2021年4月为进一步治疗入院。

入院情况:PS评分3分,NRS评分5~7分。行走困难,卧床为主,坐位、直立及行走后腰痛加重并向左下肢放射。左下肢肌力Ⅲ级,右下肢肌力Ⅴ级。

影像表现:2021年4月胸腹盆CT平扫提示多发椎体破坏,腰2椎体骨质及附件破坏伴椎旁左侧软组织增厚(图3-2-14)。

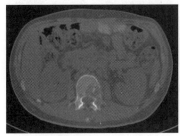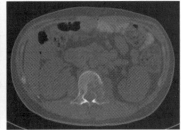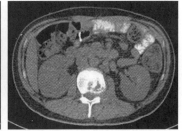

图3-2-14 胸腹盆CT平扫(治疗前)

【诊断】

胃癌伴多发淋巴结、骨、软组织转移(印戒细胞癌,$T_{4b}N_{3b}M_1$ Ⅳ期);腰腿部难治性癌痛。

【疼痛评估】

患者腰椎骨转移伴椎旁软组织增厚压迫神经根,表现为腰部持续性钝痛,向左下肢放射,属于骨痛合并神经病理性疼痛。目前口服盐酸羟考酮缓释片联合羟考酮胶囊止痛治疗,NRS评分5~7分,考虑阿片耐受,疼痛控制不佳。止痛药物不良反应主要是便秘。当前患者疼痛严重影响生活质量,暂无法接受抗肿瘤治疗,请疼痛科会诊,进行镇痛治疗。

【治疗】

转入疼痛科后予调整镇痛药物治疗方案,根据《难治性癌痛专家共识(2017年版)》,骨痛合并神经病理性疼痛需联合镇痛药物治疗,加用尼美舒利100mg bid,口服抗惊厥药加巴喷丁0.3g tid,重新滴定阿片类药物的剂量。转科时患者口服盐酸羟考酮缓释片30mg q.12h.,盐酸羟考酮胶囊10mg p.r.n.,口服控制爆发痛。滴定如下:

第1日:盐酸羟考酮缓释片总量=30mg×2+10mg×3=90mg,背景痛给予盐酸羟考酮缓释片 90mg÷2=45mg≈50mg q.12h.,爆发痛时羟考酮胶囊 90mg×（10%～20%）=9～18mg≈10mg,爆发 2 次,NRS 评分 4 分。

第 2 日：盐酸羟考酮缓释片总量 =50mg×2+10mg×2=120mg,背景痛给予盐酸羟考酮缓释片 120mg÷2=60mg q.12h.,爆发痛时羟考酮胶囊 120mg×（10%～20%）=12～24mg≈20mg,爆发 1 次。NRS 评分 2～3 分。

药物调整期间对症处理不良反应,便秘,给予乳果糖治疗,2～3 日一次大便;小便排尿困难,尿等待,经进一步检查及鉴别,考虑为前列腺增生所致,给予坦索罗辛胶囊治疗。

第 3 日：CT 引导下腰 2 椎体成形术 + 椎旁转移瘤碘 -125 粒子植入术,术后 7 日,患者疼痛明显减轻,转消化肿瘤内科进一步抗肿瘤治疗。

术后 1 个半月患者疼痛明显缓解,服用盐酸羟考酮缓释片 10mg q.12h.,加巴喷丁 0.2g t.i.d.,NRS 评分 2 分,无爆发痛。复查胸腹盆腔强化 CT 示腰 2 椎体骨破坏内可见致密影,椎旁左侧软组织增厚较前减轻（图 3-2-15）。

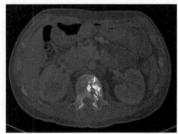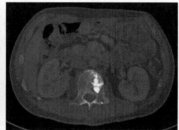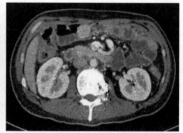

图 3-2-15　胸腹盆强化 CT（治疗后）

【疗效评价】

患者 NRS 评分控制在 3 分以下,爆发痛每日 0～1 次。神经功能改善,双下肢肌力 V 级,行走自如。

【病例小结】

该患者为年轻男性,确诊时即为中晚期胃癌,内科抗肿瘤治疗过程中因多发骨转移导致骨痛及神经病理性疼痛加重,严重干扰生活质量,并导致患者无法接受进一步抗肿瘤治疗,经疼痛科会诊转入疼痛科综合药物镇痛治疗及椎体骨水泥成形术联合转移瘤碘 -125 粒子植入微创介入治疗,疼痛得到有效控制、镇痛药物剂量减少、神经功能改善、生活质量提高,使患者能够接受进一步抗肿瘤治疗。

（郝建磊）

病例评析

疼痛对人体多个系统产生不良影响,疼痛让患者食欲减低、睡眠受到影响、焦虑、抑郁、免疫力减低等,疼痛控制不佳甚至让患者失去抗肿瘤治疗机会,根据《NCCN 成人癌痛临床实践指南》,对于顽固性疼痛,考虑请疼痛科会诊,采用介入治疗。该患者经疼痛科会诊,采用综合药物及微创介入治疗后,患者疼痛缓解,生活质量提高,获得了再次抗肿瘤治疗的机会,充分体现了镇痛在肿瘤治疗中的价值。

（维　拉）

病例5　直肠癌腰椎髂骨多发转移

【基本病史】

患者,男性,66岁。自2021年10月无明显诱因出现肛门坠胀不适,肠镜活检病理:(直肠肿物活检)腺癌。2021年12月PET/CT:考虑直肠癌侵犯浆膜面并周围间隙多发淋巴结转移,肝内多发转移,L_4椎体、右侧髂骨考虑转移。基因检测:*KRAS p.G12V* 13.93%,予注射用奥沙利铂230mg d1+卡培他滨1.5g b.i.d.,d1~d14+贝伐珠单抗注射液500mg d1 q3w方案化疗联合靶向治疗,2022年1月开始XELOX+贝伐珠单抗注射液6周期。2022年6月查腹盆腔强化CT提示肝脏转移瘤增大,予卡培他滨+贝伐珠单抗注射液+伊立替康(介入栓塞)+雷替曲塞(介入栓塞)4周期。2022年7月出现腰痛及右髋部疼痛,2022年8月复查腰椎MRI显示:L_2椎体、L_4椎体及附件骨质信号不均并异常信号影,考虑骨转移。盆腔CT显示:右侧髂骨骨质破坏伴周围软组织肿物。口服硫酸吗啡缓释片逐渐增量至60mg q.12h.疼痛控制欠佳,NRS评分5~7分。2022年9月因确诊直肠癌10个月多发骨转移疼痛为求进一步治疗入院。

入院情况:PS评分2分,NRS评分7分。腰部及右髋部持续疼痛,沿右侧臀部向下肢后外侧放射至腘窝,皮肤无皮疹,局部皮肤未见明显肿物,无红肿热痛不适,右下肢肌力Ⅳ级,左下肢肌力Ⅴ级。

影像表现:2022年8月复查腰椎MRI显示L_2椎体、L_4椎体及附件骨质信号不均并异常信号影,考虑骨转移,腰椎退行性变,L_4/L_5椎间隙变窄,L_1/L_2~L_4/L_5椎间盘突出(图3-2-16);盆腔CT显示右侧髂骨骨质破坏伴周围软组织肿物(图3-2-17)。

【诊断】

直肠癌伴(腺癌,$pT_3N_1M_1$ Ⅳ期);腰部及右髋部难治性癌痛。

【疼痛评估】

患者腰及右髋部持续性钝痛,沿右侧臀部向下肢后外侧放射至腘窝,伴下肢麻木不适,属于骨痛合并神经病理性疼痛,翻身、行走和坐位时疼痛加重,目前口服硫酸吗啡缓释片60mg q.12h.止痛治疗,NRS评分7分,考虑阿片耐受,疼痛控制不佳。患者疼痛严重影响生活质量,无抗肿瘤治疗措施,以处理疼痛为主。

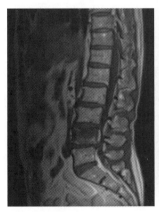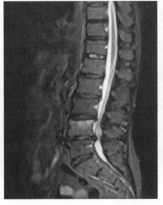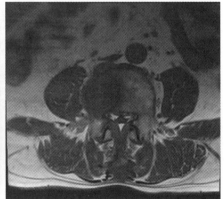

图3-2-16　腰椎MRI

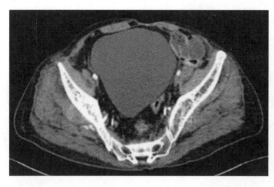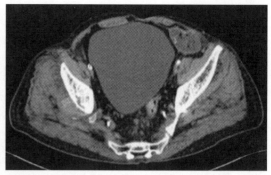

图 3-2-17 盆腔强化 CT

【治疗】

入院后评估患者疼痛为骨痛合并神经病理性疼痛,口服硫酸吗啡缓释片 60mg q.12h.,硫酸吗啡即释片 20mg,口服,q.r.n.,NRS 评分 5～7 分。根据《难治性癌痛专家共识(2017 年版)》及《癌性爆发痛专家共识(2019 年版)》,给予辅助镇痛药物加巴喷丁 0.3g,口服 t.i.d.;并重新滴定阿片类药物的剂量。计算如下:

第 1 日:硫酸吗啡缓释片总量 =60mg×2+20mg×4=200mg,背景痛给予硫酸吗啡缓释片 200mg÷2=100mg q.12h.,爆发痛时硫酸吗啡片 200mg×10%～20%=20～40mg≈30mg,爆发 2 次。

第 2 日:硫酸吗啡缓释片总量 =100mg×2+30mg×2=260mg,背景痛给予硫酸吗啡缓释片 260mg÷2=130mg q.12h.,爆发痛时硫酸吗啡片 260mg×(10%～20%)=26～52mg≈40mg,爆发 1 次。

第 3 日:硫酸吗啡缓释片总量 =130mg×2+40mg×1=300mg,背景痛给予硫酸吗啡缓释片 300mg÷2=150mg q.12h.,NRS 评分 3 分,爆发痛时硫酸吗啡片 300mg×(10%～20%)=30～60mg≈40mg,爆发 0 次。

第 4 日:患者以背景痛硫酸吗啡缓释片 150mg q.12h.治疗镇痛效果可,NRS 评分 2～3 分,无爆发痛产生。患者存在便秘,给予乳果糖及多库酯钠治疗,2 日一次大便。

为进一步控制肿瘤,达到持久镇痛疗效,提请多学科会诊。放疗科:腰 2 椎体、腰 4 椎体放疗,放疗结束再行右侧髂骨放疗。核素科:行氯化锶(^{89}Sr)核素内照射治疗。骨科:腰椎附件骨破坏、椎间盘突出伴椎管狭窄可考虑行骨科手术。疼痛科:患者右下肢放射痛为右髂骨旁转移瘤导致,宜与腰椎放疗同步进行放射性粒子植入治疗,使患者及早获得镇痛。患者选择腰椎转移瘤放疗(DT 3 000cGy/10F)及右侧髂骨旁转移瘤碘-125 粒子植入术,治疗结束患者腰部及右髋、下肢疼痛得到明显缓解,止痛药物减量,硫酸吗啡缓释片 60mg q.12h.,无爆发痛。

治疗后 1 个月,硫酸吗啡缓释片 20mg q.12h.,NRS 评分 2～3 分,无爆发痛。复查盆腔 CT 显示右侧髂骨周围软组织增厚明显缩小。

【疗效评价】

术后 1 个月随访,患者以硫酸吗啡缓释片 20mg q.12h.,口服治疗,背景痛控制在 NRS 评分 2 分,无爆发痛,翻身、行走和坐位不受影响,双下肢肌力正常。

【病例小结】

该病例为直肠癌多发骨转移导致骨痛合并神经病理性疼痛,单纯阿片类药物镇痛效果不佳,根据《难治性癌痛专家共识(2017年版)》及《癌性爆发痛专家共识(2019年版)》通过调整阿片类药物剂量以及联合辅助镇痛药物,疼痛得到有效缓解;同时考虑到肿瘤为进展性疾病,为进一步控制肿瘤,达到持久镇痛疗效,提请多学科会诊,进行腰椎转移瘤放疗及右侧髂骨旁转移瘤碘-125粒子植入术,使肿瘤得到控制,患者的疼痛得到有效缓解,并减少阿片类药物剂量,取得良好镇痛疗效。

(郝建磊)

病例评析

疼痛的精准评估是获得有效镇痛的前提,该病例多发骨转移,并椎间盘突出、椎管狭窄,腰及下肢疼痛的病因容易混淆,提请多学科会诊后,通过神经受损节段判断疼痛为腰椎及髂骨周围软组织转移所致,经讨论,多科室合作给予腰椎转移瘤放疗联合右侧髂骨旁转移瘤碘-125粒子植入术,患者的疼痛得到有效缓解,并减少阿片类药物剂量,取得良好镇痛疗效,充分体现多学科协作综合诊治的优势。

(维　拉)

病例6　前列腺癌综合治疗后椎体转移难治性癌痛

【基本病史】

患者,男,77岁。因"诊断前列腺癌2年余,腰背部疼痛半年,加重伴活动受限7日"于2022年10月入院。2020年5月因"排尿困难"于我院完善前列腺活检病理示前列腺癌,Gleason评分(4+3)分,予以醋酸戈舍瑞林缓释植入剂+比卡鲁胺内分泌治疗;半年前出现腰背部疼痛,疼痛性质为阵发性胀痛,卧床及休息后疼痛缓解不明显,院外自行口服药物(布洛芬缓释片)疼痛可稍有缓解。入院前7日患者无明显诱因出现疼痛加重,伴活动受限严重影响夜间睡眠。入院完善全脊椎MRI(平扫+增强)提示:T_{10}椎体平面椎管内片状异常强化影,考虑肿瘤性病变可能;T_{10}椎体及附件、T_{12}椎体及右侧第9后肋骨骨质破坏,转移可能。全身骨扫描:全身多处骨代谢增高灶,考虑肿瘤多发性骨转移,多发性骨髓瘤。汉密尔顿焦虑量表评分29分。

入院情况:PS评分3分,NRS评分7分。专科查体:腰背部棘突及棘突旁压痛,疼痛性质为持续性胀痛伴阵发性针刺样疼痛,活动后疼痛加剧,转为锐痛,休息后无明显缓解,无放射痛,双下肢皮肤感觉未见明显异常,鞍区感觉正常。

影像表现:脊椎MRI(平扫+增强)提示T_{10}椎体平面椎管内片状异常强化影,考虑肿瘤性病变可能;T_{10}椎体及附件、T_{12}椎体及右侧第9后肋骨骨质破坏,转移可能(图3-2-18)。

【诊断】

前列腺腺癌内分泌治疗后伴全身多发骨转移($cT_3N_xM_1$ Ⅳ期);腰背部难治性癌性疼痛;焦虑状态。

【疼痛评估】

患者腰背部持续性胀痛伴阵发性针刺样疼痛,且活动时疼痛加剧,转为锐痛,属于骨转移性癌痛合并神经病理性疼痛,目前予以盐酸吗啡缓释片30mg q.12h.,口服,NRS评分7分,且每日爆发痛次数大于4次,考虑难治性癌痛。

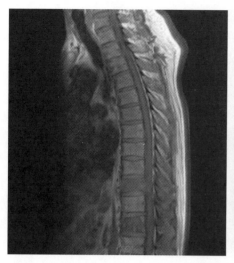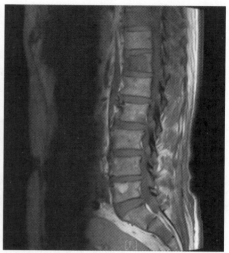

图 3-2-18　脊椎 MRI

【治疗】

患者目前诊断前列腺癌伴全身多发骨转移,按照癌痛治疗规范予以吗啡片滴定后,予以盐酸吗啡缓释片 30mg q.12h. 口服止痛治疗,患者诉静息时疼痛控制可,NRS 评分 1～3 分,翻身等活动时疼痛加剧,无法耐受,每日爆发痛(breakthrough cancer pain,BTcP)出现次数大于 4 次,且患者出现顽固性便秘,根据《难治性癌痛专家共识(2017 年版)》及《癌性爆发痛专家共识(2019 年版)》,对于难治性癌痛,频繁出现爆发痛患者可使用自控镇痛重新滴定阿片类药物的剂量及快速控制癌痛,遂使用盐酸氢吗啡酮注射液 PCA 泵止痛。药物微泵输入:氯化钠注射液 80mL+ 盐酸氢吗啡酮注射液 20mg,con=0,bolus=2.5mL=0.5mg,间隔时间 10min,用药 24h 后评估,24h 内手动按压 6 次,镇痛后 NRS 评分 2～3 分,调整背景剂量 con=6×0.5mg=3mg/24h=0.625mL/h,bolus=24h 总量的 10%～20%,调整后 bolus=1.5mL,患者手动按压 3 次,NRS 评分 1～2 分,患者一直维持该背景剂量泵入盐酸氢吗啡酮注射液,日均出现 2～3 次活动后 BTcP,均可快速缓解,且无明显恶心、呕吐及严重便秘等不良反应。

经多学科讨论,患者于 2022 年 11 月在手术室行经皮穿刺球囊扩张 T_{10}、T_{12} 椎体后凸成形术(PKP 术)+椎体活检术,术后病检:"T_{10}、T_{12} 椎体骨组织"结合组织学及免疫组化支持前列腺腺癌转移;定期予以唑来膦酸预防骨相关事件,更换为二线阿比特龙内分泌治疗。

患者诊断前列腺癌伴全身多发骨转移明确,伴转移灶难治性癌痛,根据相关指南患者有行姑息性放疗指针,于 2022 年 11 月 9 日开始行姑息性放疗,采用 IMRT 技术,CTV1 为 T_{10}、T_{12}、L_2 椎体转移病灶,PTV 为 CTV 外扩形成,剂量 95%DT PTV1=3 000cGy/10F/300cGy,CTV2 为部分骶椎及髂骨转移病灶,PTV, 为 CTV 外扩形成,剂量 95%DT PTV1=3 000cGy/10F/300cGy,放疗后患者腰背部疼痛较前明显缓解。

【疗效评价】

患者在院使用 PCA 泵镇痛治疗期间,静息情况下 NRS 评分 1～2 分,活动后爆发痛经过手动泵入剂量可快速控制疼痛,NRS 评分最终控制在 2～3 分。经以上综合治疗后,疼痛最终评分 0～1 分,爆发痛每日小于 2 次,放疗结束后,患者选择出院休养,等量换算后更换为盐酸吗啡缓释片 30mg q.12h. 居家镇痛治疗。

【病例小结】

　　静脉自控镇痛是癌痛患者个体化治疗的一种常用形式,具有起效迅速、血药浓度稳定、按需给药的特点,该患者以活动时疼痛控制欠佳为主,口服给药起效慢,故该患者使用静脉镇痛装置自控给药,减少患者等待时间,改善了患者的生活质量和提高患者依从性。

(张诗雨)

病例评析

　　癌性疼痛会导致患者机体功能失调,免疫力下降,降低患者的日常生活能力,躯体运动状态,严重时可造成心理疾病。此患者诊断明确为难治性癌痛,患者口服药物止痛效果欠佳,入院后疼痛治疗方案为盐酸氢吗啡酮注射液联合自控镇痛静脉泵持续泵入,使疼痛控制更加平稳有效,且快速解决频繁爆发痛。经多学科讨论联合治疗:椎体成形术、骨转移灶局部放射治疗、心理评估疏导等综合治疗模式,早期使用 PCA 技术能够快速滴定维持最大限度,缓解患者症状,提升患者治疗信心,提高患者的生活质量。

(维　拉)

病例 7　宫颈癌术后化疗致周围神经病变伴双下肢淋巴水肿

【基本病史】

　　患者,女性,68 岁。以"乳腺综合治疗后 6 个月,双下肢麻痛 6 个月"为主诉入院。6 个月前无意中发现右乳外上象限可扪及一肿物,在彩超引导下行右乳肿物活检术,病理:浸润性癌。在福建某医院外科行"右乳腺单纯切除术及右腋窝淋巴结清扫术"。术后病理报:肿瘤大小为 2.4cm×1.6cm。组织学类型:浸润性导管癌。淋巴结转移情况:同侧腋窝 LN0/11、"右腋窝前哨淋巴结" LN1/3 见转移癌。术后行多西他赛+曲妥珠单抗+帕妥珠单抗治疗 8 个周期。6 个月前双下肢足部出现麻痛,NRS 评分 5 分,寒冷时麻痛加剧,步态不稳。

　　既往史:1 年余前因"子宫内膜癌"在全麻下行"腹腔镜筋膜外全子宫切除+双附件切除+盆腔淋巴结清扫术+腹主动脉旁淋巴结清扫术",术后病理示子宫体后壁隆起型子宫内膜癌 I 型。术后予以注射用紫杉醇(白蛋白结合型)+卡铂化疗 4 周期。1 年前无明显诱因出现左下肢水肿,初始为左大腿,后逐渐累及右大腿、双侧脚踝、足背及会阴部,站立及行走可加重肿胀,休息及抬高下肢可稍缓解肿胀,自觉皮肤增厚、感觉减退。

　　入院情况:右乳房缺如,双下肢肿胀,足部感觉过敏。

【诊断】

　　化疗诱导的周围神经病变;慢性癌痛;双下肢淋巴水肿;右乳上象限浸润性导管癌 II 级伴右腋窝淋巴结转移术后($pT_2N_1M_0$ IIB 期)化疗靶向治疗后;子宫内膜样腺癌术后化疗后。

【疼痛评估】

　　患者持续双下肢足部麻痛,过去 24h 最痛 NRS 评分 5 分,目前 NRS 评分 5 分。口服塞来昔布胶囊(200mg q.12h.)+普瑞巴林胶囊(75mg q.12h.)止痛治疗,疼痛控制不佳。

【治疗】

　　入院后查血常规、生化全套、凝血功能未见明显异常。在 DSA 引导下经皮穿刺脊髓电刺激镇痛术(图 3-2-19),术后辅以徒手淋巴引流消肿,并指导患者日常行皮肤护理、功能锻

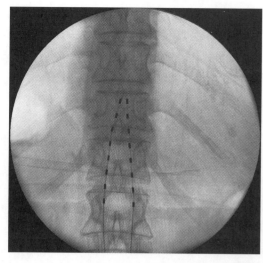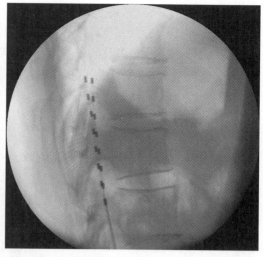

图 3-2-19 脊髓电刺激的正位片+侧位片

炼,每日弹力绷带加压包扎双下肢,患者感肿胀减轻,双侧足背及足趾疼痛麻木缓解。术后 11 日行 DSA 引导下脊髓电刺激电极取出术。术后 1 个月、3 个月电话随访,下肢轻微麻痛及肿胀,NRS 评分为 1 分。

【疗效评价】

患者麻痛较前明显缓解,NRS 评分为 2 分。双下肢肿胀明显好转。

【病例小结】

癌痛的定义为由癌症、癌症相关性病变及抗癌治疗所致的疼痛。因此,该病例中,化疗致周围神经病变(Chemotherapy Induced peripheral neuropathy,CIPN)以及下肢肿胀感是由抗肿瘤治疗引起的,属于癌痛的一部分。重度 CIPN 属于神经病理性疼痛,因对传统药物、物理等常规治疗手段不敏感而成为长期困扰患者的顽疾。目前脊髓电刺激已经在临床上用于治疗神经病理性疼痛,通过电脉冲信号阻断疼痛信号传递,干扰疼痛传导通路,激活阿片通道,其有效性及安全性均得到多方验证;同时,可改善下肢微循环,减轻下肢肿胀。该病例中,患者癌症病情平稳,出现神经病理性疼痛且合并下肢淋巴水肿,使用脊髓电刺激极大改善患者的生活质量。

(黄华清)

病例评析

该病例为抗肿瘤治疗导致疼痛,肿瘤手术进行淋巴结清扫可导致肢体淋巴水肿,最常见于乳腺癌手术及妇科肿瘤手术。妇科肿瘤治疗后下肢淋巴水肿总发生率 25%,在某些特殊群体中可高达 70%。早期以水肿为主,晚期以组织纤维化、脂肪沉积和炎症等增生性病变为特征。该患者在子宫内膜癌进行盆腔淋巴结和腹主动脉旁淋巴结清扫术后出现双下肢及会阴部水肿,自觉皮肤增厚、感觉减退。另外,化疗可导致周围神经病变,常见为紫杉烷类、铂类、长春碱类、硼替佐米和沙利度胺等化疗药物引起。CIPN 引起感觉神经、运动神经和自主神经症状,其中感觉神经症状最为常见,表现为肢体远端感觉异常(麻木、刺痛、蚁走感等)和袜套样缺失、感觉过度、烧灼样疼痛、皮肤触痛。发生本体感觉受损时表现为精细动作受损（扣扣子、写作等）和感觉性共济失调；运动神经症状表现为肌肉无力、萎缩和肌束震颤等。多数患者3～6个月内CIPN相关症状可以缓解，但是有些严重的病例化疗结束6个月后甚至10年后仍存在神经病变。该患者先后接受过多周期注射用紫杉醇（白蛋白结合型）、卡铂、多西他赛等药物化疗，导致出现双下肢足部出现麻痛，寒冷时麻痛加剧，步态不稳。无论术后淋巴水肿，还是化疗相关CIPN，目前都没有标准的治疗方法。

　　脊髓电刺激是指将刺激电极置入椎管的硬膜外腔，通过电流刺激脊髓后角的感觉神经元及后柱传导束，阻断疼痛信号的传导，以达到治疗疼痛的一种神经调控方法。脊髓电刺激可减轻多种病因诱发的神经病理性疼痛，提高患者生活质量。同时，脊髓电刺激能通过抑制交感神经，使所刺激的躯体节段的血管、淋巴管扩张，对于淋巴水肿的患者，侧支循环的广泛开放有利于肿胀的缓解；与交感神经切除术不同，脊髓电刺激是非毁损性地、可逆地抑制交感神经。该患者通过脊髓电刺激治疗使患者肿胀减轻，双侧足背及足趾疼痛麻木缓解，生活质量得到极大改善，对于抗肿瘤治疗相关性疼痛可作为一种选择。

（邵月娟）

病例8　胰腺癌上腹痛

【基本病史】

　　患者，女性，65岁。以确诊"胰腺癌1年余，上腹痛半年余"为主诉入院。1年余前以"体检发现胰腺肿物2日"就诊福建某医院行"腹腔镜下胰腺探查+远端胰腺切除术+全脾切除术+左侧肾上腺部分切除术"，手术顺利，术后病理示：胰体尾中分化导管腺癌。6个月前无明显诱因出现上腹部持续闷痛，无明显加重缓解因素，夜间痛醒。查CT示：胰腺体尾部术后缺如，术区及腹膜后见多发团片影及结节，部分融合成团，最大横截面约5.8cm×5.1cm，增强后呈轻中度渐进性强化；病灶边界不清，包埋腹主动脉、腹腔干及肠系膜上动脉，与左肾动静脉分界不清（图3-2-20）。入院时口服吗啡缓释片150mg q.12h.后疼痛缓解欠佳，同时，恶心呕吐明显。

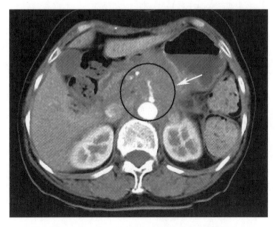

图3-2-20　CT示胰腺癌术后复发

　　入院情况：中上腹持续性剧痛并阵发性绞痛，平时NRS评分5分，疼痛加重时NRS评分达9分，右上腹压痛，无反跳痛，肠鸣音每分4次。

【诊断】

　　中上腹难治性癌痛；胰腺癌术后复发。

【疼痛评估】

疼痛为持续性剧痛并阵发性绞痛,疼痛点为上腹部最为明显(锁骨中线与右侧第 12 肋下缘交界处),平时疼痛评分为 NRS 评分 5 分,阵发性绞痛发作为 NRS 评分 9 分,夜间痛醒,疼痛放射至后腰、肝区映射酸痛及胸骨处压迫痛,身体前屈及压迫肝区可稍缓解,口服吗啡缓释片 150mg q.12h. 后疼痛缓解欠佳。

【治疗】

患者口服大剂量吗啡后仍诉重度疼痛,爆发痛次数多,且疼痛部位较为局限,拟采用腹膜后无水酒精注射治疗,相关检查无治疗禁忌,在局麻下行 DSA 引导下腹腔神经丛毁损术(图 3-2-21)。术后 24h 评估:NRS 评分 2 分,爆发痛 0 次。

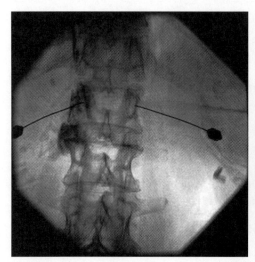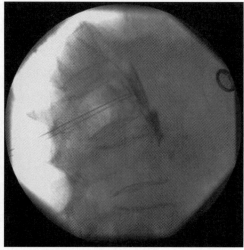

图 3-2-21 DSA 引导下腹腔神经丛毁损术正位片和侧位片

【疗效评价】

疼痛控制在 3 分以下,爆发痛每日 0～1 次。4 个月后患者过世,其间疼痛未加重。

【病例小结】

与其他常见肿瘤相关疼痛不同,癌性上腹痛往往对阿片类药物反应欠佳。同时,由于癌性上腹痛患者一般伴有胃肠道功能障碍,应用阿片类药物往往会导致恶心、呕吐等不良反应,从而导致胃肠道功能障碍加重,进一步降低患者的依从性和治疗效果,给治疗带来许多困难。为提高患者生存质量,避免或减少药物镇痛缺陷,临床中开始重视微创介入技术在肿瘤领域中的应用。使用 DSA 引导下腹腔神经丛毁损术具有操作简单、创伤小、见效快、安全有效等优势,治疗晚期胰腺癌顽固性疼痛镇痛效果确切。

(林振盂 严明芳)

【病例评析】

嗜神经侵袭是胰腺癌的显著特征,晚期胰腺癌常因病灶压迫周围组织、侵犯腹腔神经而出现严重的顽固性疼痛,给患者带来极大痛苦,严重影响患者的生活质量。该病例为胰腺癌术后腹膜后转移,压迫腹腔神经丛导致癌性内脏痛,服用大剂量阿片类药物效果欠佳,并伴有胃肠道反应及被动体位,宜联合微创介入技术缓解疼痛。

腹腔神经丛毁损是缓解胰腺癌或其他恶性肿瘤所致上腹部及背部疼痛的有效方法,在缓解疼痛、提高生活质量的同时,减少了吗啡等镇痛药物的应用,从而可以减轻其导致的不良反应,早期应用还可以延长患者的生存时间。《腹腔神经丛阻滞疗法中国专家共识(2023版)》明确指出腹腔神经丛阻滞疗法的适应证:上腹部脏器癌性疼痛包括从食管到横结肠的胃肠道、胰腺、肝脏、脾、肾上腺、输尿管和腹部血管的恶性病变,特别适用于不可手术切除的胰腺癌、肝癌、胆管癌以及转移性肝癌、腹膜后淋巴结转移相关的难治性腹痛。

该患者在行腹腔神经丛毁损术后,疼痛得到有效缓解,没有明显不良反应,该技术可以在X线、CT等影像学设备引导下进行,操作简单、创伤小、见效快、安全有效,是公认的可以有效缓解以胰腺癌为主的上腹部癌性内脏痛的微创技术。

(邵月娟)

病例 9　盆腔继发恶性肿瘤综合治疗后下肢痛

【基本病史】

患者,女性,41岁。2020年9月体检发现"左侧髂血管旁占位"行左侧髂血管旁肿瘤切除术,病理:左髂血管旁浸润性或转移性低分化癌,原发灶不详,免疫组化提示泌尿生殖系统来源可能大。2020年10月28日行盆腔姑息性放疗PTV6 000cGY/20F。2021年7月23日盆腔增强CT:左侧髂动脉血管旁软组织块影(30mm×19mm),考虑肿瘤复发,予TC方案"注射用紫杉醇(白蛋白结合型)+卡铂"化疗6周期(末次化疗时间2022年1月22日)。化疗期间逐渐出现左下肢酸胀痛,以大腿前方和小腿内侧为主,伴针刺样痛及麻木感,影响行走。2022年3月开始口服盐酸羟考酮缓释片10mg q.12h.,因疼痛控制欠佳逐渐加量。2022年7月28日盆腔增强CT:左侧髂动脉及腹主动脉血管旁可见不规则结节及团块状软组织影,较前增大,累及左侧腰大肌和髂肌,考虑疾病进展。患者盐酸羟考酮缓释片逐步加量至120mg q.12h.,普瑞巴林150mg b.i.d.,左下肢酸胀痛NRS评分4～7分,便秘严重,胃纳差,行走困难。

既往患者有吸食甲基苯丙胺(冰毒)病史,已成功戒毒5年。

入院情况:PS评分2分,NRS评分4分。查体:左下肢凹陷性水肿,皮肤完整无破溃,外展、内收均受限,活动下肢时出现爆发痛,NRS评分7分。

【诊断】

盆腔继发恶性肿瘤术后化疗后(转移性低分化癌,$cT_xN_xM_1$ Ⅳ期,原发灶不详);左下肢难治性癌痛。

【疼痛评估】

患者左下肢酸胀痛,伴针刺样痛及麻木感,属混合型疼痛(伤害感受性+神经病理性)。口服盐酸羟考酮缓释片120mg q.12h.,普瑞巴林150mg b.i.d.,NRS评分4分,左下肢活动受限,爆发痛和体位变动相关,NRS评分7分,已达到大剂量阿片类药物治疗但疼痛控制不充分,便秘严重,偶有幻听,胃纳差,行走受限,情绪焦躁、抑郁,符合难治性癌痛。

【治疗】

入院第 1 日予以吗啡 PCA，参数计算：盐酸羟考酮缓释片（120mg q.12h.）≈口服吗啡 360mg/24h＝静脉吗啡 120mg/24h，爆发痛剂量（24h 静脉吗啡量 ×10%）＝12mg，PCA 溶液配制为 200mL 泵，吗啡 600mg，吗啡浓度 3mg/mL，背景量 0mL/h；bolus 为 4mL/次（12mg/次）。辅助药物：继续普瑞巴林 150mg b.i.d.。PCA 运行 24h，NRS 评分 3 分，自控 12 次，口服通便药物以及针灸治疗便秘，无恶心呕吐，无谵妄，无嗜睡。

多学科讨论：①患者左下肢疼痛和盆腔转移灶进展侵犯髂腰肌相关，吗啡 PCA，重在迅速控制疼痛、改善症状；②患者阿片类药物剂量大，且既往有药物滥用病史，后续拟转换为口服美沙酮镇痛，并联合腰脊神经根射频消融术，改善镇痛效果、减少阿片类剂量药物；③患者年轻，抗肿瘤治疗意愿极为强烈，结合病史，考虑原发肿瘤来源于泌尿系统可能大，予以完善基因检测，根据结果拟免疫治疗或联合化疗。

2022 年 11 月 4 日（入院第 3 日）行腰脊神经根射频消融术，术后左下肢酸胀痛较前有缓解，NRS 评分 2～3 分，针刺样痛及麻木感仍明显，爆发痛每日 4 次。

2022 年 11 月 5 日（入院第 5 日）开始转换美沙酮，采用三日转换法。d1：盐酸羟考酮缓释片减量至 80mg，予盐酸美沙酮片 10mg q.8h.。d2：盐酸羟考酮缓释片减量至 40mg q.12h.，美沙酮片剂加量至 15mg q.8h.。d3：停用盐酸羟考酮缓释片，美沙酮片剂加量至 20mg q.8h.。转换期间继续联合吗啡 PCA。转换后 1 周评估：左下肢酸胀痛 NRS 评分 2 分，24h 爆发痛 2 次，便秘缓解，无恶心呕吐、无头晕、无幻听，焦躁情绪明显好转。

结合基因检测结果：MSI，TMB-H。2022 年 12 月—2023 年 3 月行静脉化疗联合免疫治疗：GP 方案＋替雷利珠单抗注射液 200mg q.3w.，化疗 4 次之后免疫维持治疗至今。2023 年 6 月 15 日盆腔增强 CT：左侧髂动脉血管旁至腹主动脉旁肿块影（伴周围侵犯），病灶较前缩小。随着疼痛改善，美沙酮予以减量（图 3-2-22、图 3-2-23）。

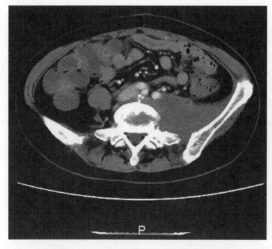 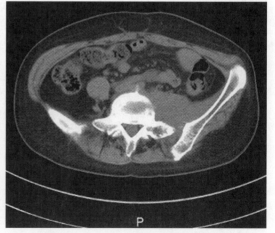

图 3-2-22　2023 年 2 月盆腔占位影像　　　图 3-2-23　2023 年 6 月盆腔占位影像

【疗效评价】

PS 评分 2 分，口服美沙酮 15mg q.8h.、普瑞巴林 150mg b.i.d.，左下肢酸胀痛 NRS 评分 1 分，无针刺感，左下肢无肿胀，能跛行，无便秘，无恶心、呕吐。

【病例小结】

PCA 技术在处理难治性癌痛的爆发痛上优势极为明显,通过静脉给药以及患者自控管理极大提升了镇痛效率和患者的满意度,操作灵活、风险可控。射频消融技术治疗机理主要为热效应,具有安全、高效、痛苦小等优势,可达到短时间内快速镇痛的目的。美沙酮在难治性癌痛,特别是癌性神经病理性疼痛中有独特优势,同时对于阿片类物质使用障碍伴癌痛的患者,美沙酮更有利于长期管理。由于美沙酮药代动力学个体差异大,阿片类药物剂量较大者强调用药个体化,注意不良反应评估。

(刘梦婷)

病例评析

该病例为原发灶可能为泌尿系统恶性肿瘤来源的难治性癌痛患者。该患者年轻,既往药物滥用史(已成功戒毒),前期使用大剂量阿片类药物镇痛不理想,消化道反应重。MDT 多学科讨论后综合评估肿瘤情况与疼痛的关系,采用多模式镇痛方案,通过腰脊神经根射频术降低疼痛强度,并将阿片类药物转化为美沙酮,在疼痛管理中全程灵活使用 PCA 技术,实现良好的镇痛管理。随后结合基因检测结果,针对原发疾病进行有效的抗肿瘤治疗,抑制肿瘤进展,提高生活质量,体现了癌痛的个体化治疗的重要性。

(邹慧超)

病例 10 前列腺癌骨转移

【基本病史】

患者,男性。2 年余前因"排尿不畅"就诊福建某医院,彩超示前列腺占位;行超声引导下穿刺,病理示前列腺腺癌。腰椎 CT：L_3 椎体、左侧髂骨及左侧骶板多发骨质破坏,诊断"前列腺癌骨转移"。行"双侧睾丸切除术"去势治疗,术后行化疗、内分泌及唑来膦酸保骨等治疗。期间因出现腰背部疼痛,行调强放疗,靶区为 $L_2 \sim S_1$ 椎体、左侧髂骨及受累的软组织,腰痛明显改善。1 年余前无明显诱因出现双侧胸背部疼痛,转诊我院。再次行调强放疗:靶区为 T_7、T_9 椎体。放射治疗后疼痛未见缓解,予口服"氨酚羟考酮片 1 片 q.8h.",胸背部仍疼痛,且出现严重的恶心、呕吐、头晕不适,拒绝继续口服,就诊我科。

入院情况:NRS 评分 5 分,双侧 $T_7 \sim T_9$ 胸椎棘突及后肋多发压痛。

影像表现:CT 提示胸腰椎多发椎体及附件、双侧多发肋骨骨质密度异常,考虑转移(图 3-2-24)。

【诊断】

胸背部中度癌性疼痛;前列腺癌多发骨转移(腺癌,$cT_2N_0M_1$ Ⅳ期)放疗后。

【疼痛评估】

患者双侧胸背部持续性钝痛,过去 24h 最痛 NRS 评分 7 分,24h 平均 NRS 评分 5 分,目前 NRS 评分 5 分,呈逐渐加重,属于骨转移性癌痛合并癌性神经病理性疼痛。既往已针对椎体行姑息放射治疗,口服"氨酚羟考酮片 1 片 q.8h."后无法缓解疼痛,且出现严重的恶心、呕吐、头晕不适,拒绝继续口服,患者一般情况尚可,预计生存期大于 3 个月,要求进一步镇痛治疗改善生活质量。

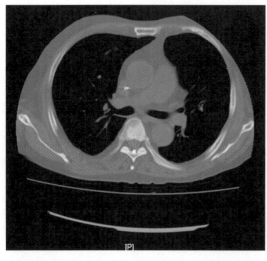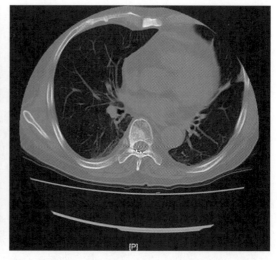

图 3-2-24 胸椎 CT 平扫

【治疗】

入院后查血常规、凝血全套大致正常,未见手术禁忌,局麻下行 DSA 引导下经皮穿刺脊髓电刺激镇痛术(测试电极),置入脊髓电刺激 11 日期间,疼痛明显好转,NRS 评分 2 分。电极拔除后患者疼痛加重,性质同前,遂在局麻下行 DSA 引导下经皮穿刺脊髓电刺激镇痛术(永久植入),术后 24h 后评估,NRS 评分 2 分,无爆发痛,镇痛效果尚可(图 3-2-25)。

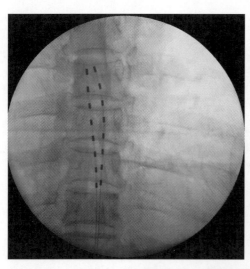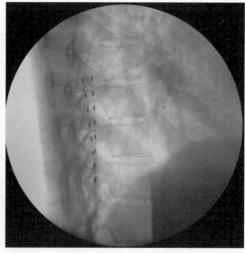

图 3-2-25 脊髓电刺激的正位片和侧位片

【疗效评价】

患者疼痛控制在 3 分以下,爆发痛每日 0～1 次。术后继续抗肿瘤治疗。3 个月随访,爆发痛偶有发作,但患者基本可接受。

【病例小结】

神经调控治疗可用于神经病理性疼痛以及阿片类药物不良反应不耐受者,许多研究将脊髓电刺激术（spinal cord stimulation，SCS）用于躯体伤害性疼痛和神经病理性疼痛综合征的治疗持有保留意见。

目前没有高质量的证据能推荐神经调控治疗作为癌症相关疼痛的非药物疗法，也缺乏随机对照临床研究证明 SCS 用于癌痛治疗的安全性和有效性。但是，超过 1 000 例患者的数个随机对照试验证明：在难治性、慢性神经病理性疼痛的治疗中，相比于药物治疗，SCS 的疼痛控制更佳。并且，根据在非癌性疼痛人群中的使用经验以及在癌痛方面的病例报告，对于诸多具有挑战性的癌症治疗相关的疼痛（如放、化疗后神经性疼痛和术后疼痛综合征），SCS 是一种有效的治疗方法。尤其是阿片类药物不敏感的癌性神经病理性疼痛，SCS 具有一定的价值：改善疼痛、提高生活质量、减少阿片类药物的使用从而减轻药物的不良反应。因此，对难治性癌痛患者，在充分评估患者一般状况（包括年龄、癌症治疗史、合并症、精神状态）、阿片类药物使用情况以及不良反应等因素后，可以考虑选择脊髓电刺激治疗。

（郑志华　严明芳）

病例评析

该例晚期前列腺癌多发骨转移患者，已历经多次姑息性放疗，以高龄、骨癌痛为特点，且口服氨酚羟考酮片后出现严重头晕、消化道不良反应不耐受，须调整镇痛治疗方式。脊髓电刺激技术缓解了疼痛，提高患者生活质量，有利于下一步调整抗肿瘤治疗方案。该技术用于癌痛虽然还没有获得高质量的证据级别，但基于现有的研究情况，对于口服困难的或出现神经病理性疼痛特征的癌痛患者可以尝试。

（邹慧超）

参 考 文 献

［1］ AGARWAL A，GAUTAM A，RASTOGI S，et al. Effect of celiac plexus neurolysis for pain relief in patients with upper abdominal malignancy：a retrospective observational study and review of literature［J］. Indian J Palliat Care，2020，26（4）：512-517.

［2］ KORINNE A. Celiac plexus block：management of abdominal pain in patients with late-stage cancer［J］. Clin J Oncol Nurs，2018，22（6）：663-665.

［3］ BAE EH，GREENWALD MK，SCHWARTZ AG. Chemotherapy-induced peripheral neuropathy：mechanisms and therapeutic avenues［J］. Neurotherapeutics，2021，18（4）：2384-2396.

［4］ BUSH S H，LAWLOR P G，RYAN K，et al. Delirium in adult cancer patients：ESMO Clinical Practice Guidelines［J］. Annals of Oncology：Official Journal Of The European Society For Medical Oncology，2018，29（Suppl 4）：iv143-iv165.

［5］ CARVAJAL G. Pancreatic cancer related pain：review of pathophysiology and intrathecal drug delivery systems for pain management［J］. Pain Physician，2021，24（5）：E583-E594.

［6］ CHARY A，EDALAT F. Celiac plexus cryoneurolysis［J］. Semin Intervent Radiol，2022，39（2）：138-141.

［7］ COHEN D T，CRAVEN C，Bragin I. Ischemic stroke induced area postrema syndrome with intractable nausea，vomiting，and hiccups［J］. Cureus，2020，12（6）：e8630.

［8］ CROWTHER J E，CHEN G H，LEGLER A，et al. Spinal cord stimulation in the treatment of cancer pain：a retrospective review［J］. Neuromodulation，2022，25（5）：693-699.

［9］ DEER T R，POPE J E，HAYEK S M，et al. The Polyanalgesic consensus conference（pacc）：recommendations on intrathecal drug infusion systems best practices and guidelines［J］. Neuromodulation，2017，20（2）：96-132.

［10］ DESFORGES A D，HEBERT C M，SPENCE A L，et al. Treatment and diagnosis of chemotherapy-induced peripheral neuropathy：An update［J］. Biomed Pharmacother，2022，147：112671.

［11］ FALLON M，GIUSTI R，AIELLI F，et al. Management of cancer pain in adult patients：ESMO Clinical Practice Guidelines［J］. Ann Oncol，2018，29（S4）：iv166-iv191.

［12］ FARRER E，DICKMAN A. New analgesics in cancer pain［J］. Current Opinion in Supportive and Palliative Care，2022，2（16）：60-64.

［13］ FINK R M，GALLAGHER E. Cancer Pain Assessment and Measurement［J］. Semin Oncol Nurs，2019，35（3）：229-234.

［14］ FUMIĆ D L，HOSTIĆ V，KUSTURA A. Palliative Treatment of Intractable Cancer Pain［J］. Acta clinica Croatica，2022，61（0）：109-114.

［15］ GRACE K. Multidisciplinary Approach to Cancer Pain Management［J］. The Ulster Medical Journal，2023，92（1）：55-58.

［16］ HUANG X，MA Y，WANG W，et al. Efficacy and safety of pulsed radiofrequency modulation of thoracic dorsal root ganglion or intercostal nerve on postherpetic neuralgia in aged patients：a retrospective study［J］. BMC Neurol，2021，21（1）：233.

［17］ HUGHES L T，RAFTERY D，COULTER P，et al. Use of opioids in patients with cancer with hepatic impairment-a systematic review［J］. BMJ Support Palliat Care，2022，12（2）：152-157.

［18］ KLINKOVA A，KAMENSKAYA O，ASHURKOV A，et al. The clinical outcomes in patients with critical limb ischemia one year after spinal cord stimulation [J]. Ann Vasc Surg,2020,62:356-364.

[19] KONDASINGHE J S,TUFFIN P H R,FINDLAY F J. Subcutaneous patient-controlled analgesia in palliative care [J]. J Pain Palliat Care Pharmacother,2021,35(3):163-166.

[20] LAMER T J,MOESCHLER S M,GAZELKA H M,et al. Spinal Stimulation for the treatment of intractable spine and limb pain:a systematic review of rcts and meta-analysis [J]. Mayo Clin Proc,2019,94(8):1475-1487.

[21] LIEM L,VAN D E,HUYGEN F J,et al. The dorsal root ganglion as a therapeutic target for chronic pain [J]. Reg Anesth Pain Med,2016,41(4):511-519.

[22] LIN R,ZHU J,LUO Y,et al. Intravenous patient-controlled analgesia versus oral opioid to maintain analgesia for severe cancer pain:a randomized phase II trial [J]. J Natl Compr Canc Netw,2022,20(9):1013-1021. e3.

[23] LIN R,LIN S,FENG S,et al. Comparing patient-controlled analgesia versus non-PCA hydromorphone titration for severe cancer pain:a randomized phase III trial [J]. J Natl Compr Canc Netw,2021,19(10):1148-1155.

[24] LIU Y,YANG L,TAO S J,Effects of hydromorphone and morphine intravenous analgesia on plasma motilin and postoperative nausea and vomiting in patients undergoing total hysterectomy[J]. Eur Rev Med Pharmacol Sci,2018,22(17):5697-5703.

[25] LONDON D,MOGILNER A. Spinal cord stimulation:new waveforms and technology[J]. Neurosurg Clin N Am,2022,33(3):287-295.

[26] MA K,JIN Y,WANG L,et al. Intrathecal delivery of hydromorphone vs morphine for refractory cancer pain:a multicenter,randomized,single-blind,controlled noninferiority trial [J]. Pain,2020,161(11):2502-2510.

[27] MCLEAN S,TWOMEY F . Methods of rotation from another strong opioid to methadone for the management of cancer pain:a systematic review of the available evidence[J]. Journal of Pain and Symptom Management, 2015,50(2):248-259. e1.

[28] MERCADANTE S. Intravenous morphine for management of cancer pain [J]. Lancet Oncology,2010,11(5): 484-489.

[29] MURAKI K,HATTORI C,OGO E,et al. Analysis of radioactive implant migration in patients treated with iodine-125 seeds for permanent prostate brachytherapy with MRI-classified median lobe hyperplasia [J]. Journal of Contemporary Brachytherapy,2021,13(3):254-262.

[30] NARDI-HIEBL S,EBERHART L,GEHLING M,et al. Quo vadis PCA? A review on current concepts, economic considerations,patient-related aspects,and future development with respect to patient-controlled analgesia [J]. Anesthesiology Research And Practice,2020,2020:9201967.

[31] NATIONAL COMPREHENSIVE CANCER NETWORK(NCCN). NCCN Clinical Practice Guidelines in Oncology:Adult Cancer Pain(Version 1.2023)[EB/OL]. https://nccn.medlive.cn/guide/index.

[32] NIJLAND L,SCHMIDT P,FROSCH M,et al. Subcutaneous or intravenous opioid administration by patient-controlled analgesia in cancer pain:a systematic literature review [J]. Support Care Cancer,2018,27(1): 33-42.

[33] PAICE J A,BOHLKE K,BARTON D,et al. Use of Opioids for Adults With Pain From Cancer or Cancer Treatment:ASCO Guideline [J]. J Clin Oncol,2022,41(4):914-930.

[34] PENG L,MIN S,ZEJUN Z,et al. Spinal cord stimulation for cancer-related pain in adults [J]. Cochrane Database Syst Rev,2015(6):CD009389.

[35] PENG Z,ZHANG Y,GUO J,et al. Patient-controlled intravenous analgesia for advanced cancer patients with pain:a retrospective series study [J]. Pain Res Manag,2018,2018:7323581.

[36] QIN Z,ZHANG C,GUO J,et al. Oral pharmacological treatments for chronic prostatitis/chronic pelvic pain syndrome:a systematic review and network meta-analysis of randomised controlled trials [J]. EClinicalMedicine,2022,48(0):101457.

[37] QIN W,LI Y,LIU B,et al. Intrathecal morphine infusion therapy via a percutaneous port for refractory cancer pain in China:an efficacy,safety and cost utilization analysis [J]. J Pain Res,2020,2020(13):231-237.

［38］REDDY A,VIDAL M,STEPHEN S,et al. The conversion ratio from intravenous hydromorphone to oral opioids in cancer patients［J］. J Pain Symptom Manage,2017,54(3):280-288.

［39］SCARBOROUGH B M,SMITH C B. Optimal pain management for patients with cancer in the modern era［J］. CA Cancer J Clin,2018,68(3):182-196.

［40］SHARP D,JAFFRANI A. A PRISMA systematic review on the safety and efficacy of patient-controlled analgesia(PCA)in pediatrics［J］. J Pediatr Nurs,2021,61:219-223.

［41］SHELDON B L,BAO J,KHAZEN O,et al. Spinal cord stimulation as treatment for cancer and chemotherapy-induced pain［J］. Front Pain Res(Lausanne),2021,2021(2):699993.

［42］SMITH T J,COYNE P J,STAATS P S. An implantable drug delivery system(IDDS)for refractory cancer pain provides sustained pain control,less drug-related toxicity,and possibly better survival compared with comprehensive medical management(CMM)［J］. Annals of Oncology,2005,16(5):825-833.

［43］SPÉNARD S,GÉLINAS C,D TROTTIER E,et al. Morphine or hydromorphone:which should be preferred? A systematic review［J］. Arch Dis Child,2021,106(10):1002-1009.

［44］SWARM R A,PAICE J A,ANGHELESCU D L,et al. Adult cancer pain,Version 3.2019,NCCN Clinical Practice Guidelines in Oncology［J］. J Natl Compr Canc Netw,2019,17(8):977-1007.

［45］VUKA I,DOŠENOVIĆ S,MARCIUŠ T,et al. Efficacy and safety of pulsed radiofrequency as a method of dorsal root ganglia stimulation for treatment of non-neuropathic pain:a systematic review［J］. BMC Anesthesiol,2020,20(1):105.

［46］WAN C F,MENG Q Z,WANG Y W,et al. Patient-controlled subcutaneous analgesia using sufentainil or morphine in home care treatment in patients with stage Ⅲ-Ⅳ cancer:a multi-center randomized controlled clinical trial［J］. Cancer Med,2020,9(15):5345-5352.

［47］XING F,YONG R J,KAYE A D,et al. Intrathecal drug delivery and spinal cord stimulation for the treatment of cancer pain［J］. Curr Pain Headache Rep,2018,22(2):11.

［48］YU S Y,WANG J J,HUANG Y G,et al. Managing pain in patients with cancer:the chinese good pain management experience［J］. Journal of Global Oncology,2017,3(5):583-595.

［49］ZHU J,LUO G,HE Q,et al. Evaluation of the efficacy of unipolar and bipolar spinal dorsal root ganglion radiofrequency thermocoagulation in the treatment of postherpetic neuralgia［J］. Korean J Pain,2022,35(1):114-123.

［50］ZHU M,WHITTAKER A K,JIANG X,et al. Use of microfluidics to fabricate bioerodable lipid hybrid nanoparticles containing hydromorphone or ketamine for the relief of intractable pain［J］. Pharm Res,2020,37(10):211-222.

［51］NESTOR C C,NG C,SEPULVEDA P,et al. Pharmacological and clinical implications of local anaesthetic mixtures:a narrative review［J］. Anaesthesia,2021,77(3):339-350.

［52］曾思翔,Ashok Kumar Rai,支力强,等.脊柱转移瘤诊断与外科治疗的研究进展［J］.现代肿瘤医学,2014,22(9):2216-2221.

［53］曾媛,王国华,杨勇.氢吗啡酮、舒芬太尼及吗啡在难治性癌痛合并口服困难患者静脉自控镇痛中的疗效比较研究［J］.中国全科医学,2022,25(36):4537-4545.

［54］曾铮,武庆平,姚尚龙,等.盐酸氢吗啡酮注射液治疗慢性疼痛的有效性:meta 分析［J］.中华麻醉学杂志,2015,35(8):966-968.

［55］冯智英,王昆,金毅,等.鞘内药物输注技术用于癌痛管理的中国专家共识(2022 版)［J］.中华疼痛学杂志,2022,18(5):579-589.

［56］傅颖,乔庆红.氢吗啡酮对中重度癌症疼痛患者镇痛疗效及生命质量地影响分析［J］.中国实用医药,2020,15(4):106-107.

［57］胡阳,王海宁,林云凤,等.氢吗啡酮联合鞘内输注系统治疗难治性癌痛的临床观察［J］.中国疼痛医学杂志,2021,27(10):789-792.

［58］鞠桦,蒋为薇,石磊,等.经 IDDS 联合给药治疗难治性癌痛患者的药学监护［J］.重庆理工大学学报(自然科学),2023,37(5):318-323.

［59］李锐,林楠,孙寅,等.氢吗啡酮与吗啡在癌痛治疗中静脉 PCA 滴定效果比较［J］.右江医学,2021,49（12）:935-939.

［60］刘小立,宛春甫,马柯,等.皮下持续输注癌痛治疗中国专家共识(2020 版)［J］.中华疼痛学杂志,2020,16（2）:85-91.

［61］马英梅,苏培培,李明峰.盐酸氢吗啡酮与盐酸吗啡注射液治疗难治性癌痛效果评价［J］.临床心身疾病杂志,2022,28（5）:128-131.

［62］沈骁胤,姚立平,方晓慧.氢吗啡酮自控镇痛泵治疗重度癌痛 1 例［J］.中国疼痛医学杂志,2022,28（11）:879-880.

［63］史学莲,高银粉,宋姗姗,等.鞘内药物输注系统储药盒中氢吗啡酮浓度稳定性与临床意义［J］.中国疼痛医学杂志,2022,28（10）:791-793.

［64］史学莲,刘小立,宛春甫,等.超大剂量吗啡患者自控镇痛治疗难治性癌痛一例报道［J］.中国疼痛医学杂志,2015,21（2）:159-160.

［65］陶刚,吕兰,钟长云,等.多途径患者自控镇痛技术在晚期癌痛治疗中的临床效果观察［J］.实用医院临床杂志,2020,17（5）:89-91.

［66］王昆,金毅.难治性癌痛专家共识(2017 年版)［J］.中国肿瘤临床,2017,44（16）:787-793.

［67］王昆,王杰军.难治性癌痛诊断与治疗［M］.北京:人民卫生出版社,2018.

［68］王昆.癌性爆发痛专家共识(2019 年版)［J］.中国肿瘤临床,2019,46（6）:267-271.

［69］王昆.鞘内输注系统治疗顽固性癌痛［J］.中国肿瘤临床,2013,40（18）:1141-1144.

［70］王骁,陈丽,刘广杰,等.骨转移癌疼痛的治疗进展［J］.中国全科学,2020,23（12）:1571-1575.

［71］王孝文,周华成,徐文坚,等.腹腔神经丛阻滞疗法中国专家共识(2023 版)［J］.中华疼痛学杂志,2023,19（3）:356-372.

［72］燕琳,张传汉.氢吗啡酮的药理作用及临床研究进展［J］.中国疼痛医学杂志,2015,21（9）:701-703.

［73］杨列军,余慧青,王思雄,等."早期快速镇痛"理念在初治肺癌伴癌痛患者实践一例［J］.中国临床案例成果数据库,2022,04（1）:E075.

［74］杨扬,金毅.难治性癌痛专家共识(CRPC,2017 年版)解读三:骨转移癌痛［J］.实用疼痛学杂志,2018,14（2）:82-86.

［75］余慧青.癌症疼痛皮下自控镇痛经典病例演示实录——E-warm 创新系列［M］.重庆:重庆大学出版社,2023.

［76］张宇,唐轶珣,历欧,等.氢吗啡酮鞘内药物输注系统用于难治性癌痛病人的研究［J］.中国疼痛医学杂志,2019,25（11）:823-830.

［77］赵睿,杨立强.鞘内药物输注设备治疗癌痛的适应证及注意事项［J］.中国全科医学,2020,23（23）:2975-2980.

［78］郑暄,王玉梅.病人自控式镇痛泵静脉泵入吗啡治疗难治性癌痛的临床效果观察［J］现代肿瘤医学,2020,28（21）:3794-379.

［79］中国医师协会疼痛科医师分会癌痛与安宁疗护专家组,中华医学会疼痛学分会癌痛学组.癌痛患者静脉自控镇痛中国专家共识［J］.中华医学杂志,2023,103（11）:793-802.

［80］中华人民共和国国家卫生健康委员会.癌症疼痛诊疗规范(2018 年版)［J］.临床肿瘤学杂志,2018,23（10）:937-944.

［81］左蕾,杨晓秋,周泽军,等.阿片药物联用加巴喷丁治疗中重度癌痛的系统评价［J］.中国疼痛医学杂志,2019,25（7）:504-512.

［82］BENNETT R L,BATENHORST R L,BIVINS B A,et al. Patient-controlled analgesia:a new concept of postoperative pain relief［J］.Ann Surg,1982,195（6）:700-705.

［83］BUSH S H,LAWLOR P G,RYAN K,et al. ESMO Guidelines Committee. Delirium in adult cancer patients:ESMO Clinical Practice Guidelines［J］.Ann Oncol,2018,9（4）:iv143-iv165.

［84］CHALIL A,STAUDT M D,HARLAND T A,et al. A safety review of approved intrathecal analgesics for chronic pain management［J］.Expert Opin Drug Saf,2021,20（4）:439-451.

［85］CHEN M,YANG L,YU H,et al. Early palliative care in patients with non-small-cell lung cancer:a randomized controlled trial in southwest China［J］. Am J Hosp Palliat Care，2022，9（11）：1304-1311.

［86］CHEN M，YU H，YANG L，et al. Combined early palliative care for non-small-cell lung cancer patients：a randomized controlled trial in Chongqing，China［J］. Front Oncol，2023，13：1184961.

［87］DENG Z M，DAI F F，ZHOU Q，et al. Hsacirc0000301 facilitates the progression of cervical cancer by targeting miR-1228-3p/IRF4 Axis［J］. BMC Cancer，2021，21（1）：583-583.

［88］DUPOIRON D. Intrathecal therapy for pain in cancer patients［J］. Curr Opin Support Palliat Care，2019，13（2）：75-80.

［89］FINK R M，GALLAGHER E. Cancer pain assessment and measurement［J］. Seminars in Oncology Nursing，2019，35（3）：229-234.

［90］MERLIN J S，KHODYAKOV D，ARNOLD R，et al. Expert panel consensus on management of advanced cancer-related pain in individuals with opioid use disorder［J］. JAMA Network Open，2021，4（12）：e2139968.

［91］OLSON K M，DURON D I，WOMER D，et al. Comprehensive molecular pharmacology screening reveals potential new receptor interactions for clinically relevant opioids［J］. PLoS One，2019，14（6）：e0217371.

［92］KIM Y S，LEE C H，KIM A R，et al. Microbiological and physicochemical stability of fentanyl，oxycodone，hydromorphone，ketorolac，ramosetron，and ondansetron for intravenous patient-controlled analgesia：an in vitro study［J］. Pain Physician，2021，24（6）：E829-E837.

［93］MERCADANTE S，ADILE C，TIRELLI W，et al. Barriers and adherence to pain management in advanced cancer patients［J］. Pain Pract，2021，21（4）：388-393.

［94］MERCADANTE S. The Patient with Difficult Cancer Pain［J］. Cancers，2019，11（4）：565.

［95］RUANO A，GARCÍA-TORRES F，GÁLVEZ-LARA M，et al. Psychological and non-pharmacologic treatments for pain in cancer patients：a systematic review and meta-analysis［J］. J Pain Symptom Manage，2022，63（5）：e505-e520.

［96］SCARBOROUGH B M，SMITH C B. Optimal pain management for patients with cancer in the modern era［J］. CA Cancer J Clin，2018，68（3）：182-196.

［97］SECHZER P H. Objective measurement of pain［J］. Anesthesiology，1968，29：209-210.

［98］SU W C，CHUANG C H，CHEN F M. Effects of Good Pain Management（GPM）ward program on patterns of care and pain control in patients with cancer pain in Taiwan［J］. Supportive Care in Cancer，2021，29（4）：1903-1911.

［99］SUN C，WANG Y T，DAI Y J，et al. Programmable pump for intrathecal morphine delivery to cisterna magna：clinical implications in novel management of refractory pain above middle thoracic vertebrae level utilizing a prospective trial protocol and review［J］. Anesth Pain Med，2021，11（3）：e115873.

［100］VIG S，BHAN S，BHATNAGAR S. Celiac plexus block-an old technique with new developments［J］. Pain Physician，2021，24（5）：379-398.

［101］单文倩，胡凯文，顾柯，等. 美国国家综合癌症网络成人癌痛临床实践指南解读［J］. 中国临床医生杂志，2022，50（10）：30-32.

［102］杜雪菲，杨琼，张振军，等. 三阶梯镇痛方案对晚期肿瘤患者癌因性疲乏和生存质量的疗效分析［J］. 中国临床医生杂志，2021，49（1）：57-59.

［103］冯智英，吕岩. 鞘内连续输注系统植入术［M］. 北京：清华大学出版社，2019.

［104］冯智英. 鞘内药物输注镇痛治疗和管理——多学科专家共识［J］. 中国疼痛医学杂志，2013，19（10）：577-579.

［105］付秀珍. 硫酸吗啡缓释片和加巴喷丁胶囊联合治疗癌性疼痛的效果及对生活质量的影响［J］. 北方药学，2018，15（11）：104-105.

［106］顾筱莉，成文武. 晚期癌症患者姑息性镇静治疗现状［J］. 中国癌症杂志，2010，（9）：695-698.

［107］郭艳汝，任晓娟，袁媛，等. 安宁疗护五级照护路径探索与实践——以沧州市人民医院安宁疗护病房临床实践为例［J］. 医学与哲学，2022，（14）：21-26.

［108］姬凯，邵月娟，王昆. 基于循证医学的临床常用癌痛微创介入技术［J］. 国际肿瘤学杂志，2016，43

（10）:775-778.

［109］蒋奇明,戴萍,顾云峰,等.氢吗啡酮与舒芬太尼在下肢骨折术后硬膜外自控镇痛中的效果比较［J］.四川医学,2019,40（3）:295-298.

［110］蒋伟刚,刘耀升.脊柱转移瘤的外科治疗进展［J］.中国矫形外科杂志,2015,22（1）:55.

［111］金毅,曾永芬.难治性癌痛治疗技术的评价［J］.中华疼痛学杂志,2021,17（5）:449-450.

［112］李琳,冯智英.鞘内药物输注治疗中重度癌痛的研究进展［J］.中华医学杂志,2021,101（43）:3604-3608.

［113］李小梅,刘端祺.改进我国难治性癌痛的诊治现状［J］.中国疼痛医学杂志,2012,18（12）:709-712.

［114］牟致平,杜岚,张志亮,等.37例鞘内泵入吗啡不良反应的文献分析［J］.临床药物治疗杂志,2022,（8）:70-74.

［115］孙小英,蒋峻,石巧娣,等.鞘内镇痛在顽固性癌痛患者的应用［J］.江苏医药,2016,42（5）:567-569.

［116］王昆,邵月娟,金毅,等.患者自控镇痛治疗癌痛专家共识［J］.中国肿瘤临床,2023,50（15）:757-763.

［117］王伟宁,宋述玲,李仁超.氢吗啡酮对中重度癌症疼痛患者镇痛疗效及生命质量影响的临床效果评价［J］.中外医疗,2018,37（26）:10-12.

［118］王孝文,周华成,徐文坚,等.腹腔神经丛阻滞疗法中国专家共识（2023版）［J］.中华疼痛学杂志,2023,19（03）:356-372.

［119］谢广伦,郭大鹏,刘畅,等.腹腔神经丛毁损单独或联合腹膜后转移淋巴结注射治疗胰腺癌相关疼痛的效果比较［J］.中华医学杂志,2020,100（5）:357-362.

［120］邢力刚,马晓林.2021版《中华医学会肿瘤学分会肺癌临床诊疗指南》非小细胞肺诊疗更新专家解读［J］.疑难病杂志,2022,21（6）:557-560.

［121］薛朝霞,魏俊,王祥瑞,等.脊神经后支相关性疼痛微创治疗技术中国疼痛科专家共识（2021版）［J］.中华疼痛学杂志,2021,17（3）:228-238.

［122］杨阳,樊碧发,杨克勤.口服吗啡滴定和静脉吗啡滴定治疗癌性疼痛的疗效比较［J］.中国疼痛医学杂志,2021,18（12）:718-722.

［123］余慧青,冯道春,田玲,等.硬膜外注射与鞘内注射吗啡治疗老年晚期癌症重度癌性疼痛的临床疗效及对生活质量评分的影响［J］.中国老年学杂志,2017,37（24）:6122-6125.

［124］章沿锋,杨旖欣,冯智英.鞘内药物输注系统植入术适应证和药物选择的进展［J］.中国疼痛医学杂志,2018,24（10）:723-728.

［125］中国临床肿瘤学会肿瘤支持与康复治疗专家委员会,中国抗癌协会肿瘤放射治疗专业委员会,重庆市医药生物技术协会癌症康复与姑息治疗专业委员会.肺癌姑息治疗中国专家共识［J］.中华医学杂志,2022,102（27）:2084-2095.

［126］中国临床肿瘤学会肿瘤支持与康复治疗专家委员会,中国抗癌协会肿瘤康复与姑息治疗专家委员会,中华医学会麻醉学分会,等.癌痛管理中疼痛危象理念的形成与管理方案专家建议［J］.中华医学杂志,2023,103（21）:1591-1595.

［127］中国医师协会疼痛科医师分会癌痛与安宁疗护专家组,中华医学会疼痛学分会癌痛学组.癌痛患者静脉自控镇痛泵专家共识［J］.中华医学杂志,2023,103（11）:793-802.

［128］仲佳.《CSCO非小细胞肺癌诊疗指南2021》更新要点解读［J］.实用肿瘤杂志,2022,37（1）:8-15.

［129］庄小燕,张芦芬,蒋娜.中年恶性肿瘤晚期病人安宁疗护需求现状及其疾病体验的质性研究［J］.全科护理,2023,21（24）:3435-3439.